Meisenbacher
Empfängnisverhütung

Empfängnisverhütung

Methoden
Anwendung
Beratung

Von
Karin Meisenbacher, Winnenden

Mit 70 Abbildungen, davon 22 vierfarbig,
und 13 Tabellen

WVG Wissenschaftliche Verlagsgesellschaft mbH Stuttgart

Anschrift der Autorin

Karin Meisenbacher
Hungerbergstraße 82/1
71364 Winnenden

Ein Warenzeichen kann warenrechtlich geschützt sein, auch wenn ein Hinweis auf etwa bestehende Schutzrechte fehlt.

Bibliografische Information der Deutschen Bibliothek
Die Deutsche Bibliothek verzeichnet diese Publikation in Der Deutschen Nationalbibliografie; detaillierte bibliografische Daten sind im Internet unter http://dnb.ddb.de abrufbar.

ISBN 3-8047-2220-2

Jede Verwertung des Werkes außerhalb der Grenzen des Urheberrechtsgesetzes ist unzulässig und strafbar. Das gilt insbesondere für Übersetzungen, Nachdrucke, Mikroverfilmungen oder vergleichbare Verfahren sowie für die Speicherung in Datenverarbeitungsanlagen.

© 2006 Wissenschaftliche Verlagsgesellschaft
Birkenwaldstr. 44, 70191 Stuttgart
Printed in Germany
Satz: Mediendesign Späth GmbH, Birenbach
Druck: Die Stadtdruckerei, Gebr. Knöller GmbH & Co. KG, Stuttgart
Umschlaggestaltung: Atelier Schäfer, Esslingen
unter Verwendung eines Fotos von Mauritius, Mittenwald

Vorwort

„Warum schon wieder ein Buch über Empfängnisverhütung?" wird sich mancher Leser oder manche Leserin vielleicht fragen. „Es gibt doch bereits genügend Literatur zu diesem Thema auf dem Markt!" Das stimmt wohl. Jedoch sind gerade in den letzten Jahren neue Verfahren oder Darreichungsformen entwickelt worden, die eine Bereicherung des bisherigen Angebotes an Verhütungsmitteln darstellen. Bei den Recherchen zu diesem Buch bin ich auf einige Verhütungsmethoden gestoßen, die mir bis dato völlig unbekannt waren, obwohl ich mich seit Jahren mit dem Thema beschäftige.

Ein weiterer Grund, warum ich mich entschlossen habe, dieses Buch zu verfassen, ist der, dass ich Informationsbedarf bezüglich Fragen der Schwangerschaftsverhütung und Familienplanung festgestellt habe. Das betrifft nicht nur die Kundinnen in öffentlichen Apotheken, sondern auch (angehende) Kolleginnen und Kollegen. In den Tutorenkursen der Landesapothekerkammer Baden-Württemberg für Pharmaziepraktikanten, bei denen ich als Referentin mitgewirkt habe, waren „Frauenthemen" immer stark nachgefragt, ebenso in den Eingliederungskursen für ausländische und ausgesiedelte ApothekerInnen. Detailfragen zu Pille, Pflaster und Persona® können sehr knifflig sein ... Auch bei den altbekannten oralen Kontrazeptiva hat sich manches geändert. Eine ganze Reihe von Fach- und Gebrauchsinformationen sind in den letzten ein oder zwei Jahren neueren Erkenntnissen angepasst worden. Die neuen Empfehlungen stehen teilweise im Gegensatz zu dem, was noch vor einigen Jahren üblich war.

In diesem Buch habe ich den Versuch unternommen, den aktuellen Wissensstand zum Thema „Verhütung" zusammenzufassen. Es erhebt jedoch keinen Anspruch auf Vollständigkeit. Für Anregungen und Kritik bin ich jederzeit dankbar.

Winnenden, im Herbst 2005   Karin Meisenbacher

Abkürzungsverzeichnis

BfArM	Bundesinstitut für Arzneimittel und Medizinprodukte
CLI	Corpus-luteum-Insuffizienz, Gelbkörperschwäche
E3G	Estron-3-Glucuronid
EEG	Elektroenzephalogramm
FSH	Follikel-stimulierendes Hormon
GABA	γ-Aminobuttersäure
GnRH	Gonadotropin-Releasing-Hormon
HCG	humanes Choriongonadotropin
HRT	Hormonersatztherapie (hormone replacement therapy)
KOK	kombiniertes orales Kontrazeptivum
LH	luteinisierendes Hormon
LNG	Levonorgestrel
MPA	Medroxyprogesteronacetat
NETA	Norethisteronenantat
NFP	natürliche Familienplanung
NMDA	N-Methyl-D-Aspartat
PAP	zytologischer Test nach Dr. Papanicolaou (Krebsabstrich)
PU	Polyurethan
STD	sexuell übertragbare Krankheit/en (sexually transmitted disease/s)
TRH	Thyreotropin-Releasing-Hormon
TSH	Thyreoidea-Stimulating-Hormon
TTS	transdermales therapeutisches System („Arzneipflaster")
WHO	Weltgesundheitsorganisation (World Health Organisation)
ZNS	Zentralnervensystem

Inhalt

Vorwort I

Abkürzungsverzeichnis II

1 Einführung 1
   1.1 Empfängnisverhütung in der Vergangenheit 1
   1.2 Einführung der oralen Kontrazeptiva 4

2 Anatomische und physiologische Grundlagen 5
   2.1 Der weibliche Körper 5
   2.2 Der männliche Körper 17

3 Kriterien für die Wahl der Verhütungsmethode .. 23
   3.1 Pearl-Index 24

4 Hormonelle Verhütungsmethoden 27
   4.1 Orale Kontrazeptiva („Pille") 27
   4.2 Depot-Gestagene zur Injektion (Dreimonatsspritze) 51
   4.3 Hormonimplantat (Verhütungsstäbchen) 54
   4.4 Hormonspirale (Intrauterinsystem, IUS) 57
   4.5 Verhütungspflaster 61
   4.6 Verhütungsring 64

5 Barrieremethoden 69
   5.1 Diaphragma (Scheidenpessar) 69
   5.2 Portiokappe (Okklusivpessar) 73

5.3	Lea®contraceptivum	78
5.4	Kondom	81
5.5	Frauenkondom	89

6 Chemische Verhütungsmittel ... 93

6.1	Spermizide Vaginalzäpfchen, Vaginalgele und Vaginalschäume ..	93
6.2	Verhütungsschwamm	97
6.3	Spermienlähmende Gele	99
6.4	Scheidenspülung (Vaginaldusche)	102

7 Intrauterinpessare (IUPs, Spirale) ... 105

7.1	Wirkstofffreie Spirale	105
7.2	Kupferspirale	107
7.3	Kupferkette (GyneFix®)	116

8 Sterilisation ... 121

8.1	Juristische Bestimmungen	122
8.2	Kostenübernahme	122
8.3	Sterilisation der Frau (Tubensterilisation)	123
8.4	Sterilisation des Mannes (Vasektomie)	126

9 Natürliche Familienplanung (Zeitwahlmethoden) 131

9.1	Kalendermethode (Knaus-Ogino-Methode)	132
9.2	Temperaturmethode	133
9.3	Schleimstrukturmethode (Billings-Methode, Mucusmethode) ...	145
9.4	Veränderungen des Muttermundes und andere Körperzeichen ..	146
9.5	Symptothermale Methode (Rötzer-Methode)	151
9.6	Hormonmessmethode (Persona®)	157
9.7	Geräte zur Zervixschleimbeobachtung	161
9.8	Zykluscomputer	164
9.9	Verhütungskette (Geburtenkontrollkette)	170
9.10	Stillen	170
9.11	Coitus interruptus („Rückzieher", „Aufpassen")	171

10 In Erprobung befindliche Verhütungsmethoden . 173

10.1 Gossypol 173
10.2 Nifedipin als Hemmstoff der Kapazitation 173
10.3 Hormonspritze für den Mann 174
10.4 Immunisierung gegenüber GnRH 175
10.5 Verhütungsspray mit Nestoron 176
10.6 Mifepriston als Monatspille 176
10.7 Kohlendioxidgehalt der Ausatemluft 177
10.8 Weitere Forschungsprojekte 178

11 Empfängnisverhütung in speziellen Situationen . 179

11.1 Verhütung bei jungen Mädchen 179
11.2 Verhütung in der Stillzeit 180
11.3 Verhütung in den Wechseljahren 181
11.4 Verhütung bei Epileptikerinnen 182
11.5 Verhütung bei geistig Behinderten 189

12 Notfallverhütung 193

12.1 Gestagenpräparate 194
12.2 Kombinationspräparat (Yuzpe-Schema) 199
12.3 „Spirale danach" 201
12.4 Mifepriston als Notfallkontrazeptivum 201

13 Schwangerschaftstests 203

13.1 Geschichte der Schwangerschaftstests 203
13.2 HCG-Produktion in der Schwangerschaft 204
13.3 Funktionsprinzip der Heimschwangerschaftstests 206
13.4 Zuverlässigkeit der Heimschwangerschaftstests 207

Literatur 209

Informationsmaterial von Firmen und Organisationen 211

Internetadressen 216

Bildquellennachweis 220

Glossar 221

Sachregister 237

1 Einführung

Heutzutage steht den Frauen – zumindest in den Industrieländern – eine große Auswahl an Verhütungsmethoden zur Verfügung. Die Palette der Möglichkeiten wird in Zukunft noch zunehmen, denn die Forschung steht auch auf diesem Gebiet nicht still. Unsere Mütter und Großmütter hatten es mit der Empfängnisverhütung und Familienplanung deutlich schwerer als heutige Generationen, denn zum einen standen nur wenige und relativ unsichere Methoden zur Verfügung, zum anderen war das Wissen darum mit Tabus und Verboten belegt.

1.1 Empfängnisverhütung in der Vergangenheit

Das Wissen um Verhütungsmethoden in vergangenen Zeiten ist gleichzeitig ein Maß für die Stellung und Wertschätzung der Frau. In manchen Epochen und Kulturen war das Wissen um Methoden der Verhütung, Sterilisation und Abtreibung weit verbreitet und die entsprechenden Methoden leicht zugänglich. Zu anderen Zeiten galt als die hauptsächlichste Aufgabe der Frau, möglichst viele Kinder zu gebären. Folgerichtig war die Verbreitung von Kenntnissen über Verhütungstechniken mit hohen Strafen belegt.

Bereits die Juden hatten recht genaue Vorstellungen über den Fruchtbarkeitszyklus der Frau. So heißt es im Alten Testament: „Wenn ein Weib ihres Leibes Blutfluss hat, so soll sie sieben Tage lang als unrein geachtet werden ... wird sie aber rein von ihrem Fluss, so soll sie sieben Tage zählen, danach soll sie rein sein." Erst nach einem rituellen Reinigungsbad durfte die Frau wieder Geschlechtsverkehr mit ihrem Mann haben, konnte also geschwängert werden. Wenn man für die durchschnittliche Dauer der Menstruation drei bis fünf Tage annimmt und sieben Tage hinzurechnet, so kommt man auf zehn bis zwölf Tage nach Zyklusbeginn als Zeitraum für eine mögliche Empfängnis. Diese Angaben kommen den heute bekannten Gesetzmäßigkeiten der weiblichen Fruchtbarkeit schon ziemlich nahe!

Auch die alten Griechen wussten, dass eine Frau nur zu bestimmten Zeiten ihres Monatszyklus schwanger werden kann. Soranus von Ephesus, der als der größte Gynäkologe seiner Zeit galt, beschrieb in seinen Schriften neben zahlreichen Verhütungsmethoden auch die fruchtbaren und unfruchtbaren Tage im weiblichen Zyklus.

Naturvölker verfügten über zum Teil beachtliche Kenntnisse über die Gesetzmäßigkeiten der Fruchtbarkeit. Sie orientierten sich vor allem an den Mondphasen. Sobald der Mond eine bestimmte Größe erreicht hatte, verzichteten sie auf Geschlechtsverkehr, sofern sie keine Kinder haben wollten. In weiter entwickelter Form wird diese Art der Familienplanung auch heutzutage unter dem Namen „lunaception" praktiziert. Tatsächlich haben Menstruationszyklus und Mondzyklus viel gemeinsam, nicht nur die Dauer von 28 Tagen. Der Mond wird immer runder, bis er schließlich Kugelgestalt annimmt, dann nimmt er wieder ab und ist schließlich für kurze Zeit gar nicht mehr zu sehen. Ebenso nimmt die Fruchtbarkeit der Frau im Zyklus zu, bis sie ein Maximum erreicht, danach geht sie wieder auf Null zurück. In früheren Zeiten, als es noch kein künstliches Licht gab, sollen alle Frauen zur gleichen Zeit menstruiert haben. Auch heute noch haben manche Frauen ihre Periode regelmäßig bei Neumond. So konnten die Frauen einiger nordamerikanischer Indianerstämme durch Selbstbeobachtung ihre fruchtbaren Tage bestimmen und dieses Wissen gezielt zur Verhütung oder zur Empfängnis eines Wunschkindes einsetzen.

Doch bereits im Altertum kannten die Menschen aktivere Methoden, eine Schwangerschaft zu verhindern. Schon im 16. Jahrhundert v. Chr. vermengten ägyptische Frauen zerriebene Akazienknospen mit Feigen, Honig und Baumwolle und formten daraus Tampons. Die Wirkung dieser Rezeptur lässt sich dadurch erklären, dass das in den Akazienknospen enthaltene Gummi arabicum unter dem Einfluss der Körpertemperatur zu Milchsäure abgebaut wurde – und ein saures Milieu wirkt spermienabtötend.

Im Orient gilt der Granatapfel aufgrund seiner zahlreichen Kerne als Fruchtbarkeitssymbol. Er spielte aber auch eine wichtige Rolle als Verhütungsmittel. Ebenfalls aus dem alten Ägypten stammt die Rezeptur, zerstoßene Granatapfelkerne mit Wachs zu vermischen und daraus Scheidenzäpfchen herzustellen. Das Prinzip dieser Methode: Das Wachs schmolz durch die Körperwärme und verschloss den Muttermund, sodass keine Spermien eindringen konnten. Außerdem enthalten Granatapfelkerne ein natürliches Estrogen, das, ähnlich wie die synthetischen Estrogene in den modernen Antibabypillen, den Eisprung verhindert. Manche Frauen kochten aus der Rinde des Granatapfelbaumes einen Sud und tränkten darin Tampons aus Leinen oder Seide. Mit Wasser oder Wein hergestellte Mazerate aus Granatapfelkernen sollten zu Unfruchtbarkeit führen.

Unsere germanischen Ahninnen formten Käppchen aus Bienenwachs, die sie sich über den Muttermund stülpten – Vorläufer der Portiokappe. Um die Verhütungssicherheit zu erhöhen, führten sie oft zusätzlich Substanzen in die Scheide ein, von denen man weiß, dass sie Spermien abtöten oder lähmen können.

Auch Kondome waren bereits im 15. Jahrhundert bekannt. Ursprünglich waren sie als Schutz vor Geschlechtskrankheiten erfunden worden. Die Materialien waren allerdings gewöhnungsbedürftig und unbequem: Schafsdärme, Fischblasen, Ziegenblasen, in Japan dünnes Leder oder Seide, mit Kräuterextrakten getränkte Leinensäckchen. Im 18. Jahrhundert verwendete der berühmte Lebemann Casanova ausgepresste Zitronenhälften, die in die Scheide der Frau eingeführt wurden, als Verhütungsmittel.

Der eigentliche Durchbruch in der Empfängnisverhütung kam aber erst im Jahr 1882 durch den Flensburger Arzt Dr. C. Hasse. Unter seinem Pseudonym Mensinga beschrieb er erstmals das Diaphragma. Es war eines der ersten unschädlichen und zuverlässigen Verhütungsmittel für Frauen, die sich nunmehr nicht mehr allein auf ihren Partner verlassen mussten.

Die Geschichte der Pille

1901	Ludwig Haberlandt weist nach, dass die Menstruation von Hormonen abhängt, die im Gehirn und den Eierstöcken der Frau gebildet werden.
1901	Fraenkel entdeckt die Corpus-luteum-Funktion.
1908	Hitschmann und Adler weisen die periodische Veränderung der Uterusschleimhaut nach.
1921	Haberlandt erzielt durch Injektion von Corpus-luteum-Extrakten im Tierversuch Kontrazeption.
1929–1935	Butenandt, Doisy und Mitarbeiter isolieren und identifizieren Estron, Progesteron und Androstenon.
1938	Inhoffen synthetisiert Estradiol aus Cholesterol.
1937	Inhoffen synthetisiert Ethinylestradiol als erstes oral wirksames Estrogen.
1949	Die Fa. Schering bringt erstmalig in Deutschland ein Ethinylestradiol-Präparat unter dem Handelsnamen Progynon C® auf den Markt. In einer Tagesdosis von 20 µg wird es zur Therapie menopausaler Beschwerden verwendet.
Anfang der 50er Jahre	Gregory G. Pincus entwickelt das erste hormonale Kontrazeptivum zur Anwendung am Menschen.
1960	Enovid® wird in den USA als erste Antibabypille zugelassen.
1961	Die Fa. Schering führt mit Anovlar® die erste Pille auf dem deutschen Markt ein.
1980	Markteinführung der Dreistufenpräparate.
1989	Testung der ersten Mikropille mit 20 µg Ethinylestradiol.

1.2 Einführung der oralen Kontrazeptiva

Geradezu revolutionär aber war die Einführung der oralen Kontrazeptiva etwa 80 Jahre später. Die erste Pille war zunächst in erster Linie zur Behandlung von Menstruationsbeschwerden vorgesehen und sollte nur an verheiratete Frauen abgegeben werden. Dass sie auch die Empfängnis verhüten kann, wurde im Beipackzettel nur am Rande erwähnt. Anfangs war die Akzeptanz der Pille sehr gering: Gerade einmal 1,7 % der deutschen Frauen nahmen sie ein. Das änderte sich erst, als die Studentenbewegung 1968 auch die sexuelle Freiheit postulierte. Die Pille schenkte den Frauen eine bis dahin nie gekannte Freiheit. Das Tabu der vorehelichen Sexualität wurde gebrochen. Nicht zuletzt wegen dieser zuverlässigen Verhütungsmethode wurde die Berufstätigkeit von Frauen im großen Stil überhaupt erst möglich. Heutzutage ist es für die meisten Frauen normal, selbst zu bestimmen, wann und wie oft sie Mutter werden. Trotz mancher Rückschläge und bekannt gewordener Risiken ist die Pille in den Industrieländern nach wie vor das wichtigste Verhütungsmittel. Zurzeit nehmen in der Bundesrepublik etwa 6,6 Millionen Frauen die Pille ein. Weltweit sind es nach Schätzungen der WHO ungefähr 55 Millionen Frauen.

2 Anatomische und physiologische Grundlagen

2.1 Der weibliche Körper

2.1.1 Anatomie der weiblichen Geschlechtsorgane

Bei den weiblichen Geschlechtsorganen unterscheidet man zwischen den äußeren und den inneren Geschlechtsorganen.

Zu den äußeren weiblichen Geschlechtsorganen (Vulva) gehören

- der **Schamberg** (Mons pubis),
- die **großen Schamlippen** (Labia majora), die weich gepolstert sind und behaarte Hautfalten haben,
- die **kleinen Schamlippen** (Labia minora) um die Scheidenöffnung und den Ausgang der Harnröhre,
- der **Kitzler** (Klitoris), der eine wichtige Rolle für die sexuelle Erregung und den Orgasmus spielt,
- der **Scheidenvorhof** (Vestibulum vaginae) mit seinen Drüsen und den Vorhofschwellkörpern (Bulbi vestibuli).

Die inneren Geschlechtsorgane bestehen aus

- der **Scheide** (Vagina),
- der **Gebärmutter** (Uterus),
- den **Eierstöcken** (Ovarien),
- den **Eileitern** (Tubae uterinae).

Die **Scheide** ist etwa zehn Zentimeter lang, besteht aus sehr elastischem Muskelgewebe und ist innen mit einer feuchten gefälteten Haut ausgekleidet.

Die **Gebärmutter** (Uterus) ist bei der geschlechtsreifen Frau etwa sieben bis neun Zentimeter lang, birnenförmig und nach vorne geneigt (Anteversio) sowie geknickt (Anteflexio). Die oberen zwei Drittel werden als Gebärmutterkörper (Corpus uteri), das untere Drittel als Gebärmutterhals (Cervix uteri) bezeichnet. Ein Teil des Gebärmutterhalses, der Muttermund (Portio vaginalis), auch einfach nur „Portio" genannt, ragt in die Scheide.

Die Gebärmutterwand besteht aus drei Schichten:

- Peritonealüberzug (Überzug aus Bauchfell) (Perimetrium),
- Wandanteil aus glatter Muskulatur (Myometrium),
- Schleimhaut (Endometrium).

Die **Eierstöcke** (Ovarien) sind paarig angelegt. Bei der geschlechtsreifen Frau sind sie pflaumengroß und etwa 10 g schwer. Durch elastische Bänder werden sie in einer Doppelschicht des Bauchfells in ihrer Lage fixiert.

Aufgabe der Eierstöcke ist die Bildung der weiblichen Sexualhormone sowie die Bereitstellung von befruchtungsfähigen Eizellen. Bereits zum Zeitpunkt der Geburt enthalten sie über 400 000 Eizellen, von denen jedoch der größte Teil bis zur Pubertät zugrunde geht. Nur etwa 400 Eizellen kommen im Leben einer Frau zur vollen Reife. Jede Eizelle ist von einem Kranz von Stütz- und Ernährungszellen umgeben. Zusammen werden sie als Follikel bezeichnet.

Die **Eileiter** liegen eng an den Eierstöcken an und besitzen an ihrer Öffnung Flimmerhärchen (Fimbrien), mit denen sie die Eizelle nach dem Eisprung aufnehmen. Durch peristaltische Bewegungen ihrer Muskelschicht befördern sie diese in die Gebärmutter. Die Befruchtung erfolgt in der Regel in der Ampulle des Eileiters (Erweiterung unterhalb der Eileiteröffnung = Infundibulum). Das

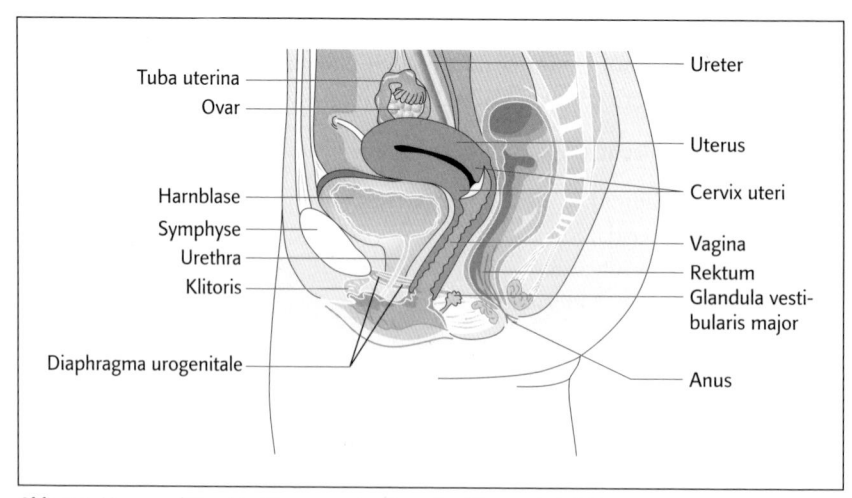

Abb. 2.1 Harn- und Geschlechtsorgane der Frau. Aus Thews et al. 1999

befruchtete Ei (Ovum) wandert innerhalb von 4–5 Tagen durch den Eileiter in die Gebärmutter.

Unter der **Adnexe** versteht man die Anhangsgebilde des Uterus (Eierstöcke und Eileiter).

2.1.2 Hormoneller Regelkreis

An der hormonellen Steuerung des Menstruationszyklus sind der Hypothalamus, die Hypophyse, die Ovarien und der Uterus beteiligt. Außerdem ist er empfindlich gegenüber nervalen Einflüssen wie zum Beispiel Stress oder auch Zeitverschiebung.

An oberster Stelle in diesem Regelkreis steht das **Gonadotropin-Releasing-Hormon (GnRH)**, das vom Hypothalamus produziert und freigesetzt wird. GnRH bewirkt die Ausschüttung der beiden Gonadotropine aus der Adenohypophyse (Hypophysenvorderlappen), nämlich dem **Follikel-stimulierenden Hormon (FSH)** und dem **luteinisierenden Hormon (LH, Lutropin)**. Sowohl FSH als auch LH zeigen im normalen Zyklus einen typischen Verlauf. FSH- und LH-Spiegel steuern die Ausschüttung der Estrogene und des Progesterons. Die Konzentration an Estrogenen und Progesteron dagegen wirkt rückkoppelnd auf die Gonadotropine.

GnRH und die Gonadotropine werden vom Körper nicht kontinuierlich ausgeschüttet, sondern in Zeittakten, so genannten **Pulsen**. In der ersten Zyklushälfte beträgt der Abstand zwischen zwei GnRH-Pulsen etwa 90 Minuten, in der zweiten Zyklushälfte 3–4 Stunden. Eine kontinuierliche exogene Zufuhr

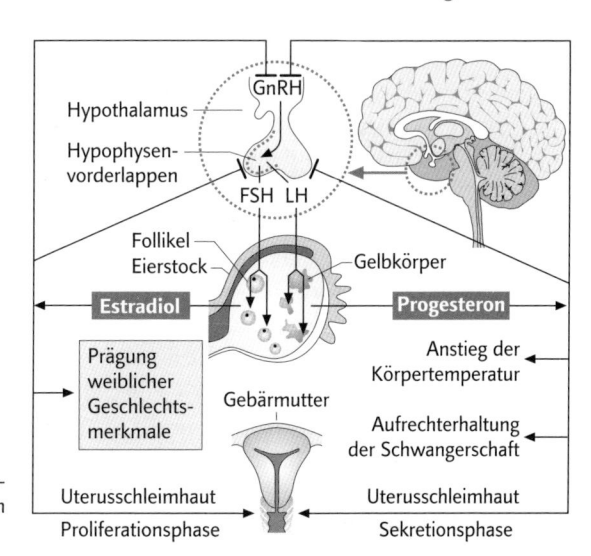

Abb. 2.2 Wirkungen und Regulation der weiblichen Sexualhormone.

von GnRH oder eine Verabreichung in anderen Zeitabständen als den natürlichen führt zu einer verminderten Ausschüttung von FSH und LH.

2.1.3 Menstruationszyklus

Nach allgemeiner Übereinkunft setzt man den Beginn des Zyklus mit dem ersten Tag der Regelblutung gleich. Bei der Menstruationsblutung werden mit Blut vermischte Reste der Gebärmutterschleimhaut abgestoßen. Die Blutgerinnung ist dabei örtlich und kurzfristig herabgesetzt. Doch sofort beginnt auch die Reparatur: Ausgehend von der Basalschicht erneuern sich Epithel und Bindegewebe, die Wunde wird verschlossen. Bis zum 4. Tag dauert die so genannte **Desquamations-Regenerations-Phase**.

Zugleich mit dem Zyklusbeginn startet die Follikelreifung unter dem Einfluss von FSH. Ungefähr tausend Follikel reifen in einem Eierstock auf einmal heran. Mit zunehmender Reifung produzieren sie immer höhere Mengen an Estrogenen, insbesondere Estradiol. Diese Estrogene bewirken wiederum, dass sich immer mehr FSH-Rezeptoren auf der Follikeloberfläche ausbilden, die ihrerseits wieder die Follikelreifung fördern. Schließlich wird der Follikel mit den meisten FSH-Rezeptoren auf seiner Oberfläche zum dominanten Follikel (**Graaf'scher Follikel**) – er wird zur endgültigen Ausreifung auserwählt.

Die vermehrte Estrogensynthese und das **Inhibin**, ein Glykoprotein-Hormon, das der dominante Follikel ausscheidet, unterdrücken nun die FSH-Produktion. Dadurch wird das Wachstum der Begleitfollikel nicht mehr stimuliert. Zudem wird durch den niedrigeren FSH-Spiegel die Aktivität des Enzyms **Aromatase** vermindert, sodass weniger Androgene zu Estrogenen umgewandelt werden. Als Folge steigt der Androgenspiegel in den Begleitfollikeln, was zusätzlich zu deren Rückbildung führt.

Bis jetzt ist nicht geklärt, warum in der Zyklusmitte die negative Rückkopplung der Estrogene auf die GnRH-, die LH- und später auch die FSH-Ausschüttung gehemmt wird. Dadurch fallen die GnRH- und LH-Spiegel nicht ab, sondern steigen weiter an. Es kommt zu einem LH-Gipfel, der etwa 24 Stunden später den **Eisprung** (Ovulation) auslöst, d. h. der reife Follikel platzt, und die Eizelle wird ausgestoßen. Aufgrund des weiterhin hohen GnRH-Spiegels kommt es ca. 12 Stunden nach dem LH-Gipfel zu einem zweiten FSH-Gipfel. Nach der Ovulation wandelt sich der geplatzte Follikel zum **Gelbkörper** (Corpus luteum) um, d. h. er lagert Cholesterol ein, wodurch er gelb gefärbt erscheint. Der Gelbkörper übernimmt die Synthese des Progesterons, des Hormons der zweiten Zyklushälfte. Der Estradiolspiegel fällt dagegen wieder ab. Aufgrund einer verstärkten negativen Rückkopplung sinken die FSH- und LH-Spiegel wieder auf basale Werte ab.

2.1.4 Zyklische Veränderungen der Gebärmutterschleimhaut

Die Zeit zwischen dem 5. und 14. Zyklustag nennt man die **Proliferationsphase**, denn innerhalb dieses Zeitraums wird die Uterusschleimhaut (Endometrium) wieder aufgebaut. Der steigende Estrogenspiegel führt dazu, dass neue Blutgefäße in die Schleimhaut einsprossen und sie sich verdickt. Um die Zyklusmitte verlaufen diese Gefäße leicht geschlängelt; das Gewebe ist aufgelockert.

Nach dem Eisprung (Follikelsprung) setzt die **Sekretionsphase** ein. Der Gelbkörper produziert in zunehmendem Maße Progesteron, welches den Umbau des Endometriums in eine sekretionsfähige Schleimhaut fördert: Der Körper ist bereit für die Einnistung einer befruchteten Eizelle. Die Progesteronproduktion führt zum Anstieg der Basaltemperatur um etwa 0,5 °C. Gegen Ende der Sekretionsphase sind die Drüsen stark geschlängelt und enthalten ein schleimiges Sekret. Das Oberflächenepithel kann stellenweise einen Flimmerhärchen-Besatz aufweisen. Die Schleimhaut ist stark durchblutet und kann sechs bis acht Millimeter hoch werden. Die Zellen des stützenden Bindegewebes vergrößern sich und enthalten reichlich Glykogen.

Die Gelbkörperphase dauert normalerweise immer genau 14 Tage. Bereits nach einer Woche beginnt der Gelbkörper zu schrumpfen, die Progesteronbildung nimmt ab und erreicht am 14. Tag ihr Minimum. Auch der Estradiolspiegel fällt ab, ebenso die FSH- und LH-Spiegel aufgrund einer verstärkten negativen Rückkopplung. Dieser Mechanismus soll sicherstellen, dass kein zweiter Eisprung erfolgt und somit gegebenenfalls eine weitere Befruchtung nicht möglich ist.

Die Abnahme des Progesteronspiegels führt in der Regel am 26. und 27. Zyklustag zu einer verstärkten Prostaglandinbildung. Prostaglandine führen in der Gebärmutterschleimhaut dazu, dass sich die spiralig verlaufenden Arterien zusammenziehen. Dadurch kommt es zu einer Minderdurchblutung und schließlich zur ischämischen Gewebsschädigung. Erweitern sich die Gefäße wieder, sodass reichlich Blut einströmen kann, kommt es im Bereich dieser Arterien zum Blutaustritt ins Gewebe bzw. in die Gebärmutterhöhle. Die Gebärmutter zieht sich zusammen und stößt die mit Blut vermischten Schleimhautfetzen aus: Die Regelblutung (Menstruation, Menses, Periode) setzt ein.

Die Schleimhaut des Gebärmutterhalses (Cervix uteri) ist an diesen zyklischen Veränderungen kaum beteiligt. Jedoch verändert sich die Konsistenz ihres Sekretes im Laufe des Zyklus. Kurz vor der Ovulation wird der Zervixschleim dünnflüssig und „spinnbar", d. h. er lässt sich zwischen zwei Fingern zu langen Fäden ausziehen und ist für Spermien gut durchlässig. Unter Progesteroneinfluss verdickt sich der Zervixschleim.

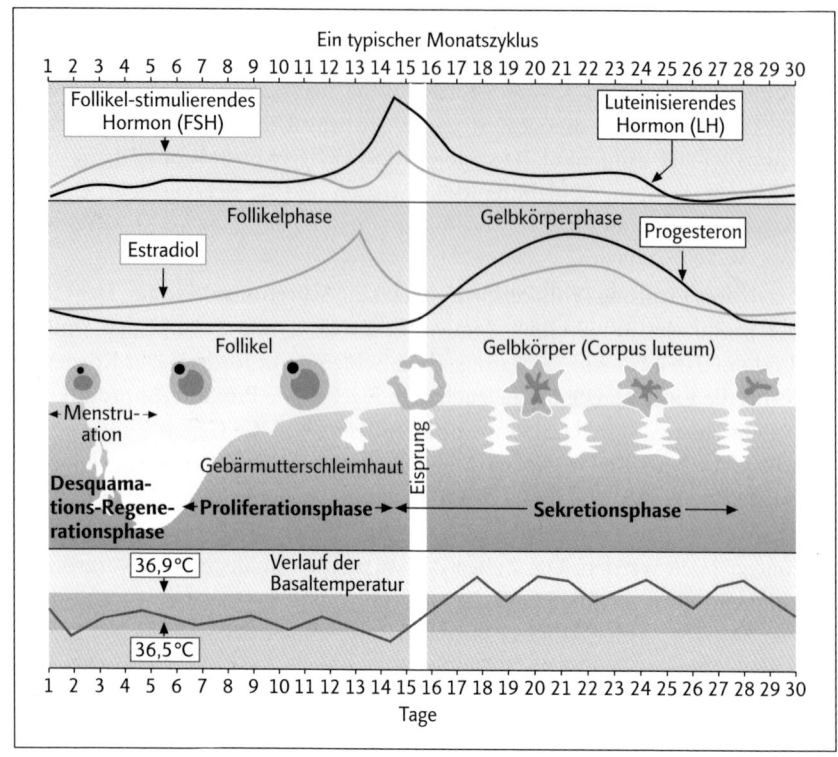

Abb. 2.3 Ein typischer Monatszyklus.

2.1.5 Verschiedene Zyklusformen

Der stets gleichmäßig lange Menstruationszyklus von exakt 28 Tagen ist eher die Ausnahme als die Regel. Abweichungen um einige Tage sind normal. Bei etwa 90 % aller Frauen dauern die Zyklen zwischen 23 und 35 Tagen. Für unterschiedliche Zykluslängen ist vor allem die erste Zyklusphase, die Follikelphase, verantwortlich. Stärkere Schwankungen der Zykluslänge kommen vor allem in Phasen hormoneller Umstellung vor, wie während der Pubertät, der Wechseljahre, in der Stillzeit und nach Absetzen der Pille.

Zyklus mit langer Eireifungsphase

Bei manchen Frauen verlängert körperlicher und/oder seelischer Stress den Zyklus deutlich, weil die Follikelreifung verzögert ist. In einem solchen Zyklus kann der Eisprung z. B. erst am 22. Zyklustag auftreten, was insbesondere bei der natürlichen Familienplanung (siehe Kap. 9) zu beachten ist.

Monophasischer (anovulatorischer) Zyklus
Vor allem bei Frauen in den Wechseljahren, bei Patientinnen mit Anorexia nervosa oder nach langjähriger Einnahme von oralen Kontrazeptiva kann es vorkommen, dass sich nicht nur die Eireifung verzögert, sondern der Eisprung ganz ausbleibt. Solche Zyklen nennt man anovulatorisch oder monophasisch, weil die Basaltemperaturkurve (siehe Kap. 9.2) nicht den typischen Anstieg in der Zyklusmitte aufweist, sondern konstant in der Tieflage verbleibt. Auch die ersten Zyklen nach der Menarche sowie nach einer Entbindung verlaufen häufig anovulatorisch. Meistens normalisiert sich die Hypophysenvorderlappen-Ovarial-Funktion in diesen Fällen von selbst.

Eine Periodenblutung kann trotzdem auftreten. Eine Blutung ist kein Beweis für einen vorangegangenen Eisprung. Während eines monophasischen Zyklus ist die Frau steril, da ja kein befruchtungsfähiges Ei heranreift. Man kann solche Phasen als Schutzmechanismus der Natur verstehen, die damit verhindern will, dass die betroffene Frau in ungünstigen Zeiten ein Kind bekommt, das sie dann vielleicht gar nicht aufziehen kann.

Zyklus mit verkürzter Gelbkörperphase
Während der zweiten Zyklusphase bleibt die Basaltemperatur in der Regel für 10–16 Tage auf einem erhöhten Niveau, bis die Monatsblutung einsetzt. Dauert die Temperaturhochlage weniger als zehn Tage, so spricht man von einer verkürzten Gelbkörperphase. Ursache kann auch hier jegliche Hormonumstellung sein. Ebenso bewirkt Stress, dass der Gelbkörper zu wenig Progesteron synthetisiert oder seine Tätigkeit vorzeitig einstellt. Die betroffene Frau merkt das daran, dass ihre Regelblutung viel früher beginnt als erwartet. Manchmal treten auch leichte Vorblutungen auf, bevor die eigentliche Menstruation einsetzt. Treten solche Zyklen häufig auf, so handelt es sich um eine **Gelbkörperschwäche** (Corpus-luteum-Insuffizienz, CLI, Lutealphaseninsuffizienz). Eine Schwangerschaft ist während solcher Zyklen sehr unwahrscheinlich, weil das befruchtete Ei ungefähr eine Woche braucht, um sich in der Gebärmutterschleimhaut einzunisten. Ist diese Zeit zu kurz, wird es mit der nächsten Blutung gleich wieder weggeschwemmt. Die Corpus-luteum-Insuffizienz ist eine der häufigsten Ursachen für weibliche Sterilität.

2.1.6 Weibliche Sexualhormone: Estrogene

Zu den endogenen Estrogenen der Frau zählen Estradiol, das mit Abstand wichtigste Sexualhormon, Estriol und Estron. Es besteht ein dynamisches Gleichgewicht zwischen Estradiol und seinen inaktiven Metaboliten Estron und Est-

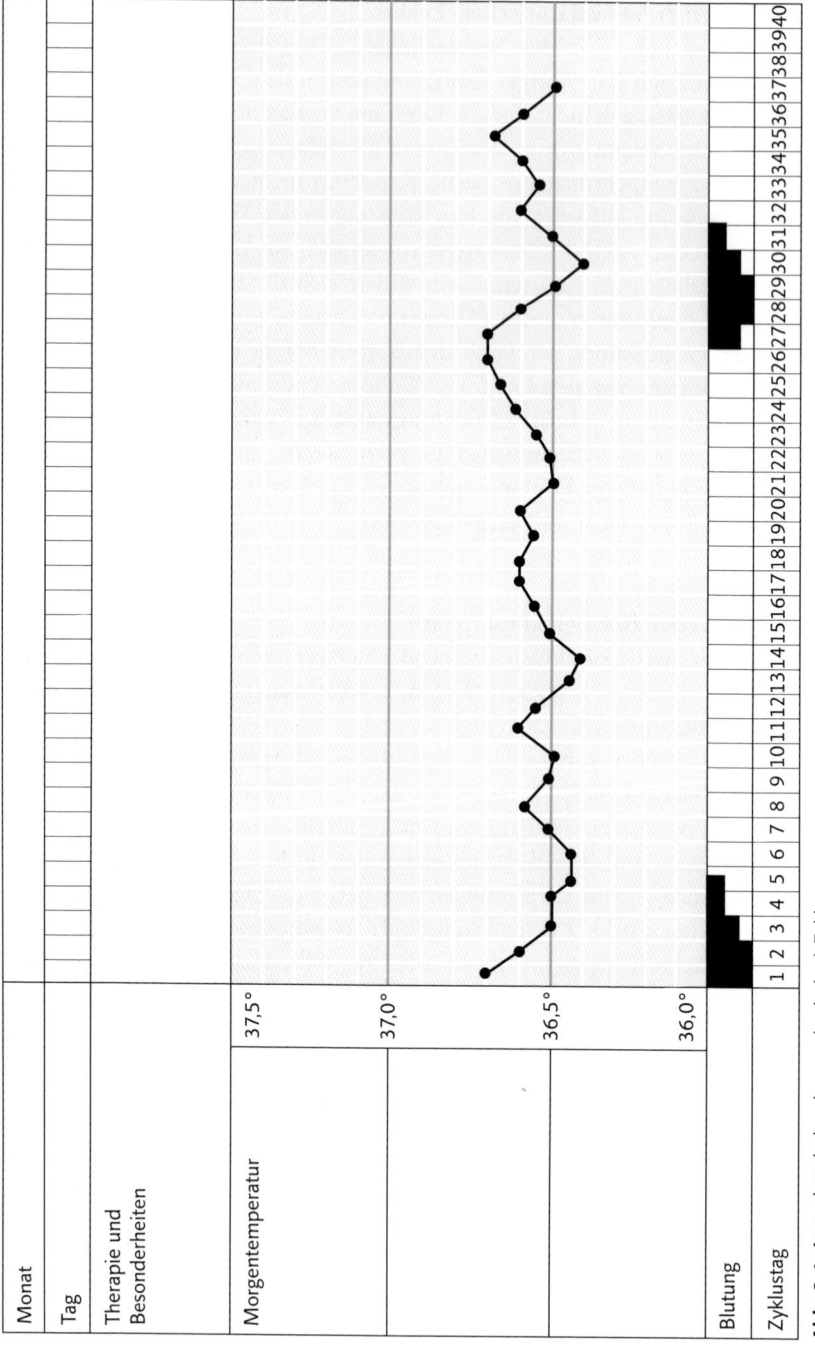

Abb. 2.4 Anovulatorischer (monophasischer) Zyklus

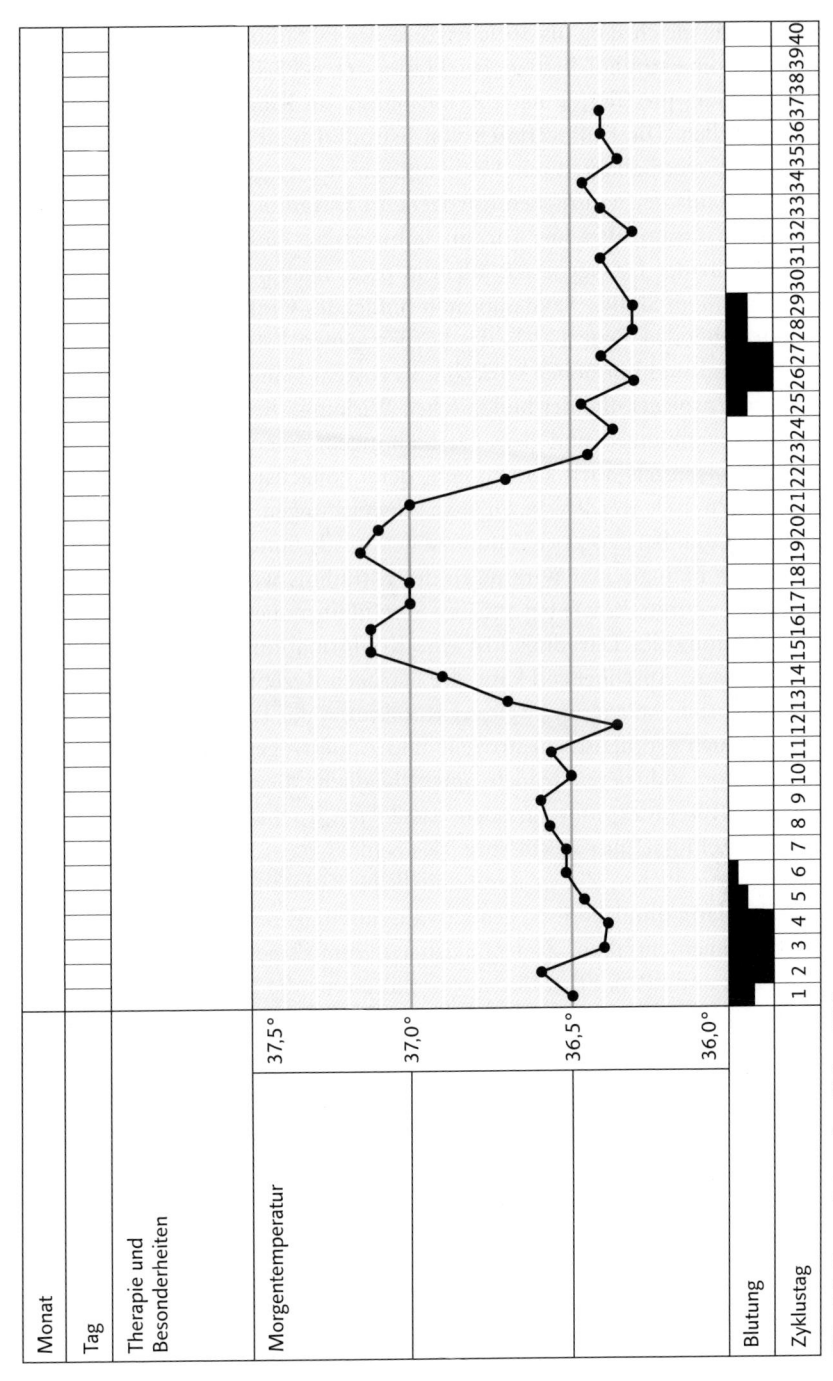

Abb. 2.5 Corpus-luteum-Insuffizienz (CLI)

ronsulfat, die gleichzeitig als Speicherform des Estradiols dienen. Die tägliche Sekretion von Estradiol beträgt bei Frauen im gebärfähigen Alter zwischen 25 und 100 µg pro Tag, je nach Zyklusphase. Im Klimakterium liegt sie bei 5–10 µg täglich. Die Halbwertszeit von Estradiol wird mit 50 Minuten angegeben, die Bioverfügbarkeit mit 5 %. Aufgrund des ausgeprägten enterohepatischen Kreislaufs der natürlichen Estrogene ist Estradiol jedoch deutlich länger biologisch wirksam, als seiner kurzen Halbwertszeit entspricht. Im Blut erfolgt der Transport der Estrogene vor allem in proteingebundener Form. Estradiol wird zu 37 % an SHBG (Sexualhormon-bindendes Globulin) und zu 61 % an Albumin gebunden. Nur 1–2 % des körpereigenen Estradiols liegen in freier Form vor und sind hormonell wirksam. Es besteht keine Korrelation zwischen dem Estrogenspiegel und der biologischen Wirkung, die inter- und intraindividuellen Schwankungen sind groß. Deshalb macht eine einmalige Bestimmung des Estradiolspiegels auch keinen Sinn, denn zunächst muss der individuelle Basiswert ermittelt werden, bevor man Abweichungen nach oben oder unten beurteilen kann. Bei exogener Zufuhr ist der Steady State nach mehreren Tagen erreicht. Die biologischen Wirkungen des Estradiols werden über Rezeptoren im Zellkern vermittelt, wie bei anderen Steroidhormonen auch.

Die Bindung des Estradiols löst eine Konformationsänderung des Rezeptorproteins aus. Anschließend kann der Estrogen-Rezeptor-Komplex entweder direkt oder nach Anlagerung weiterer Kofaktoren die Transkription von DNA auslösen. Auch synthetische Estrogene und Antiestrogene binden an den Estrogenrezeptor, induzieren jedoch unterschiedliche Rezeptorkonformationen. Bestimmte Rezeptorkonformationen passen nur zu bestimmten Kofaktoren, so wie ein Schlüssel nur in ein spezielles Schloss passt. Da die verschiedenen estrogenempfindlichen Zellen unterschiedliche Kofaktoren enthalten, können chemisch relativ ähnliche Estrogenderivate durchaus unterschiedliche biologische Wirkungen entfalten. Zudem existieren vom Estrogenrezeptor zwei Subtypen: ER-α und ER-β. ER-α fördert normalerweise die Expression von Genen, während ER-β diese hemmt. Die beiden Rezeptor-Subtypen unterscheiden sich in ihrer Gewebeverteilung. Beide Subtypen sind in den Brustdrüsen, Ovarien und im Gehirn zu finden, ER-α darüber hinaus im Endometrium und in den Knochen, ER-β in der Prostata.

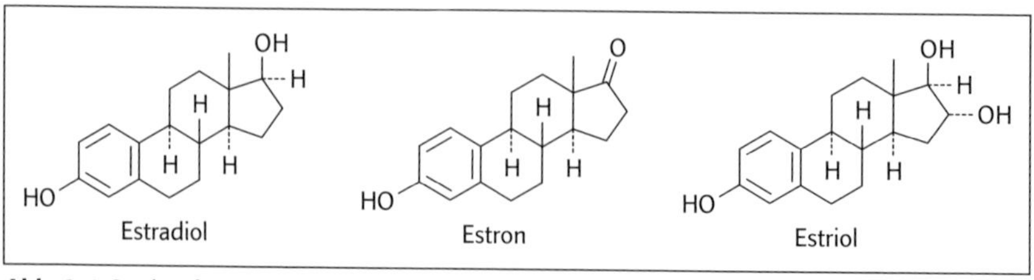

Abb. 2.6 Strukturformeln der endogenen Estrogene

Estrogenwirkungen:

- Förderung des Wachstums der weiblichen Sexualorgane,
- Prägung der sekundären weiblichen Geschlechtsmerkmale,
- Vergrößerung der subkutanen Fettdepots → weibliche Körperformen,
- Proliferation der Uterusschleimhaut (zusammen mit Gestagenen),
- Verflüssigung des Zervikalsekrets,
- Hemmung von Wachstum und Aktivität der Talgdrüsen,
- Senkung des peripheren Gefäßwiderstandes,
- Beeinflussung von Stoffwechselvorgängen in der Leber (z.B. HDL-Synthese ↑, LDL-Synthese ↓, Gerinnungsfaktoren ↑, Synthese von Transportproteinen ↑)
- Hemmung des Knochenabbaus,
- in höheren Dosen Retention von NaCl und Wasser → Ödembildung, Blutdruck ↑,
- verstärkte Bildung von Serotoninrezeptoren → psychische Ausgeglichenheit,
- in der Pubertät: Schluss der Epiphysenfugen → Beendigung des Längenwachstums (zusammen mit Androgenen).

2.1.7 Weibliche Sexualhormone: Gestagene

Der Gelbkörper einer gesunden Frau sezerniert in der zweiten Zyklushälfte täglich 20–25 mg Progesteron. Progesteron ist das einzige endogene Gestagen beim Menschen. Während der Schwangerschaft werden von der Plazenta etwa 250 mg Progesteron pro Tag gebildet. Die Halbwertszeit von Progesteron liegt bei ca. 10 Minuten, die Plasmaproteinbindung bei etwa 97 %. Auch hier ist nur das ungebundene Hormon biologisch aktiv.

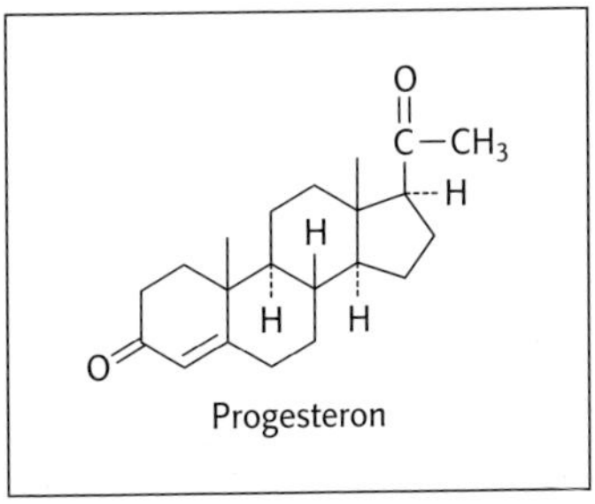

Abb. 2.7 Strukturformel des Progesterons

Gestagenwirkungen:

- Zahl der Estrogenrezeptoren ↓,
- Hemmung der Endometriumproliferation,
- Stimulation der Endometriumsekretion,
- Viskosität des Zervikalschleims ↑,
- Unterdrückung der LH-Ausschüttung der Hypophyse → Ovulationshemmung,
- Förderung der Drüsenbildung in den Brüsten,
- Ruhetemperatur ↑ (um 0,2–0,5 °C),
- so genanntes „Schwangerschaftshormon", unentbehrlich für die Erhaltung einer Schwangerschaft,
- Hemmung der Uteruskontraktilität,
- Hemmung der Menstruation in der Schwangerschaft,
- Atemtätigkeit der Schwangeren ↑ → bessere Sauerstoffversorgung des Feten,
- Verstärkung der Estrogenwirkung auf das Skelettsystem,
- katabole Wirkung (in hohen Dosen).

2.1.8 Schwangerschaft

Die reife Eizelle, die beim Eisprung aus dem platzenden Follikel herausgeschwemmt wird, wird von den Flimmerhärchen (Fimbrien) der Eileiter aufgefangen und mit schlängelnden Bewegungen in die Gebärmutter transportiert. Das dauert etwa drei bis vier Tage. 12–18 Stunden nach dem Eisprung ist die Eizelle bereit für die Befruchtung, danach geht sie zugrunde. Dagegen können die Spermien 4–5, im Extremfall sogar bis zu 7 Tagen im Gebärmutterhalsschleim überleben und auf die Eizelle „warten". Anders ausgedrückt: Nur an maximal 5–6 Tagen im Zyklus kann eine Frau schwanger werden.

Die **Befruchtung** (Konzeption) findet im Allgemeinen im Eileiter statt. Danach teilt sich die befruchtete Eizelle einige Male und gräbt sich innerhalb von drei Tagen mit Hilfe proteolytischer Enzyme in das Endometrium ein (Nidation). Optimale Bedingungen für die Einnistung eines Eies herrschen etwa sechs Tage nach dem Eisprung. Nach noch einmal fünf Tagen ist die Fruchtanlage dann richtig in die Schleimhaut eingebettet und das befruchtete Ei kann zum Embryo heranwachsen. Fast die Hälfte aller befruchteten Eizellen stirbt jedoch von alleine ab. Der Embryo und später der Fetus wird über den **Mutterkuchen** (Plazenta) ernährt, welcher den mütterlichen und kindlichen Blutkreislauf verbindet. Gleichzeitig übernimmt die Plazenta die hormonelle Steuerung des Keimwachstums. Sie produziert zwei Hormone: in den ersten Schwangerschaftsmonaten vorwiegend das **Choriongonadotropin** (HCG = Human-Choriongonadotropin) und später das **Chorionmammotropin** (CS = Chorion-Somatomammotropin), welches u. a. die Brustdrüsen zur Ausbildung der Milchgänge anregt.

Die Plazentahormone führen zu einer Vergrößerung des Gelbkörpers, der im ersten Monat einen großen Teil des Eierstocks einnimmt. Die hohen Estrogen- und Progesteronspiegel verhindern eine Abstoßung der Gebärmutterschleimhaut und damit eine Menstruation. Gegen Ende des ersten Schwangerschaftsmonats bildet sich der Gelbkörper zurück, denn nun übernimmt die Plazenta auch die Produktion von Estrogenen und Progesteron.

2.2 Der männliche Körper

2.2.1 Anatomie der männlichen Geschlechtsorgane

Auch beim Mann unterscheidet man zwischen inneren und äußeren Geschlechtsorganen.

Zu den äußeren männlichen Geschlechtsorganen zählt man

- das männliche **Glied** (Penis),
- den **Hodensack** (Skrotum).

Der **Penis** ist normalerweise weich und schlaff. Erst bei sexueller Erregung füllen sich seine Schwellkörper mit Blut und der Penis richtet sich auf, wird größer und steifer (Erektion). Er besteht aus drei Teilen: der Peniswurzel (Radix penis), dem Penisschaft (Corpus penis), der unter der Schambeinfuge hervortritt, und der Penisspitze, der Eichel (Glans penis). Alles ist von einer dehnbaren Haut überzogen, die Eichel sogar von einer Doppelschicht (Vorhaut oder Praeputium). Der Penis besteht zum größten Teil aus Bindegewebe, in dem drei Schwellkörper liegen. Die beiden oberen Corpora cavernosa penis dienen der Erektion, der Corpus spongiosum penis an der Unterseite führt die gemeinsame Harn-Samen-Röhre und endet in der Eichel. Beim Höhepunkt der sexuellen Erregung werden die Samenzellen durch die Harnröhre herausgeschleudert (Samenerguss oder Ejakulation).

Der Hodensack ist eine beutelartige Hauttasche, die Hoden und Nebenhoden enthält. Das Bindegewebe der Skrotalhaut enthält eine Schicht glatter Muskelzellen, die sich kontrahieren können. Durch diese Oberflächenverkleinerung wird der Wärmeverlust vermindert.

Die inneren männlichen Geschlechtsorgane sind

- die **Hoden** (Testes, Orchis),
- die **Nebenhoden** (Epididymis),
- die **Samenleiter** (Ductus deferens),
- die **Vorsteherdrüse** (Prostata),
- die **Bläschendrüsen** oder **Samenblasen** (Vesiculae seminales),
- die **Cowper-Drüsen** (Glandulae bulbourethrales).

Die **Hoden** sind die Orte der Produktion der Samenzellen sowie der männlichen Geschlechtshormone. Sie sind paarig angelegt, elliptisch und etwa 5 cm lang. Sie werden von einer derben Bindegewebskapsel (Tunica albuginea) umhüllt. Am hinteren Bereich des Hodens (Mediastinum testis) treten mit dem Samenstrang Gefäße, Nerven und die Samenleiter ein und aus. Von der Hodenkapsel ziehen Bindegewebssepten radiär auf das Mediastinum zu. Diese Scheidewände unterteilen den Hoden in 250–350 pyramidenförmige Läppchen (Lobuli testis). In diesen Läppchen verlaufen mehrere geschlängelte Hodenkanälchen (Tubuli contorti seminiferi). Eingebettet sind die Hodenkanälchen in ein Gerüst aus Bindegewebe (Stroma). Jeder Hoden enthält 500–800 solcher Hodenkanälchen, deren Länge sich auf etwa 300 m beläuft. Die Hodenkanälchen münden im Mediastinum in das Hodennetz (Rete testis), von dem etwa zehn Ductuli eferentes abgehen, die schließlich die ableitenden Samenwege bilden. Die Hodenkanälchen werden vom Bindegewebe durch eine Basalmembran getrennt. Ihre Wand besteht aus den zylindrischen Stützzellen (Sertoli-Zellen), zwischen denen die Samenbildungszellen liegen. Die Sertoli-Zellen sind wichtig für die Ernährung der Spermienvorläuferzellen. Ihre dichte Schlussleiste zum Lumen der Hodenkanälchen hin bildet die so genannte Blut-Hoden-Schranke, welche die Bildung von Autoantikörpern gegen die Spermien verhindert. Zwischen den Hodenkanälchen im Stroma befinden sich die Zwischenzellen (Leydig-Zellen). In ihnen werden unter dem Einfluss von LH die männlichen Sexualhormone und, in geringem Ausmaß, auch weibliche Sexualhormone wie Estrogene und Progesteron gebildet.

Die **Nebenhoden** haben Halbmondgestalt und liegen den Hoden an. Ihre Aufgabe ist es, die Samenzellen zu speichern und zur vollständigen Reifung kommen zu lassen. Dies dauert etwa 7–14 Tage.

Die beiden **Samenleiter** führen von den Nebenhoden zur Prostata. Dort vereinigen sie sich und münden in die Harnröhre.

Die **Prostata** liegt zwischen dem Harnblasengrund und der Beckenbodenmuskulatur. Als etwa kastaniengroßes Gebilde ist sie vom Mastdarm aus tastbar. Die Harnröhre (Pars prostatica urethrae) und die beiden Ductuli ejaculatorii führen durch sie hindurch. Die Prostata besteht aus 30–50 verzweigten Drüsen, die im Bereich des Samenhügels (Colliculus seminalis) in die Harnröhre

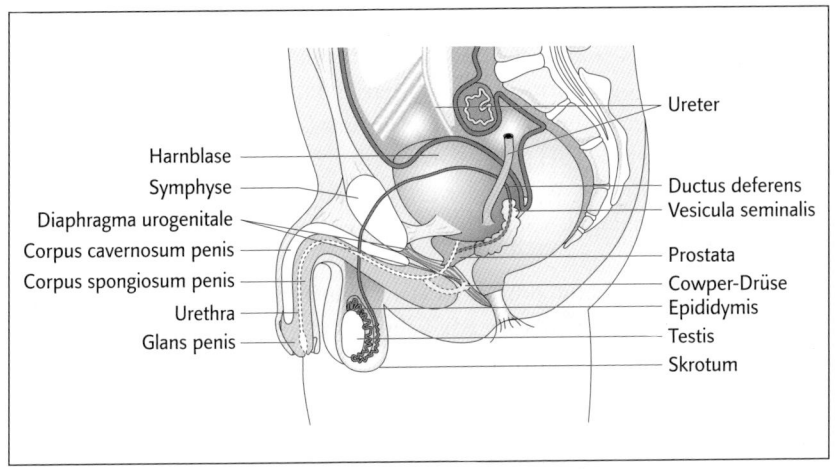

Abb. 2.8 Harn- und Geschlechtsorgane des Mannes. Aus Thews et al. 1999

(Urethra) einmünden. Sie produziert ein schwach alkalisches, trübes Sekret, das viel saure Phosphatase enthält. Starke Stränge glatter Muskulatur verlaufen zwischen den Drüsen und pressen bei der Ejakulation das Sekret aus.

2.2.2 Männliche Sexualhormone

Androgene vermitteln ihre Wirkungen über intrazelluläre Rezeptoren, wie andere Steroidhormone auch. Die stärkste androgene Wirkung besitzt das **5α-Dihydrotestosteron (5α-DHT)**, das in einigen Erfolgsorganen wie den äußeren Genitalien, der Prostata, den Sebozyten (talgbildenden Hautzellen) und den Haarfollikeln aus Testosteron entsteht.

Analog zum hormonellen Regelkreis der Frau wird auch beim Mann die Produktion und Freisetzung von Testosteron über die Hypothalamus-Hypophysen-Achse gesteuert. Der Hypothalamus sezerniert in zwei- bis vierstündigen Intervallen GnRH, vor allem nachts und in den frühen Morgenstunden.

Abb. 2.9 Strukturformeln von Testosteron und Dihydrotestosteron

GnRH bewirkt im Hypophysenvorderlappen die Ausscheidung von LH (beim Mann früher ICSH = Zwischenzellen-stimulierendes Hormon genannt). LH veranlasst die Leydig-Zellen zur vermehrten Bildung von Testosteron, welches durch negative Rückkopplung die Frequenz der LH-Pulse reduziert. Daneben wird in der Hypophyse FSH gebildet, das in den Tubuli contorti des Hodens die Spermatogenese fördert. Wie bei der Frau stimuliert FSH auch die Produktion von **Inhibin** (diesmal in den Sertoli-Zellen), welches wiederum die FSH-Freisetzung hemmt.

Ein erwachsener Mann produziert etwa 7 mg Testosteron pro Tag. Im Plasma ist Testosteron zu 98 % an Sexualhormon-bindendes Globulin (SHBG) gebunden. Nur freies Testosteron ist biologisch aktiv. Sein Abbau erfolgt hauptsächlich in der Leber. Im Alter nimmt die Testosteronwirkung aufgrund steigender SHBG-Produktion ab. Die Plasmahalbwertszeit von Testosteron beträgt etwa 10 Minuten. Deshalb und auch wegen seines hohen First-pass-Effekts ist oral gegebenes Testosteron so gut wie unwirksam. Zur Therapie von Androgenmangelzuständen werden daher entweder synthetische Testosteronderivate verwendet oder Testosteron selbst wird in Form langkettiger Ester als intramuskuläre Depotform oder als Pflaster (TTS) verabreicht.

Androgenwirkungen:

- Förderung des Wachstums der männlichen Sexualorgane im Mutterleib (pränatal),
- Förderung der Entwicklung der sekundären männlichen Geschlechtsmerkmale während der Pubertät,
- Aufrechterhaltung der Funktion der Sexualorgane bei Männern,
- Regulation der Spermienbildung (zusammen mit FSH),
- Erhöhung der Libido und der Potenz,
- Förderung des Schlusses der Epiphysenfugen in der Pubertät → Ende des Längenwachstums,
- Mitwirkung beim psychischen Verhalten des Mannes,
- Steigerung der Eiweiß- und Nukleinsäuresynthese (anabole Wirkung),
- Verstärkung der Talgproduktion,
- Steigerung der Erythropoetinsynthese → Stimulation der Erythrozytenproduktion,
- Förderung des Haarausfalls bei genetischer Veranlagung (androgenetische Alopezie),
- in hohen Dosen Hemmung der Spermiogenese,
- Vermännlichungserscheinungen (Virilisierungserscheinungen) bei Frauen bei verstärkter Eigenproduktion bzw. längerer exogener Zufuhr von Androgenen.

2.2.3 Befruchtungsvorgang

Das **Sperma** besteht aus Spermien, ihren Vorläuferzellen, Epithelien und Samenflüssigkeit. Die Samenflüssigkeit wiederum setzt sich zusammen aus den Sekreten der Nebenhoden, der Samenblasen und der Prostata. Die alkalische Reaktion der Samenflüssigkeit ist wichtig für das „Vorwärtskommen" der Spermien in der Scheide beim Geschlechtsverkehr, denn im sauren Scheidensekret sind Spermien fast unbeweglich. In 1 ml Ejakulat eines gesunden Mannes sind ca. 40–250 Millionen Spermien enthalten (Normospermie). Bis zu 15 % davon können nicht voll funktionsfähig sein (missgestaltet, überaltert oder nicht voll ausgereift). Bei weniger als 5 Millionen Spermien/ml ist der Mann in der Regel unfruchtbar (infertil).

Ausgereifte Samenzellen ähneln einer Stecknadel von ca. 60 µm Länge. Man unterteilt sie in Kopf, Hals, Mittelstück und Schwanz. Der Kopf ist etwa 4 µm lang. Er enthält den Zellkern mit dem einfachen (haploiden) Chromosomensatz. Der Kopf wird zu zwei Dritteln von der Kopfkappe (Akrosom) bedeckt. Dort sind hydrolytische Enzyme gespeichert, mit deren Hilfe das Spermium die weibliche Eihülle durchdringen kann. Mit dem Mittelstück ist der Kopf durch ein bewegliches Scharnier von etwa 0,5 µm Länge, dem Hals, verbunden. Vom Hals aus zieht sich ein Achsenfaden (Axonema) bis zum Schwanzende. Er ähnelt unter dem Mikroskop einem Flimmerhaar und hat auch dessen Funktion. Das Mittelstück enthält zahlreiche Mitochondrien, die spiralförmig angeordnet

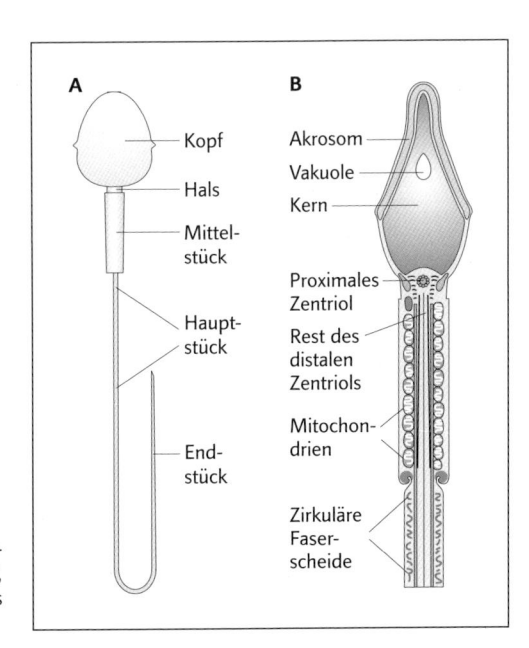

Abb. 2.10
Menschliches Spermium: **A:** Gesamtansicht, **B:** Längsschnitt durch Kopf, Hals, Mittelstück und Hauptstück des Schwanzes. Aus Thews et al. 1999

sind. Sie liefern die Energie für das Vorwärtskommen des Spermiums. Mit einem Durchmesser von ca. 1 µm ist das Mittelstück relativ dick. Der Schwanz ist in zwei Abschnitte unterteilt: ein Hauptstück von etwa 40 µm Länge, in dem der Achsenfaden von einer Plasmahülle umgeben ist, und ein 10 µm langes Endstück ohne Plasmahülle. Durch Hin- und Herwedeln des Schwanzes bewegt sich die Samenzelle vorwärts, ähnlich wie eine Kaulquappe.

Aufgrund seines hochkomplizierten Innenlebens mit vielen Federn, Scharnieren und Spiralen ist ein Spermium sehr störanfällig. Bereits kleinste Fehler in seinem Bauplan können sein Fortkommen behindern. Das ist der Grund für die scheinbar verschwenderische Überproduktion von Samenzellen, denn unter den 200–400 Millionen Spermien eines durchschnittlichen Ejakulates sind nur 3–4 Millionen gut ausgeformt und beweglich. In drei Minuten kommen sie etwa einen Zentimeter voran. Von diesen schnellen Spermien wiederum erreichen nur wenige Hundert die Eileiter. Dazu brauchen sie ungefähr 30–45 Minuten. Die überwiegende Mehrzahl der Spermien bleibt schon vorher im Gebärmutterhals und im Zervixschleim stecken. Der dünnflüssige Zervixschleim in der Zyklusmitte fördert das Vorwärtskommen der gesunden Spermien dadurch, dass er sie durch seine hochwertigen Inhaltsstoffe wie Glukose, Eiweiße und Mineralstoffe nährt. Auf schlecht ausgeformte Samenfäden wirkt er dagegen lähmend. Sie kommen um, bevor sie in die Tuben gelangen können.

Wenn die reife Eizelle nach dem Eisprung die Ampulle des Eileiters erreicht, warten die Spermien dort bereits auf sie. Die Eizelle wird von den Spermien regelrecht „torpediert". Jetzt, kurz vor dem Ziel, geht der Aktivierungsprozess vor sich, durch den die Spermien erst befruchtungsfähig werden: die **Kapazitation**. So nennt man den Vorgang, bei dem die Plasmamembran des Spermienkopfes und die Membran des Akrosoms miteinander verschmelzen und dabei hydrolytische Enzyme freisetzen, die das Eindringen des Spermiums in die Eizelle ermöglichen. Sobald es einer Samenzelle gelungen ist, die äußere Eihülle zu durchdringen, schließt sich diese sofort wieder hinter ihm, um eine zweite Befruchtung zu verhindern. Ei- und Samenzelle verschmelzen miteinander – die Befruchtung hat statt gefunden.

3 Kriterien für die Wahl der Verhütungsmethode

Es gibt viele Arten zu verhüten. Eine Methode, die für die eine Frau gut geeignet ist, muss noch lange nicht für eine andere taugen. Viele Frauen wechseln die Verhütungsmethode im Laufe ihres Lebens, weil sich ihre Lebensumstände und Bedürfnisse geändert haben.

Die ideale Verhütungsmethode soll folgende Forderungen erfüllen:
- absolute Sicherheit und Zuverlässigkeit,
- Unschädlichkeit und Nebenwirkungsfreiheit,
- Preisgünstigkeit,
- rasche Rückkehr der Fruchtbarkeit nach Absetzen,
- vollständige Reversibilität bei Kinderwunsch,
- leichte Handhabbarkeit,
- keine Störung des sexuellen Empfindens,
- Anwendbarkeit unabhängig von Alter, Religion oder Kultur.

Zurzeit gibt es keine Methode, die alle diese Kriterien in gleichem Maße erfüllt. Eine Entscheidung für eine bestimmte Methode wird also immer einen Kompromiss darstellen.

Folgende Kriterien spielen bei der Wahl des persönlichen Empfängnisschutzes eine Rolle:
- wie sicher die Methode ist,
- wie teuer die Methode ist,
- welche Risiken mit der Methode verbunden sind,
- wie stark der Partner mit einbezogen werden soll,
- wie stark die gewählte Methode das Liebesleben stört,
- wie häufig der Geschlechtsverkehr stattfindet,
- ob moralische oder religiöse Bedenken gegen bestimmte Methoden bestehen,
- ob Erkrankungen bestehen, die gegen eine bestimmte Methode sprechen,
- ob der Sexualverkehr spontan oder geplant abläuft,

- wie regelmäßig der Tagesablauf ist,
- ob Bedenken dagegen bestehen, den eigenen Körper zu berühren,
- ob die Anwenderin eher vergesslich ist oder diszipliniert,
- wie die Einstellung zu einer Abtreibung ist, falls die Methode versagen sollte,
- wie leicht verfügbar das gewählte Mittel ist.

3.1 Pearl-Index

Der amerikanische Statistiker Raymond Pearl beschrieb bereits 1932 eine Methode zur Berechnung der Versagerquote einer Verhütungsmethode. Nach ihm ist der Pearl-Index benannt. Der Pearl-Index gibt an, wie viele Schwangerschaften auftreten, wenn hundert Paare ein Jahr lang regelmäßig Geschlechtsverkehr haben und auf eine bestimmte Weise verhüten. Auf diese Weise lassen sich verschiedene Verhütungsmethoden miteinander vergleichen. Je kleiner der Pearl-Index, desto sicherer ist die Methode. Zum Vergleich: Bei ungeschütztem Geschlechtsverkehr liegt der Pearl-Index bei 80–90.

In der Literatur findet man oft abweichende Zahlen für die Versagerquote einer bestimmten Verhütungsmethode. Dies hat verschiedene Gründe. Manche Autoren geben nur die theoretische Zuverlässigkeit einer Methode an, wie sie z. B. in klinischen Studien ermittelt wurde. Die praktische Zuverlässigkeit unter Alltagsbedingungen ist dagegen oft geringer. Zudem variiert die Versagerquote bei manchen Methoden wie dem Diaphragma und den Methoden der natürlichen Familienplanung oft stark mit der Bildung und Erfahrung der Anwenderin: Mit zunehmender Erfahrung sinkt der Pearl-Index. Deshalb sind die angegebenen Pearl-Indizes nur als Anhaltspunkt zu betrachten.

Tab. 3.1 Vergleich der Verhütungsmethoden nach dem Pearl-Index

Methode	Pearl-Index
Entfernung der Gebärmutter (Hysterektomie)	0
Hormonimplantat (Implanon®)	0 – 0,1
Sterilisation des Mannes (Vasektomie)	0,1
Hormonspirale (Mirena®)	0,1 – 0,2
Sterilisation der Frau (Tubenligatur)	0,2 – 0,3
Pille, Einphasenpräparate	0,2 – 0,5
Depot-Gestagene	0,2 – 0,5
Pille, Sequentialpräparate	0,2 – 1,4
Vaginalring (NuvaRing®)	0,65
Pille, Zweistufenpräparate	0,7
Verhütungspflaster (Evra®)	0,9
Basaltemperaturmethode (streng)	1 – 3
Minipille	1 – 3
Intrauterinpessar (Spirale)	1 – 3
Symptothermale Methode (Rötzer-Methode)	1 – 3
Lea contraceptivum®	2 – 3
Diaphragma + Spermizid	2 – 4
Postkoitalpille („Pille danach")	2 – 25
Kondom	3 – 7
Portiokappe	4 – 10
Frauenkondom (Femidom®)	5 – 25
Hormonbestimmung im Urin (Persona®)	6
Spermizide Vaginalcremes, -ovula etc.	8 – 36
Coitus interruptus	10 – 35
Zervixschleim-Methode (Billings-Methode)	15 – 25
Kalendermethode (Knaus-Ogino)	15 – 35
Scheidenspülung	20 – 40
Stillen (zwölf Monate lang)	25 – 40
Keine Verhütung	80 – 90

Als sehr zuverlässig gelten Methoden mit einem Pearl-Index bis etwa 2, als Methoden mit mittlerer Zuverlässigkeit solche mit einem Pearl-Index von 3 bis 5 und als unzuverlässige Methoden solche mit einem Pearl-Index über 6.

4 Hormonelle Verhütungsmethoden

Hormonelle Verhütungsmethoden gehören zu den sichersten überhaupt und sind wahrscheinlich deshalb so beliebt. Bei korrekter Einnahme ist der Empfängnisschutz fast hundertprozentig. Kommt es trotzdem zu einer unerwünschten Schwangerschaft, so sind in den meisten Fällen Einnahmefehler oder Interaktionen mit Arzneimitteln die Ursache. In den Industrieländern vertrauen nach wie vor die meisten Frauen im gebärfähigen Alter den oralen Kontrazeptiva, also der „Pille". In der Bundesrepublik nehmen derzeit etwa 40 % der Frauen zwischen 15 und 45 Jahren die Pille.

Zu den hormonellen Methoden ist im Grunde auch die hormonelle **Notfallverhütung** zu rechnen. Diese wird in **Kapitel 12** ausführlich besprochen.

4.1 Orale Kontrazeptiva („Pille")

Die klassische Antibabypille ist ein Kombinationspräparat aus einem Estrogen und einem Gestagen (kombiniertes orales Kontrazeptivum = KOK). Sie wirkt über drei verschiedene Mechanismen:

- sie unterdrückt den Eisprung,
- sie erhöht die Viskosität des Zervixschleims,
- sie hemmt den ordnungsgemäßen Aufbau des Endometriums und verhindert dadurch die Nidation.

Die Estrogenkomponente sorgt für einen regelmäßigen Zyklus von 28 Tagen und dafür, dass keine Zwischenblutungen auftreten. Außerdem führt sie zur Ovulationshemmung. Die modernen Gestagene verhindern ebenfalls den Eisprung durch negative Rückkopplung auf die LH-Ausschüttung. Alle Gestagene sind darüber hinaus für die Verdickung des Zervixschleims verantwortlich und hemmen die Motilität der Tuben.

4.1.1 Zusammensetzung oraler Kontrazeptiva

Die natürlichen Sexualhormone Estradiol bzw. Progesteron kommen für den Einsatz in oralen Kontrazeptiva nicht in Frage. Zum einen können ihre Serumkonzentrationen inter- und intraindividuell sehr stark schwanken, zum anderen werden sie rasch verstoffwechselt und unterliegen einem hohen First-pass-Effekt. Für eine sichere Verhütung benötigt man Hormone mit möglichst hoher und gleichmäßiger Bioverfügbarkeit und einer hohen Affinität zum jeweiligen Rezeptor.

Synthetische Estrogene
In oralen Kontrazeptiva wird heutzutage fast ausschließlich Ethinylestradiol (EE) verwendet. Seine Ethinylgruppe in 17-α-Position am Steroidgerüst erschwert die Biotransformation zu unwirksamen Metaboliten, sodass die Bioverfügbarkeit von Ethinylestradiol etwa um den Faktor 100 gegenüber Estradiol erhöht ist. Nur selten verwendet wird der 3-Methylether des Ethinylestradiols, das Mestranol. Als Prodrug wird es im Körper zu Ethinylestradiol verstoffwechselt.

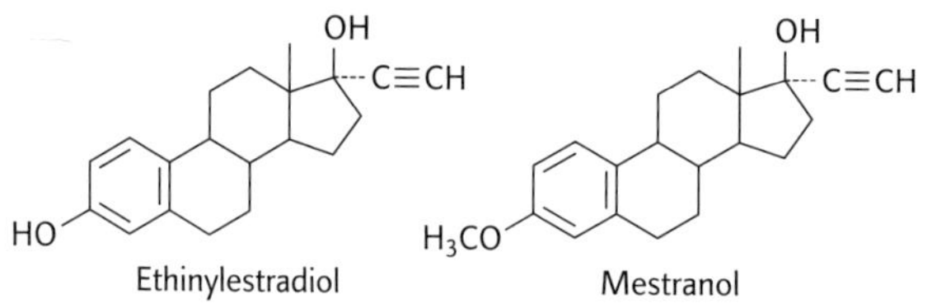

Abb. 4.1 Synthetische Estrogene in hormonellen Kontrazeptiva

Synthetische Gestagene
Orale Kontrazeptiva unterscheiden sich vor allem in ihrem Gestagenanteil. Die Anwenderin hat derzeit die Wahl zwischen elf verschiedenen Gestagenen. Diese Vielzahl wurde entwickelt, um Nebenwirkungen zu minimieren bzw. bestimmte Teilwirkungen zu verstärken. Die Gestagene in oralen Kontrazeptiva lassen sich in drei Gruppen einteilen:

- Estrane,
- Gonane,
- Pregnane.

19-Nortestosteron-Derivate (Estrane, 13-Methylgonane). Sie leiten sich chemisch vom Testosteron ab. Durch den Wegfall der Methylgruppe in Position

C-10 ist ihre Androgenwirkung geringer und die gestagene Wirkung stärker. Eine gewisse androgene Restwirkung ist aber allen Estranen noch eigen. Eine Ausnahme bildet das **Dienogest**. Aufgrund der Cyanomethylgruppe am C-17 anstelle der Ethinylgruppe besitzt es etwa 40 % der antiandrogenen Potenz des Cyproteronacetats. Leitsubstanz der Estrane ist das **Norethisteron**. In modernen Präparaten werden noch gelegentlich **Norethisteronacetat** und **Lynestrenol** verwendet, beides Prodrugs von Norethisteron.

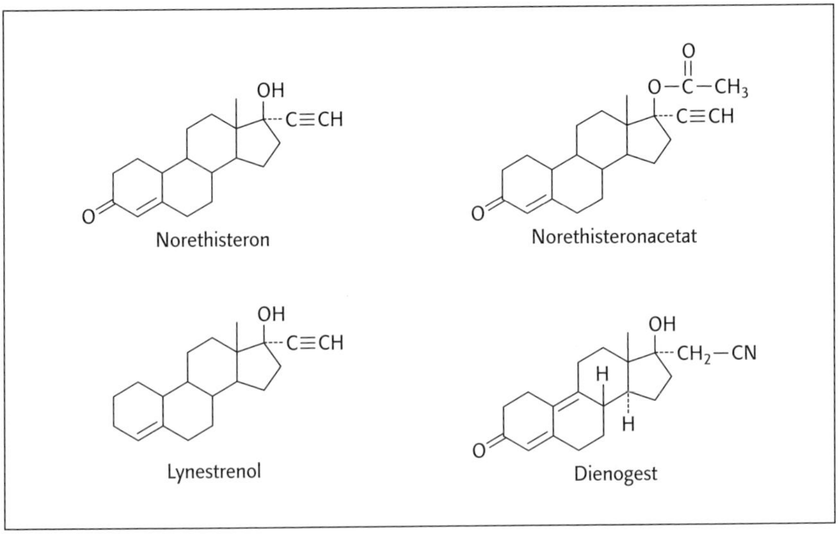

Abb. 4.2 Estrane (13-Methylgonane)

Gonane (13-Ethylgonane). Diese Gestagene weisen am C-13 eine Ethylgruppe sowie am C-17 eine Ethinylgruppe auf, welche ihren hepatischen Abbau hemmt. Wichtigste Verbindung ist das **Levonorgestrel (d-Norgestrel, LNG)**. In diese Gruppe gehören auch die neueren synthetischen Gestagene wie **Desogestrel** und sein ebenfalls biologisch aktiver Metabolit **3-Keto-Desogestrel**, **Gestoden** und **Norgestimat**. Letzteres wirkt selbst nur schwach gestagen. Erst nach Umwandlung in verschiedene aktive Metabolite, unter anderem Levonorgestrel, entfaltet es seine eigentliche Wirkung. Levonorgestrel besitzt noch eine gewisse androgene Restwirkung. Bei den moderneren Gestagenen ist diese Teilwirkung noch stärker herabgesetzt.

Progesteron-Derivate (Pregnane). Diese Gestagene besitzen wie das natürliche Progesteron 20 Kohlenstoffatome und eine Methylgruppe am C-10. Sie werden nur in solchen oralen Kontrazeptiva eingesetzt, die als Therapeutika dienen, da sie eine ausgesprochen antiandrogene Teilwirkung haben. Am stärksten wirksam ist dabei **Cyproteronacetat**, das auch als Einzelsubstanz erhältlich ist

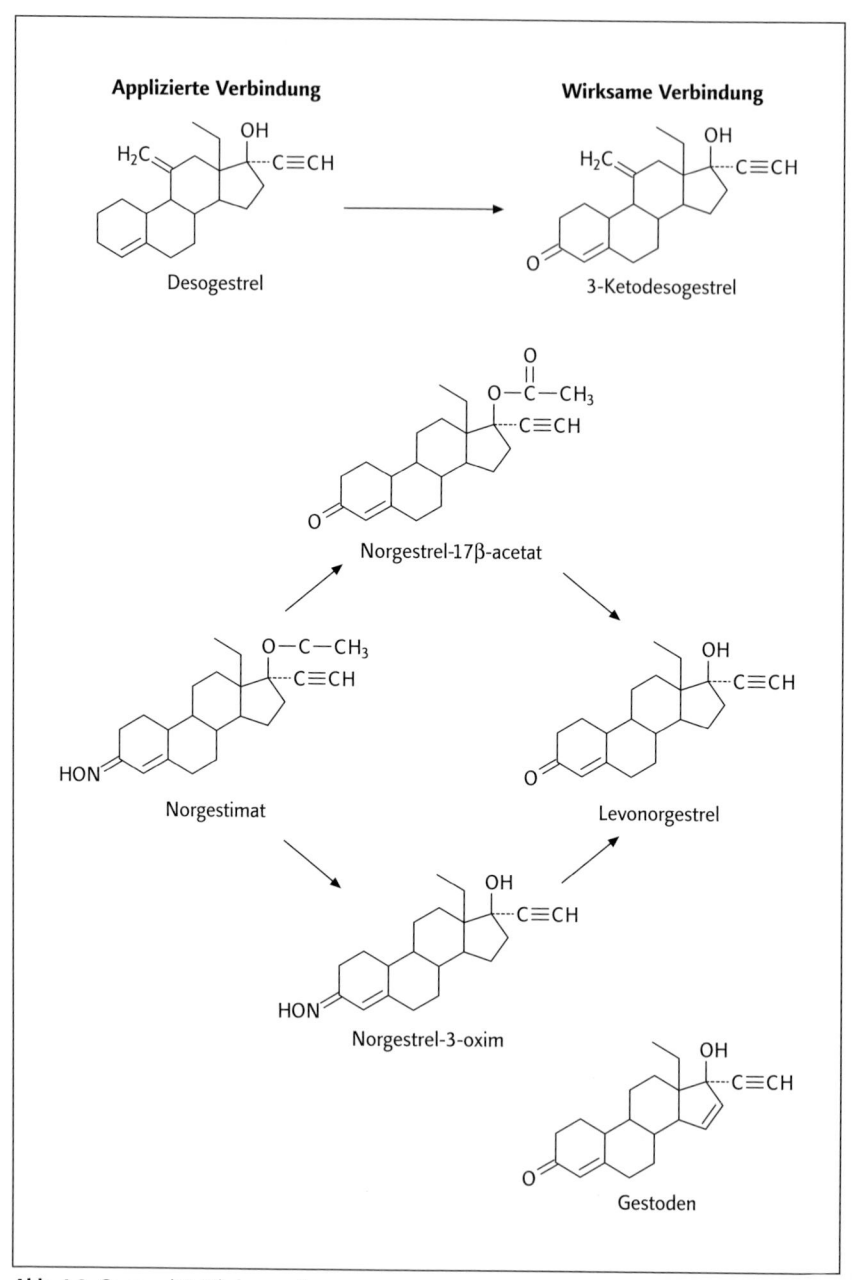

Abb. 4.3 Gonane (13-Ethylgonane)

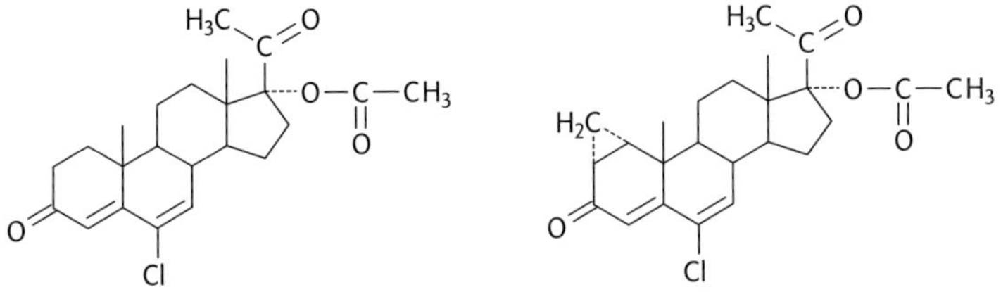

Chlormadinonacetat Cyproteronacetat

Abb. 4.4 Progesteronderivate (Pregnane)

(Androcur®). **Chlormadinonacetat** besitzt etwa ein Drittel der antiandrogenen Partialwirkung von Cyproteronacetat.

4.1.2 Nebenwirkungen der synthetischen Sexualhormone

Die unerwünschten Wirkungen von Estrogenen und Gestagenen in kombinierten oralen Kontrazeptiva lassen sich nicht immer so klar dem jeweiligen Kombinationspartner zuordnen, wie dies die beiden folgenden Aufzählungen suggerieren. Die Angaben sind nur als ungefähre Orientierung zu verstehen.

Nebenwirkungen der Estrogene:

- Erhöhung des Thromboembolie-Risikos (dosisabhängig),
- Atrophie der Ovarien durch Hemmung der FSH/LH-Ausschüttung,
- Mastodynie,
- Natriumretention/Ödembildung,
- Gewichtszunahme,
- Übelkeit und Erbrechen,
- Hyperpigmentierung der Haut (Chloasma),
- Endometriumproliferation → Gefahr des Endometriumkarzinoms bei alleiniger Gabe.

Nebenwirkungen der Gestagene:

- häufigere Zwischenblutungen,
- Libidoverlust,
- Kopfschmerzen,
- Übelkeit und Erbrechen,

- Mastodynie,
- Stimmungsschwankungen, depressive Verstimmung,
- Gewichtszunahme,
- Virilisierungserscheinungen z. B. Akne, Hirsutismus (bei Testosteronderivaten),
- Blutdruckerhöhung.

Die gesundheitlichen Risiken oraler Kontrazeptiva hängen vor allem von der Estrogendosis ab. Das größte Risiko der Pille ist die erhöhte Inzidenz venöser Thromboembolien. Unter modernen KOK mit einem Ethinylestradiolgehalt von bis zu 35 µg beträgt sie 20–40 Fälle pro 100 000 Frauenjahre. Zum Vergleich: In einem Frauenkollektiv, das nicht oder nicht hormonell verhütet, liegt das Thromboembolierisiko bei 5–10 Fällen pro 100 000 Frauenjahre. Frauen mit Blutgerinnungsstörungen sind allerdings deutlich stärker gefährdet und sollten deshalb mit anderen Methoden verhüten.

Hormonelle Kontrazeptiva erhöhen das Risiko für Herz-Kreislauf-Erkrankungen bei ansonsten gesunden Frauen nicht. Anders sieht es bei Raucherinnen aus: Frauen, die mit der Pille verhüten und gleichzeitig mehr als 15 Zigaretten am Tag rauchen, versterben 2,14mal häufiger an kardiovaskulären Erkrankungen als gleichaltrige Nichtraucherinnen. Frauen über 35 Jahre sollten möglichst mit niedrig dosierten Pillen verhüten, weil mit dem Alter auch das kardiovaskuläre Risiko ansteigt.

4.1.3 Vorteile hormoneller Kontrazeptiva

Neben der relativ sicheren Verhütung besitzt die Pille noch eine Reihe von positiven Wirkungen, weswegen sie auch therapeutisch genutzt wird. So führt sie insbesondere bei jungen Mädchen mit noch unregelmäßigem Menstruationszyklus zu einer Stabilisierung des Zyklus. Sie verringert Dysmenorrhö-Beschwerden um etwa 90 %, ebenso PMS-Symptome. Eine Hypermenorrhö, die zu einer Anämie führen kann, wird in 60–80 % der Fälle gebessert. Die meisten oralen Kontrazeptiva, besonders aber jene, die antiandrogene Gestagene enthalten, bessern Virilisierungserscheinungen wie Akne, Hirsutismus und Alopezie bei 50–80 % der betroffenen Frauen. Ferner verringern orale Kontrazeptiva das Risiko für eine Adnexitis um 50–90 %. Gutartige Brusterkrankungen kommen unter Pilleneinnahme seltener vor als ohne diese, ebenso gutartige Ovarialzysten. Überdies senkt die Pille auch das Risiko, an Ovarial- oder Endometriumkarzinomen zu erkranken, und zwar um etwa die Hälfte. Falls die Pille wirklich einmal versagen sollte, ist das Risiko für eine Extrauteringravidität um 90 % verringert gegenüber Frauen, die mit anderen Methoden verhüten.

Kürzlich wurden die Daten der amerikanischen WHI-Studie (Women's Health Initiative) auf weitere Zusammenhänge hin ausgewertet. Obwohl die WHI-Studie für ältere Frauen, die wegen Wechseljahresbeschwerden mit Hormonen behandelt wurden, ein erhöhtes Risiko für kardiovaskuläre Erkrankungen aufzeigte, scheinen sich die Sexualhormone in oralen Kontrazeptiva bei jüngeren Frauen eher günstig auszuwirken. Pillenanwenderinnen hatten ein um 7 % verringertes Risiko für Krebs (alle Lokalisationen) und ein um 8 % verringertes Risiko für Herz-Kreislauf-Erkrankungen. Offensichtlich ist der Einnahmezeitpunkt entscheidend dafür, ob sich die exogen zugeführten Hormone positiv oder negativ auf die Gesundheit der Frau auswirken. Wenn noch keine entsprechenden Vorerkrankungen bestehen, wirken die Hormone offenbar protektiv. Dagegen werden bereits vorhandene Herz-Kreislauf-Probleme wahrscheinlich verschlimmert. Ein direkter Vergleich der beiden Studien an älteren bzw. jüngeren Frauen auf der Basis der WHI-Datenbank ist schwierig, denn zum einem waren die Studiendesigns unterschiedlich, zum anderen sind die Hormone nicht identisch, die zur Empfängnisverhütung bzw. zur Therapie von klimakterischen Beschwerden verwendet werden. Deshalb kann man gefährdeten Frauen zum gegenwärtigen Zeitpunkt noch nicht zur Einnahme der Pille raten, um Herz-Kreislauf-Erkrankungen vorzubeugen.

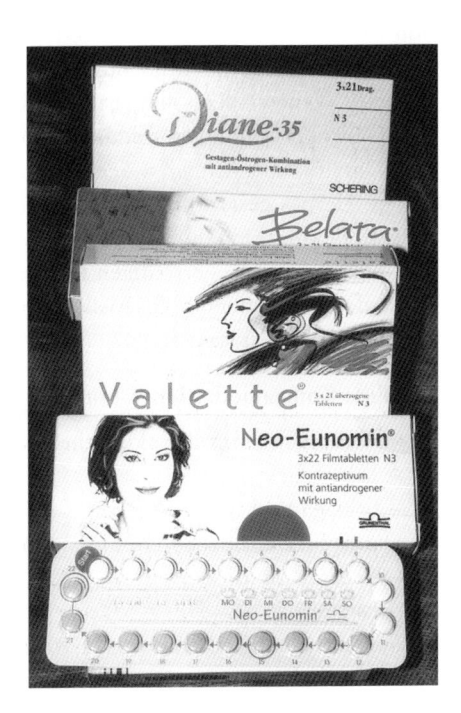

Abb. 4.5 Orale Kontrazeptiva mit spezieller antiandrogener Wirkungskomponente: Das Präparat Diane®-35 ist nicht mehr zur Empfängnisverhütung zugelassen, sondern nur noch zur Therapie bei Virilisierungserscheinungen der Frau.

4.1.4 Nebenwirkungen und Kontraindikationen oraler Kontrazeptiva

Auch wenn die Einnahme der Pille inzwischen weit verbreitet und allgemein akzeptiert ist, so erfordert ihre Erstverordnung doch eine gründliche Anamnese, um ggf. verborgene Risikofaktoren zu erkennen. Frauen, welche die Pille nehmen, sollten sich zwei Mal im Jahr gynäkologisch untersuchen und dabei auch Blutdruck, Urin und Gewicht kontrollieren lassen. Ein Mal jährlich sollte ein Zellabstrich vom Gebärmutterhals gemacht werden.

Nebenwirkungen der Pille treten bei ansonsten gesunden Frauen vor allem in den ersten Monaten der Einnahme auf. Häufig kommen vor: unregelmäßige Blutungen, Schmier- oder Zwischenblutungen, leichte Kopfschmerzen, Übelkeit und Brustspannen. Auch die Libido kann zu- oder abnehmen. Meistens verschwinden diese Beschwerden nach einer gewissen Zeit von selbst oder nach einem Präparatewechsel. An schweren Nebenwirkungen ist vor allem die erhöhte Thrombosegefahr zu nennen. Das relative Risiko dafür liegt etwa in der gleichen Größenordnung wie bei einer Schwangerschaft.

Für manche Frauen ist die Pilleneinnahme jedoch mit einem erhöhten Risiko verbunden (**relative Kontraindikation**). Dazu gehören vor allem Raucherinnen. Bei ihnen steigt das Risiko für Herzinfarkte und Schlaganfälle mit der Zahl der täglich gerauchten Zigaretten deutlich an. Eine weitere gefährliche Kombination ist die Einnahme der Pille und exzessiver Alkoholkonsum. Auch Frauen über 40, Frauen mit Bluthochdruck, Fettstoffwechselstörungen, Übergewicht, Diabetes, Venenleiden, Blutgerinnungsstörungen, Epilepsie, Myomen, Leber- und Gallenerkrankungen bedürfen besonderer ärztlicher Betreuung. Frauen, die während einer früheren Schwangerschaft unter verstärktem Bläschenausschlag (Herpes gestationis) oder Juckreiz (Pruritus gravidarum) litten, sollten generell mit der Einnahme von Sexualhormonen vorsichtig sein. Vor geplanten Operationen und längerfristigen Ruhigstellungen sollte man die Pille absetzen, da sie das Thromboembolie-Risiko weiter erhöht, das durch die Immobilisation bereits gegeben ist.

Absolute Kontraindikationen hormoneller Kontrazeptiva sind:

- vorausgegangene oder akute thromboembolische Erkrankungen, z. B.:
  - Herzinfarkt,
  - Schlaganfall,
  - periphere arterielle Verschlusskrankheit (PVAK, Claudicatio intermittens),
  - Venenthrombosen,
  - Embolien,
- hormonabhängige Tumoren, z. B. von Brust, Gebärmutter, Eierstöcken,
- schwerer Diabetes mellitus mit Blutgefäßveränderungen,

- schlecht eingestellter Bluthochdruck,
- schwer behandelbare erhöhte Triglyzeridwerte,
- akute und schwere chronische Lebererkrankungen,
- Störungen der Gallensekretion (häufig Erbkrankheiten),
- ungeklärte vaginale Blutungen.

Warnzeichen bei der Einnahme von oralen Kontrazeptiva
Frauen, bei denen unter Pilleneinnahme die folgenden Warnzeichen auftreten, sollten umgehend ihren Arzt oder ihre Ärztin konsultieren. Oft ist das sofortige Absetzen der Pille erforderlich, wenn Beschwerden auftreten wie

- plötzliche Seh- und Hörstörungen,
- plötzliche Herzbeschwerden oder Störungen der Hirndurchblutung (Schwindel, Übelkeit, Kopfschmerzen),
- Thrombosen oder Embolien,
- plötzliche Schmerzen oder Schwellungen in den Beinen,
- Migräne oder starke Kopfschmerzen, die erstmals auftreten oder sich verstärken,
- Blutdruck über 140/90 mmHg bei vorher normotonen Frauen,
- Ikterus,
- Leberentzündungen, plötzliche Oberbauchbeschwerden,
- anhaltendes oder verstärktes Hautjucken,
- rasches Wachstum von Knoten in Gebärmutter und/oder Brust (Myome, Zysten),
- Auftreten oder Zunahme von epileptischen Anfällen,
- vor und nach größeren Operationen (4–6 Wochen),
- bei längerer Bettlägerigkeit wegen Krankheit oder nach Unfällen,
- in der Schwangerschaft.

4.1.5 Interaktionen oraler Kontrazeptiva

Wechselwirkungen sind vor allem mit Medikamenten aus den Gruppen der Antibiotika, Antidepressiva, Antiepileptika sowie Schlaf- und Beruhigungsmittel zu erwarten. Erstes Anzeichen für eine verminderte Wirkung von hormonellen Kontrazeptiva sind meist Zwischenblutungen. In Tabelle 4.1 sind eine Reihe von möglichen Wechselwirkungen verschiedener Arzneimitteln mit oralen Kontrazeptiva aufgeführt. Die klinische Relevanz dieser Interaktionen ist jedoch unterschiedlich. Für Antiepileptika, manche Tuberkulostatika, Griseofulvin und Colestyramin ist sie eindeutig bewiesen. Die Fachinformationen der meisten KOK geben an, dass Frauen, die mit Rifampicin behandelt werden, für die Dauer der Medikamenteneinnahme und noch vier Wochen darüber hinaus zusätzlich verhüten sollten. Aus Sicherheitsgründen sollte man auch während und bis zu 14 Tagen nach einer Antibiotikatherapie von einer möglichen Unwirksamkeit oraler Kontrazeptiva ausgehen. Die Bedeutung der vor allem in den Publikumsmedien viel diskutierten Wechselwirkung zwischen hoch dosierten Johanniskrautpräparaten mit der Pille ist noch immer nicht eindeutig geklärt. In verschiedenen Studien kam es bei Pillenanwenderinnen häufiger zu Zwischenblutungen, wenn sie zusätzlich Johanniskraut einnahmen. Es ist jedoch nicht belegt, ob es aufgrund dieser Interaktion tatsächlich zu unerwünschten Schwangerschaften kam. Trotzdem sollte man Frauen, die Johanniskrautpräparate mit einem Hypericingehalt von über 0,3 % einnehmen, zu einer nicht hormonellen Verhütungsmethode raten.

Tab. 4.1 Interaktionen von Arzneimitteln mit oralen Kontrazeptiva

Sexualhormon (A)	Arzneimittel (B)	Verstärkung der Wirkung von	Abschwächung der Wirkung von	Mechanismus*
3-Ketodesogestrel	Johanniskraut	–	A	B: 1
Estrogene	Breitbandantibiotika (Ampicillin, Tetracycline)	–	A	B: 3
Estrogene	Oleandomycin	A	–	B: 6
Ethinylestradiol	Johanniskraut	–	A	B: 1
Ethinylestradiol	Barbiturate, Primidon	–	A	B: 1
Ethinylestradiol	Phenytoin	–	A	B: 1
Ethinylestradiol	Carbamazepin	–	A	B: 1
Ethinylestradiol	Oxcarbazepin	–	A	B: 1
Ethinylestradiol	Topiramat	–	A	B: 1
Ethinylestradiol	Colestyramin	–	A	B: 5
Ethinylestradiol	Ascorbinsäure (hohe Dosis)	A	–	B: 7
Ethinylestradiol	Oxidativ abgebaute Benzodiazepine: Alprazolam, Bromazepam, Chlordiazepoxid, Diazepam, Nitrazepam, Triazolam	B	–	A: 8
Ethinylestradiol	Durch Konjugation abgebaute Benzodiazepine: Lorazepam, Oxazepam, Temazepam	–	B	A: 9
Ethinylestradiol	Metoprolol	B	–	A: 10

Sexualhormon (A)	Arzneimittel (B)	Verstärkung der Wirkung von	Abschwächung der Wirkung von	Mechanismus*
Ethinylestradiol	Paracetamol	–	B	A: 9
Gestagene	Insulin	–	B	A: 2
Levonorgestrel	Lamotrigin	–	A	B: 11
Levonorgestrel	Lamotrigin	–	B	A: 11
Medroxyprogesteron	Barbiturate	–	A	B: 1
Medroxyprogesteron	Rifampicin, Rifabutin	–	A	B: 1
Medroxyprogesteron	Ampicillin	–	A	B: 3
Medroxyprogesteron	Hydantoine	–	A	B: 1
Mestranol	Trizyklische Antidepressiva (Imipramin)	A	–	B: 4
Norethisteron	Johanniskraut	–	A	B: 1
Norgestrel	Phenytoin	–	A	B: 1
Norgestrel	Carbamazepin	–	A	B: 1
Norgestrel	Oxcarbazepin	–	A	B: 1
Orale Kontrazeptiva	Aktivkohle	–	A	B: 5
Orale Kontrazeptiva	Clofibrat	–	B	A: 9
Orale Kontrazeptiva	Griseofulvin	–	A	B: 1
Orale Kontrazeptiva	Imipramin	B	–	A: 10
Orale Kontrazeptiva	Indinavir	A	–	B: 6
Orale Kontrazeptiva	Methylxanthine (Coffein, Theophyllin)	B	–	A: 10
Orale Kontrazeptiva	Phenylbutazon	–	A	B: 1
Orale Kontrazeptiva	Prednisolon	B	–	A: 10
Orale Kontrazeptiva	Ritonavir	–	A	B: 1

* Mechanismus:
1 Induktion von Cytochrom P-450 3A4, dadurch beschleunigter Abbau von Substraten, die über das gleiche Enzymsystem verstoffwechselt werden
2 Der Gestagenanteil oraler Kontrazeptiva führt zu einer Insulinresistenz der peripheren Zellen.
3 Unterbrechung des enterohepatischen Kreislaufs: Schädigung der Darmflora durch Antibiotika, dadurch Verminderung der Hydrolyse der Estrogenkonjugate und verstärkte Ausscheidung vor allem von Estrogenen. Meist entwickelt die Darmflora jedoch relativ rasch Resistenzen.
4 Hemmung der abbauenden Enzyme
5 Unterbrechung des enterohepatischen Kreislaufs durch Absorption der Estrogenkonjugate
6 Kompetitive Hemmung des Abbaus der Sexualhormone am Cytochrom-P-450-System und Bildung eines stabilen Komplexes mit Cytochrom-P-450, dadurch Akkumulation cholestatisch wirksamer Estrogene
7 Kompetitive Hemmung der Konjugation von Ethinylestradiol mit Schwefelsäure, dadurch Erhöhung der Plasmaspiegel von Ethinylestradiol
8 Hemmung der Aktivität der cytochromabhängigen Oxidasen
9 Induktion der Glucuronidierung
10 Inhibition von Demethylierung und/oder Oxidation
11 Mechanismus unbekannt

Beispiel:
Drittletzte Zeile: Die Kombination von oralen Kontrazeptiva mit Phenylbutazon kann die kontrazeptive Sicherheit der Pille beeinträchtigen, weil Phenylbutazon ein Induktor von CYP3A4 ist, über das auch die Sexualhormone abgebaut werden.

4.1.6 Dosierungsschemata oraler Kontrazeptiva

Der Einnahmemodus oraler Kontrazeptiva ist einfach: Täglich nimmt die Anwenderin eine Tablette oder ein Dragee ein. Ob sie das morgens oder abends tut, ist gleichgültig, es sollte aber möglichst immer zur gleichen Zeit sein. Nach 21–22 Tagen ununterbrochener Pilleneinnahme folgt eine meist siebentägige, selten sechstägige Pause. In dieser Zeit tritt normalerweise eine Blutung ein. Der Empfängnisschutz bleibt auch während dieser Einnahmepause bestehen. Nur noch ein einziges älteres Pillenpräparat (Oviol® 28) enthält 28 Tabletten, von denen die letzten sieben Plazebo enthalten. Es muss daher ununterbrochen ohne Pause eingenommen werden.

In Deutschland ist eine Vielzahl oraler Kontrazeptiva erhältlich. Sie unterscheiden sich im Gehalt an Ethinylestradiol, in der Art und Dosierung des Gestagens und im Verhältnis der Estrogen- und Gestagendosis innerhalb des Zyklus. Am häufigsten werden heutzutage die sogenannten **Mikropillen** verschrieben, das sind Kombinationspräparate mit einem Ethinylestradiolgehalt von weniger als 50 μg. Die älteren, höher dosierten Präparate sind Sonderfällen vorbehalten und werden bei Neueinstellungen kaum noch verordnet. Die meisten von ihnen wurden im Dezember 2004 vom Markt genommen, bis auf das Präparat Gravistat® 125.

Generationen oraler Kontrazeptiva

Man unterscheidet inzwischen drei Generationen oraler Kontrazeptiva. Diese enthalten verschieden hohe Mengen an Ethinylestradiol sowie unterschiedliche Gestagene. Kontrazeptiva der dritten Generation wurden verdächtigt, um den Faktor 1,7 häufiger Thrombosen auszulösen als solche der zweiten Generation. In den Fachinformationen der entsprechenden Präparate wird darauf hingewiesen, dass unter diesen Präparaten 10–20 zusätzliche Thromboemboliefälle pro 100 000 Frauen-Anwendungsjahre auftreten können als unter anderen niedrig dosierten KOK, die Levonorgestrel als Gestagenkomponente enthalten. Von anderen Autoren wird das Studiendesign der zugrunde liegenden Studien jedoch bemängelt.

Erste Generation:
Estrogengehalt > 35 μg, Gestagenkomponente: Norethisteron(acetat)

Zweite Generation:
Estrogengehalt < 35 μg, Gestagenkomponente: Levonorgestrel

Dritte Generation:
Estrogengehalt < 35 μg, „neuere" Gestagenkomponente (z. B. Desogestrel, Etonogestrel, Gestoden)

Der überwiegende Anteil der vertriebenen Ovulationshemmer sind **Einphasenpräparate**. Bei ihnen bleibt das Verhältnis der Estrogen- zur Gestagenkomponente während des gesamten Zyklus gleich. Daneben sind **Zweistufen-** und **Dreistufenpräparate** im Handel. Bei den Zweistufenpräparaten ist die Gestagendosis in der zweiten Zyklushälfte erhöht. Die Dreistufen-Kombinationspräparate enthalten eine in drei Stufen ansteigende Gestagendosis, wobei die Estrogendosis entweder gleich bleibt oder in der Zyklusmitte ansteigt, um danach wieder abzusinken. Außerdem sind noch zwei ältere **Sequenz-** oder **Zweiphasenpräparate** (Lyn-ratiopharm® Sequenz, Oviol® 22) auf dem deutschen Markt erhältlich. Sie enthalten in der ersten Einnahmewoche als einziges Hormon Ethinylestradiol. Erst in der zweiten und dritten Einnahmewoche wird zusätzlich ein Gestagen gegeben. Die Ovulationshemmung durch diese Präparate ist gegenüber den Einstufenpräparaten vermindert, weil es bereits in der ersten Woche zu einem deutlichen Follikelwachstum kommen kann.

Die Mehrstufenpräparate werden von den Gynäkologen gerne bei Zyklusstörungen verschrieben, weil sie den Verlauf des natürlichen Menstruationszyklus genauer nachahmen sollen als monophasische Pillen. Ihre kontrazeptive Sicherheit ist jedoch geringer als die von Einphasenpräparaten. Außerdem ist es schwieriger, mit ihnen Manipulationen durchzuführen wie Menstruationsverschiebung (siehe unten). Die Sinnhaftigkeit von Mehrstufenpräparaten ist in Fachkreisen umstritten.

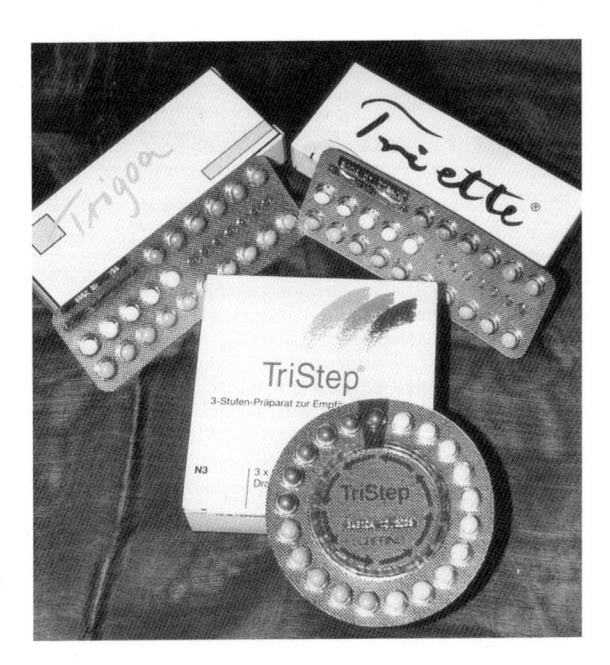

Abb. 4.6 Einige Dreistufenpräparate. TriStep® ist inzwischen außer Handel.

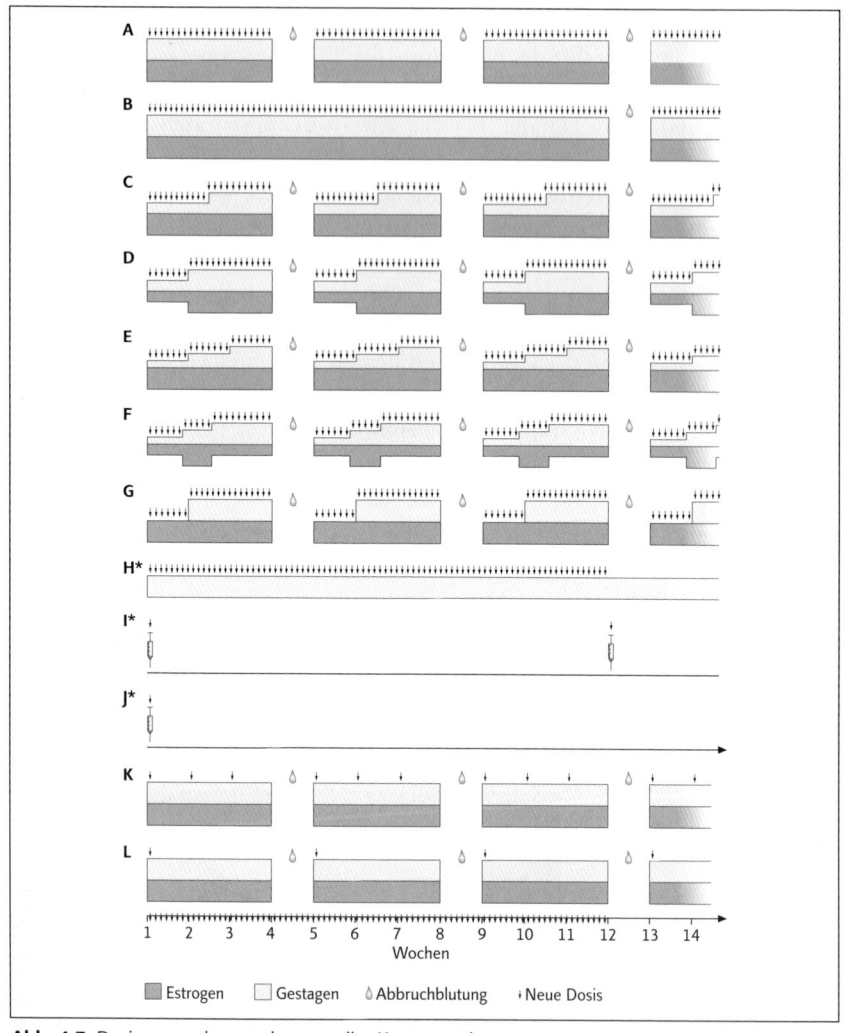

Abb. 4.7 Dosierungsschemata hormoneller Kontrazeptiva
  A Einphasenpräparat, konventionelle Dosierung
  B Einphasenpräparat, Langzyklus
  C Zweistufenpräparat (z. B. Neo-Eunomin®)
  D Zweistufenpräparat (z. B. Biviol®)
  E Dreistufenpräparat (z. B. Pramino®, TriNovum®)
  F Dreistufenpräparat (z. B. Triette®, NovaStep®, Triquilar®)
  G Sequenzpräparat (z. B. Lyn-ratiopharm® Sequenz, Oviol® 22)
  H Gestagen-Monopräparat (Minipille, z. B. Microlut®, 28 mini® Jenapharm)
  I Depot-Medroxyprogesteronacetat (Dreimonatsspritze)
  J Hormonimplantat (Implanon®)
  K Verhütungspflaster (Evra®)
  L Verhütungsring (NuvaRing®)
  * Da das Blutungsmuster unter reinen Gestagenpräparaten variieren kann, ist bei diesen Präparaten keine Blutung symbolisiert.

4.1.7 Minipille

Die sogenannte **Minipille** ist ein reines Gestagenpräparat. Auch hier wird täglich eine Tablette oder ein Dragee genommen, allerdings kontinuierlich ohne Pause. Begonnen wird mit dem ersten Tag der Regelblutung. Ein zuverlässiger Empfängnisschutz ist erst nach 2–14 Tagen regelmäßiger Einnahme erreicht, je nach Präparat. Geeignet ist die Minipille für Frauen, die Estrogene nicht vertragen oder nicht einnehmen sollen. Stillende Frauen können ebenfalls mit der Minipille verhüten, da sie keinen negativen Einfluss auf die Milchproduktion ausübt wie die estrogenhaltigen Kontrazeptiva. Der Wirkungsmechanismus der älteren Präparate ist rein peripher, d.h. sie wirken vor allem über die Verdickung des Zervikalsekrets kontrazeptiv. Lediglich ein moderneres Präparat mit Desogestrel (Cerazette®) hemmt zusätzlich die Ovulation.

Sicherheit der Minipille
Minipillen sind empfindlicher gegenüber Einnahmefehlern als die Kombinationspräparate. Die Anwenderin darf den Einnahmezeitpunkt nur um maximal drei Stunden überschreiten. Deshalb ist der Empfängnisschutz geringer als bei anderen Pillen: Der Pearl-Index liegt für die Levonorgestrel-haltigen Präparate bei 0,5–3, für das Präparat mit Desogestrel bei 0,14–0,4. Aufgrund neuer

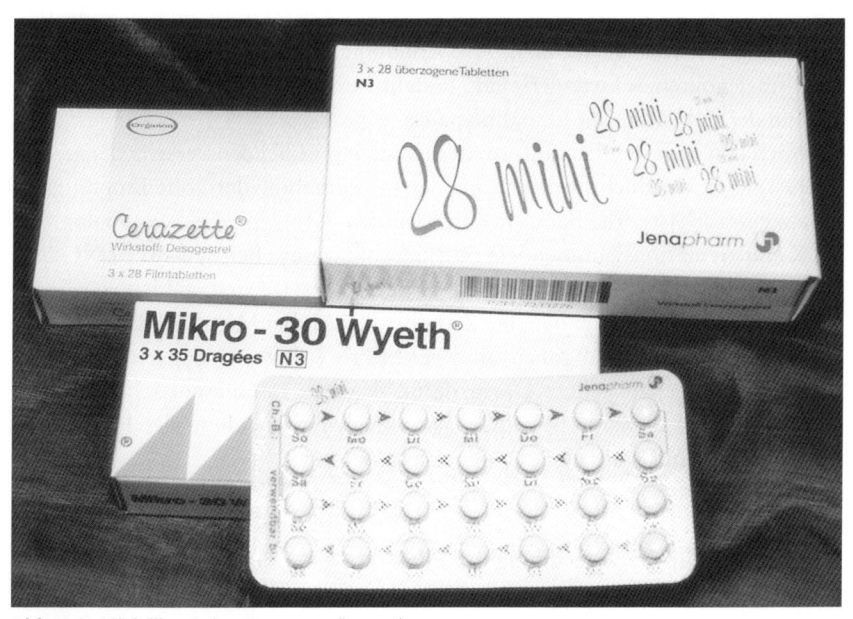

Abb. 4.8 Minipillen (reine Gestagenpräparate)

Ergebnisse aus klinischen Studien änderte sich ab dem 1. Oktober 2004 die Zulassung des Präparates Cerazette®, da aufgezeigt werden konnte, dass eine um bis zu zwölf Stunden verspätete Tabletteneinnahme die Sicherheit dieser Minipille nicht verringerte.

Nebenwirkungen der Minipille
Häufigste Nebenwirkungen sind unregelmäßige Blutungen, Schmier- und Zwischenblutungen, die völlig unvorhersehbar auftreten können und nicht selten die Anwenderin stark verunsichern. Sie sind auch oft der Grund zum Absetzen der Präparate. Kommt es unter der Minipille trotzdem zu einer Schwangerschaft, so scheinen mehr ektope Schwangerschaften aufzutreten als bei Frauen, die nicht oder mit der Kombinationspille verhüten.

4.1.8 Häufig gestellte Fragen zur Pille

Eintritt der kontrazeptiven Wirkung
Üblicherweise wird die Pille bei einer Neueinstellung ab dem ersten Tag der Menstruation genommen. Dann besteht ein sofortiger Empfängnisschutz. Wird die Pille erst ab dem 5. Zyklustag eingenommen, ist die Verhütung während des ersten Zyklus noch unsicher. Das Paar sollte dann zusätzlich eine weitere Verhütungsmethode verwenden, z. B. Kondome oder Diaphragma. Schutz vor einer ungewollten Schwangerschaft besteht bei den Kombinationspräparaten auch in der siebentägigen Einnahmepause.

Nach den neuesten Fachinformationen dauert es bei den verschiedenen Minipillen unterschiedlich lange, bis bei der Ersteinnahme der volle Empfängnisschutz gewährleistet ist. Bei Cerazette® werden 7 Tage angegeben, analog den KOK mit ovulationshemmendem Wirkmechanismus. Bei den drei LNG-haltigen Minipillen, die exakt identisch zusammengesetzt sind, finden sich stark variierende Herstellerangaben: bei 28 mini® 7 Tage, bei Microlut® 14 Tage (das entspricht den älteren Angaben) und bei Mikro-30® Wyeth sogar nur 2 Tage. Vermutlich sprechen neuere Daten dafür, dass ein Empfängnisschutz bereits nach 2-tägiger Einnahme besteht. Es ist jedoch Entscheidung des Herstellers, die Fachinformation anzupassen oder nicht.

Mindestalter für die Verordnung der Pille
Es existiert kein Mindestalter für die Verordnung von oralen Kontrazeptiva, denn es gibt keine Hinweise darauf, dass die Hormone in der Pille die Ent-

wicklung des jungen Mädchens beeinträchtigen. Im Gegenteil, im jugendlichen Alter ist eine besonders sichere Verhütungsmethode sogar besonders wichtig, um Teenagerschwangerschaften mit allen ihren Problemen zu verhindern. Aber auch bei jungen Mädchen ist eine ausführliche Anamnese und körperliche Untersuchung vor der Verordnung hormoneller Kontrazeptiva erforderlich, um gegebenenfalls verborgene Risikofaktoren aufzudecken. Frauenärzte verschreiben jugendlichen Patientinnen in der Regel Mikropillen. Bei der Minipille sind sie meistens zurückhaltend wegen der erforderlichen Disziplin bei der Einnahme, die in diesem Alter häufig nicht vorhanden ist.

Altersgrenze für die Einnahme der Pille
Gesunde Frauen dürfen die Pille ohne Altersbeschränkung nehmen. Mit zunehmendem Alter steigt jedoch das Risiko für bestimmte Krankheiten, die durch die Hormone in der Pille verschlimmert werden können. Deshalb sollten Frauen etwa ab dem 35. Lebensjahr zusammen mit ihrem Arzt überlegen, ob sie die Einnahme der Pille weiter verantworten können. Ältere Frauen, die weiterhin mit der Pille verhüten, sollten etwa alle fünf Jahre eine Lebersonografie durchführen lassen.

Da die Hormone in oralen Kontrazeptiva einen stabilen Zyklus aufrechterhalten und Wechseljahresbeschwerden lindern, wird unter Umständen bei fortgesetzter Pilleneinnahme das Klimakterium nicht erkannt. In Mitteleuropa kommen Frauen im Durchschnitt um das 50. Lebensjahr herum in die Wechseljahre. Spätestens zu diesem Zeitpunkt sollten sie mit ihrem Arzt besprechen, ob die Pille abgesetzt werden kann. Oft sind bei älteren Frauen weniger zuverlässige nichthormonelle Verhütungsmethoden ausreichend, weil sie im Vergleich zu jungen Frauen weniger fruchtbar sind.

Pillenanwenderinnen mit Krankheiten wie Herz-Kreislauf-Erkrankungen, Diabetes, Venenleiden, Thrombosen in der Eigen- oder Familienanamnese sowie Raucherinnen sollten spätestens ab Mitte/Ende Dreißig auf einen nichthormonellen Empfängnisschutz umsteigen.

Dauer bis zum Eintritt einer Schwangerschaft nach dem Absetzen der Pille
Grundsätzlich besteht sofort nach dem Absetzen der Pille kein Empfängnisschutz mehr. Auch die langjährige Einnahme hormoneller Kontrazeptiva hat keinen negativen Einfluss auf die spätere Fruchtbarkeit. Wie schnell eine Frau schwanger wird, wenn sie die Pille wegen Kinderwunsch absetzt, ist unterschiedlich. Bei manchen Frauen erfolgt schon ein Eisprung im nächsten Zyklus, bei anderen kann es einige Monate dauern, bis sich der natürliche Zyklus wieder eingependelt hat.

Risiko für bestehende oder zukünftige Schwangerschaften
Nimmt eine Frau versehentlich weiter die Pille ein, obwohl sie schwanger ist, besteht theoretisch die Gefahr von Missbildungen für das Ungeborene (z. B. Femininisierung männlicher Feten). Aus epidemologischen Studien ist jedoch kein erhöhtes Missbildungsrisiko für die Kinder von Pillenanwenderinnen bekannt. Trotzdem sollte natürlich jede Frau die Pille sofort absetzen, sobald sie von ihrer Schwangerschaft erfährt.

Von Missbildungen bei Kindern von Frauen, die früher orale Kontrazeptiva eingenommen haben, ist nichts bekannt.

Pillenpause
Von einer Pillenpause, wie sie früher empfohlen wurde, ist heute dringend abzuraten, weil sie keine Vorteile bringt, aber das Risiko einer ungewollten Schwangerschaft birgt. Außerdem besteht in den ersten sechs Monaten der Pilleneinnahme ein erhöhtes Risiko für Herz-Kreislauf-Komplikationen.

Gewichtszunahme durch die Pille
Die Estrogene in der Pille können zu einer Flüssigkeitsretention und damit Gewichtszunahme führen, die von Frau zu Frau unterschiedlich ausgeprägt sein kann. Diese Nebenwirkung tritt vor allem in den ersten Monaten der Pilleneinnahme auf. Unter Umständen bringt ein Präparatewechsel Besserung. Pillen mit dem Wirkstoff Drospirenon (Petibelle®, Yasmin®) sollen aufgrund der antimineralokortikoiden Teilwirkung dieses Gestagens weniger zu Wassereinlagerungen führen.

Manche Gestagene steigern den Appetit und können dadurch eine Gewichtszunahme verursachen.

Präparatewechsel
Beim Wechsel zu einem gleich hoch oder höher dosierten Pillenpräparat (bezogen auf die Dosis Ethinylestradiol) kann die siebentägige Einnahmepause beibehalten werden. Beim Wechsel auf ein niedriger dosiertes Präparat oder auf die Minipille ist es aus Sicherheitsgründen ratsam, am ersten Tag der Blutung mit der Einnahme der neuen Pille zu beginnen, da in seltenen Fällen über eine verminderte Ovulationshemmung berichtet wurde.

Wechselt die Anwenderin auf eine Minipille, so muss sie während der ersten 2–14 Tage, je nach Herstellerangabe, zusätzlich verhüten. Beim umgekehrten Vorgehen – dem Wechsel von einer Minipille auf ein KOK – muss sieben Tage lang zusätzlich nicht hormonell verhütet werden, ebenso beim Wechsel von einem Gestagenimplantat bzw. einem Depot-Gestagen auf eine kombinierte Pille. Die erste Tablette wird dann an dem Tag der Entfernung des Implantats eingenommen bzw. an dem Tag, an dem die nächste Injektion fällig wäre.

Vergessen der Einnahme
Wenn die Pilleneinnahme vergessen wurde, so kann man sie innerhalb der folgenden Zeiten nachholen ohne negativen Einfluss auf die Verhütungssicherheit:
- bei Einphasen-, Zwei- und Dreistufenpräparaten innerhalb von zwölf Stunden,
- bei Sequenzpräparaten innerhalb von sechs Stunden,
- bei der Minipille mit LNG innerhalb von zwei bis drei Stunden (Beipackzettel!),
- für die Minipille mit Desogestrel gilt wie für die Kombinationspillen ein Zeitfenster von 36 Stunden als sicher, d. h. die ausgelassene Einnahme kann innerhalb von zwölf Stunden nachgeholt werden.

Ausnahmen von dieser Regel sind Biviol® und Lyn-ratiopharm® Sequenz. Für das Zweistufenpräparat Biviol® gibt der Hersteller nur eine Einnahmetoleranz von sechs Stunden an, d.h. zwei aufeinander folgende Tabletten dürfen höchstens mit einem Abstand von 30 Stunden eingenommen werden. Ratiopharm hingegen lässt für sein Sequenzpräparat einen Einnahmeabstand von maximal 36 Stunden zu, vermutlich wegen der höheren Ethinylestradioldosis. Liegt die letzte Einnahme länger zurück, so muss man je nach Pillentyp und Zykluswoche unterschiedlich vorgehen.

Von der **Minipille** wird ein Dragee zur gewohnten Zeit eingenommen, damit keine Zwischenblutungen auftreten. Zusätzlich muss aber mit einer anderen Methode verhütet werden. Vor allem Barrieremethoden eignen sich dafür. Erst nach 2–14 Tagen regelmäßiger Einnahme ist der Empfängnisschutz wieder gegeben.

Wenn bei einem kombinierten oralen Kontrazeptivum das Einnahmeintervall von 36 Stunden zwischen zwei Pillen überschritten wurde, so ist die Verhütung im laufenden Zyklus nicht mehr sicher. Die vergessene(n) Tablette(n) sind dabei auszulassen. Eine zusätzliche nicht hormonelle Kontrazeption ist für den Rest des Zyklus notwendig. Dies ist die ältere Empfehlung, die auf jeden Fall zuverlässig ist. Bei einigen moderneren Präparaten (Novial®, Petibelle®, Yasmin®) raten die Hersteller zu einem abgestuften Vorgehen je nach Zykluswoche. Generell gilt:
- Die Pilleneinnahme darf nicht länger als sieben Tage unterbrochen sein.
- Der Eisprung wird erst sicher unterdrückt, wenn die Pille regelmäßig an sieben aufeinander folgenden Tagen eingenommen wurde.

- Das Risiko einer ungewollten Schwangerschaft steigt mit der Anzahl der vergessenen Tabletten.
- Zu Beginn und am Ende eines Zyklus wirken sich Einnahmefehler gravierender aus als in der Zyklusmitte.

Im Einzelnen empfiehlt sich folgendes Vorgehen:

Wurde die Pille **in der ersten Zykluswoche** vergessen, so wird sie wie gewohnt weiter eingenommen, aber für die nächsten sieben Tage mit anderen Methoden verhütet. Wenn in der vergangenen Woche Geschlechtsverkehr stattgefunden hat, kann eine Schwangerschaft eingetreten sein.

Liegt der Einnahmefehler **in der zweiten Zykluswoche**, so wird die vergessene Tablette sofort eingenommen, alle weiteren wie gewohnt. Wenn vor der vergessenen Pille sieben lückenlose Tage korrekter Einnahme liegen, so ist kein zusätzlicher Konzeptionsschutz notwendig. Ist dies nicht der Fall, so muss sieben Tage lang zusätzlich verhütet werden.

Wer die Pille **in der dritten Woche** vergisst, hat zwei Möglichkeiten: Die eine ist, die Einnahme sofort nachzuholen und ohne Unterbrechung mit dem nächsten Blister zu beginnen. Ein zusätzlicher Empfängnisschutz ist in diesem Fall nicht notwendig, wenn mindestens sieben Tage korrekter Einnahme vorausgegangen sind. Die andere Möglichkeit ist, die Einnahme der aktuellen Packung sofort abzubrechen, sieben Tage Pause einzulegen, während der die Entzugsblutung eintritt, und anschließend mit einem neuen Blister zu beginnen. Dadurch verkürzt sich der Zyklus um einige Tage.

Für den Fall, dass die Pilleneinnahme während der dritten Einnahmewoche versäumt wurde, empfehlen einige Hersteller (Femigoa®, Leios®, Pramino®), die Einnahme der Pille mit der nächsten Blisterpackung ohne Pause fortzusetzen.

Eine weitere Option gibt Janssen-Cilag für sein Dreistufenpräparat TriNovum® an: Wenn die Anwenderin zwei Tabletten TriNovum® vergisst, so soll sie zwei Tabletten so bald wie möglich und zwei weitere am folgenden Tag zur gewohnten Zeit einnehmen und sieben Tage lang zusätzlich verhüten. Wer zwei Tabletten in der dritten Einnahmewoche oder drei oder mehr Tabletten im gesamten Zyklus vergisst, sollte die restlichen Tabletten der Packung verwerfen und am gleichen Tag mit einem neuen Blister beginnen. Auch in diesem Fall muss natürlich die ersten sieben Tage lang eine weitere Verhütungsmethode angewendet werden.

Verlieren einer Pille

Wenn eine einzelne Pille aus einer Packung verloren wurde, so nimmt man die nächste aus der Packung zur gewohnten Zeit ein. Der Zyklus verkürzt sich dadurch um einen Tag. Zu beachten ist, dass man nun der Beschriftung auf dem Blister um jeweils einen Wochentag voraus ist. Der Empfängnisschutz wird dadurch nicht beeinträchtigt. Es ist ratsam, für solche Fälle immer eine Reservepackung bereitzuhalten, die als solche gekennzeichnet werden sollte, um Verwechslungen zu vermeiden. Bei Mehrstufenpräparaten ist darauf zu achten, dass eine Pille der richtigen Zusammensetzung genommen wird. Im Zweifelsfall sollte man lieber eine Pille mit höherer Hormondosis (in der Regel eine aus einer späteren Zyklusphase) einnehmen als eine niedriger dosierte.

Bei Verlust eines ganzen Blisters beginnt man einen neuen Blister mit dem Tag, der an der Reihe gewesen wäre. Bei Einphasenpräparaten kann man den nicht vollständig verbrauchten Blister anschließend als Reservepackung aufbewahren. Bei Mehrstufenpräparaten sollten die überzähligen Dragees besser vernichtet werden.

Erbrechen und Durchfall
Treten innerhalb von 3–4 Stunden nach Einnahme der Pille Erbrechen und/oder Durchfall auf, so ist die Verhütung nicht mehr sicher, weil die Absorption der Hormone unzureichend war. In diesen Fällen sollte innerhalb von zwölf Stunden ein weiteres Dragee eingenommen werden. Wird auch dieses erbrochen oder hält der Durchfall länger als einen Tag an, so ist wie bei einer vergessenen Pille vorzugehen. Milde Abführmittel und Antazida beeinträchtigen den Konzeptionsschutz übrigens nicht.

Zwischenblutungen
Bei allen KOK kann es insbesondere in den ersten Monaten zu Schmier- und Durchbruchblutungen kommen. Diese bessern sich meistens nach etwa drei Monaten regelmäßiger Einnahme. Sie können auch von der Art und Menge des verwendeten Gestagens abhängen. Der Arzt kann Zwischenblutungen durch die zusätzliche Gabe von täglich 20–40 µg Ethinylestradiol meist innerhalb von 4–5 Tagen beseitigen. Treten bei ansonsten stabilem Zyklus plötzlich Zwischenblutungen auf, sollte man an eine verminderte Wirksamkeit der Pille denken, bedingt durch Einnahmefehler, Magen-Darm-Erkrankungen oder Wechselwirkungen mit Medikamenten. Halten diese unregelmäßigen Blutungen länger an oder treten immer wieder auf, sollte die betroffene Frau einen Arzt aufsuchen, um organische Ursachen auszuschließen.

Ausbleiben der Entzugsblutung
In ganz seltenen Fällen kann die Abbruchblutung während des einnahmefreien Intervalls einmal ausbleiben. Die meisten Pillenhersteller geben für diesen Fall an, das Präparat nicht weiter einzunehmen, bis eine Schwangerschaft ausge-

schlossen ist. Einige raten im Gegenteil dazu, die Einnahme fortzusetzen und innerhalb von zehn Tagen einen Schwangerschaftstest durchzuführen (TriNovum®, Neo-Eunomin®, Pramino®). Sofern sich die Anwenderin sicher ist, die Pille korrekt eingenommen zu haben, ist eine Schwangerschaft unwahrscheinlich. Die Anwenderin kann mit der nächsten Blisterpackung beginnen. Wenn diese aufgebraucht ist, sollte es jedoch zu einer Entzugsblutung kommen. Sonst muss die Betroffene einen Arzt aufsuchen.

Fernreisen und Zeitverschiebung
Am besten wäre es, die Pille trotz der Zeitverschiebung in den gewohnten Abständen weiter einzunehmen. Bei Kurzreisen von wenigen Tagen, z.B. Geschäftsreisen, oder bei häufigen Ortswechseln mit Zeitverschiebung empfiehlt sich dieses Vorgehen. Zur Erinnerung an die Pilleneinnahme sollte man dann eine eigene Uhr oder einen eigenen Wecker mitnehmen. Lohnt sich bei einem längeren Aufenthalt die Umstellung auf die jeweilige Ortszeit, so sollte man aus Sicherheitsgründen den Abstand zwischen zwei Pillen eher verkürzen als verlängern. Man nimmt dann eine zusätzliche Pille aus einer Reservepackung, wenn man die Blutung am gewohnten Wochentag auslösen will. Man kann aber auch einfach die nächste Pille aus der aktuellen Packung nehmen und so den Zyklus um einen Tag verkürzen. Bei Zeitdifferenzen von neun bis zehn Stunden und mehr (bitte auch Sommer- und Winterzeit einkalkulieren!) sollte man nach etwa zwölf Stunden eine „Zwischenpille" einnehmen und die nächste Pille im Reiseland wie gewohnt zur dortigen Ortszeit.

> **Beispiel für die Pilleneinnahme während eines Langstreckenfluges**
>
> Angenommen, eine Frau, die normalerweise ihre Pille gegen 22 Uhr einnimmt, fliegt von Frankfurt/Main nach Sydney. Die Zeitverschiebung von Australien gegenüber der Mitteleuropäischen Zeit (MEZ) beträgt neun Stunden, d.h. wenn es in Frankfurt 10 Uhr ist, ist es in Sydney bereits 19 Uhr. Der Flug dauert mit einmaligem Umsteigen ungefähr 24 Stunden. Das Flugzeug startet samstags um 10 Uhr und landet am Sonntag um 10 Uhr MEZ in Sydney, das entspricht 19 Uhr Ortszeit. Die Reisende möchte, wie gewohnt, die Pille um 22 Uhr Ortszeit einnehmen. Die letzte Pille hat sie am Freitag Abend um 22 Uhr eingenommen. Wenn sie die nächste erst abends in Australien einnimmt, hat sie das maximale Zeitfenster von 36 Stunden überschritten:

Freitag Abend bis Samstag Abend	24 h
Samstag Abend bis Landung	12 h
Landung bis Zubettgehen	3 h
Summe	39 h

Deshalb muss sie während des Fluges eine „Zwischenpille" schlucken, damit ihre Verhütung weiterhin sicher ist.

Für die **Minipille** gilt ein strengerer Zeitplan. Bereits bei Flügen mit einer Zeitverschiebung von mehr als drei Stunden sollte hier nach zirka zwölf Stunden eine „Zwischenpille" eingenommen werden.

Verschieben der Blutung

Manchmal wird die Abbruchblutung zu einem unerwünschten Zeitpunkt erwartet, z. B. auf Reisen, während eines Wettkampfs oder einer Prüfung. Mit Einphasenpräparaten ist es leicht, die Menstruation hinauszuschieben: Man nimmt einfach die Dragees aus dem nächsten Blister ohne Pillenpause weiter ein, so lange, bis die Menstruation erwünscht ist. Innerhalb von zwei bis drei Tagen nach dem Absetzen tritt dann die Abbruchblutung ein. Länger als drei Zyklen in Folge sollte allerdings keine Frau die Pille ohne ärztlichen Rat ununterbrochen nehmen. Sonst besteht die Gefahr des übermäßigen Wachstums der Gebärmutterschleimhaut (Endometriumproliferation), woraus sich langfristig ein Karzinom entwickeln kann.

Bei Mehrstufen- und Sequenzpräparaten kann man durch „umgedrehte" Einnahme, d. h. Einnahme der Dragees der letzten Phase mit der höchsten Hormondosis aus einer Reservepackung die Blutung hinausschieben. Die Dragees der ersten Phase sollte man dann sicherheitshalber vernichten.

Es ist auch möglich, die Menstruation vorzuverlegen. Dabei muss man jedoch die Dauer der Menstruation mit berücksichtigen. Bei monophasischen Pillen ist das Vorverlegen kein Problem, bei Stufen- und Sequenzpräparaten jedoch wegen der möglicherweise unsicheren Verhütung nicht zu empfehlen. Bei diesen Präparaten muss in jeder Stufe bzw. Phase gekürzt werden.

Zurzeit verfügt keines der in Deutschland zugelassenen Pillenpräparate über die Indikation „Menstruationsverschiebung". Eine aktive Empfehlung sollte daher aus haftungsrechtlichen Gründen nicht erfolgen. Man kann jedoch auf die Gebrauchsinformation einiger Präparate verweisen (z. B. Yasmin®), in der das Vorgehen beschrieben ist.

Langzyklus

Bei manchen Krankheiten wie zyklusabhängiger Migräne oder PMS ist es ratsam, einen möglichst konstanten Estrogenspiegel zu haben. Dies erreicht man, indem man eine monophasische Pille bis zu zwölf Wochen ohne Pause einnimmt. Eine längere ununterbrochene Einnahme von oralen Kontrazeptiva sollte mit dem Arzt besprochen werden. Anschließend folgt ein hormonfreies Intervall von einer Woche, während dessen es meist zur Entzugsblutung kommt. Dieses so genannte „Langzyklus-Schema" erhöht die kontrazeptive Sicherheit der Pille. Während der üblichen siebentägigen Pillenpause kann nämlich in den Eierstöcken bereits wieder eine Eizelle heranreifen. Nimmt die Anwenderin dagegen die Pille ohne Unterbrechung ein, unterbleibt die Eireifung. Selbst wenn sie dann die Pilleneinnahme ein oder zwei Mal vergisst, ist die Verhütung trotzdem sicher. Die Langzyklus-Anwendung bietet sich an, wenn Medikamente mit Interaktionspotential genommen werden müssen (z. B. Antikonvulsiva, Tuberkulostatika), die die Sicherheit der Pille gefährden können, oder wenn eine Schwangerschaft unbedingt vermieden werden muss (z. B. aufgrund teratogener Nebenwirkungen von Vitamin-A-Präparaten). Auch auf erhöhte Blutungsneigung, starken Eisenmangel, Endometriose, vergrößerte Ovarien oder häufige aufsteigende Genitalinfektionen kann sich das Langzyklus-Schema günstig auswirken. Zusätzliche Risiken im Vergleich mit dem herkömmlichen Einnahmeschema sind nach derzeitigem Kenntnisstand nicht zu erwarten. Zwischenblutungen können anfangs häufiger auftreten, bessern sich jedoch im Laufe der Anwendung.

Verschlucken der Pille durch ein Kind

Hat ein Kind versehentlich orale Kontrazeptiva geschluckt, so ist im Allgemeinen keine Gefahr zu befürchten. Die häufigste Folge sind Übelkeit und Erbrechen. Bei jungen Mädchen können vaginale Blutungen auftreten. Erst bei sehr hohen Dosen (20 Dragees und mehr) können Leberschäden auftreten.

Pille und Krebsrisiko

Häufig wird die Frage gestellt, ob die Pilleneinnahme gynäkologische Tumoren begünstigt. Nach gegenwärtigem Kenntnisstand lässt sich Folgendes dazu sagen:

Die Einnahme oraler Kontrazeptiva bietet einen gewissen Schutz vor Ovarial- und Endometriumkarzinomen. Das Krebsrisiko ist proportional zur Häufigkeit der Zellteilungen in einem Gewebe: Je schneller Zellen proliferieren, desto höher ist die Wahrscheinlichkeit, dass dabei Mutationen stattfinden, die letztendlich krebsartig entarten können. Da aufgrund der Ovulationshemmung nur selten ein Follikel springt, entstehen bei Frauen, welche die Pille nehmen, nur wenige „Narben" im Eierstock, in denen sich die Zellen bösartig verändern können. Auch die Gebärmutterschleimhaut baut sich unter dem Einfluss der Gestagene in der Pille weniger stark auf als ohne sie – deshalb sinkt das Risiko für Gebärmutterkrebs um etwa 80 % nach zehnjähriger Pilleneinnahme.

Dagegen haben Frauen, die orale Kontrazeptiva einnehmen, ein geringfügig erhöhtes Brustkrebsrisiko (Anstieg um drei Fälle pro 10 000 Frauen). Wahrscheinlich sind vor allem diejenigen Frauen gefährdet, die früh mit der Pilleneinnahme begonnen und sie lange eingenommen haben. Die Studienergebnisse hierzu sind jedoch nicht eindeutig. Ob Mikropillen das Brustkrebsrisiko erhöhen, wird derzeit untersucht. Eindeutig positiv wirkt sich die Pille hingegen auf Brustzysten und gutartige Knoten in der Brust aus: Hier sinkt das Risiko.

Zervixdysplasien kommen bei Pillenanwenderinnen häufiger vor als bei Nichtanwenderinnen. Auch scheint das Risiko für Gebärmutterhalskrebs (Zervixkarzinom) unter oralen Kontrazeptiva geringfügig erhöht zu sein. Die Datenlage ist hier jedoch noch nicht eindeutig.

Cyproteron-haltige Pillen (z. B. Diane®35) wurden eine Zeitlang verdächtigt, Lebertumoren auszulösen. Gestützt wurde diese Vermutung dadurch, dass gut- und bösartige Lebertumoren bei ostasiatischen Frauen, die solche Präparate einnahmen, gehäuft vorkamen. In Deutschland wurden solche Tumoren nicht beobachtet, obwohl die Verkaufszahlen entsprechender Präparate mehr als 200 Millionen Zykluspackungen betrugen. Als Sicherheitsmaßnahme verhängte das damalige Bundesgesundheitsamt eine Indikationseinschränkung für Diane®35, das fortan nicht mehr zur alleinigen Empfängnisverhütung, sondern zur Therapie androgenbedingter Erkrankungen eingesetzt werden durfte. Inzwischen ist belegt, dass die erhöhte Inzidenz von Lebertumoren in Fernost wahrscheinlich eher auf Hepatitis-Infektionen oder hohe Aflatoxin-Konzentrationen in der Nahrung zurückzuführen war.

4.2 Depot-Gestagene zur Injektion (Dreimonatsspritze)

Schon seit über 30 Jahren sind weltweit Depot-Hormonspritzen im Handel, die ein bis drei Monate lang kontrazeptiv wirken. In vielen Ländern der so genannten „Dritten Welt" sind sie ein weit verbreitetes Verhütungsmittel. In Deutschland werden Depot-Gestagene vor allem von älteren Frauen nach abgeschlossener Familienplanung verwendet oder von solchen, bei denen Estrogene kontraindiziert sind. Auch Frauen, die nicht ständig an Verhütung denken wollen, greifen auf diese Methode zurück. Einnahmefehler kommen nicht vor.

Versager dieser Verhütungsmethode sind insbesondere auf ein verlängertes Dosierungsintervall zurückzuführen oder auf Arzneimittelinteraktionen.

In Deutschland sind zurzeit zwei Depot-Hormonspritzen zur Verhütung erhältlich:

- **Depo-Clinovir®**: Eine Fertigspritze zu 1 ml enthält 150 mg Medroxyprogesteronacetat (MPA) als mikrokristalline Suspension zur i.m.-Injektion (Fa. Pfizer/Pharmacia) und
- **Noristerat®**: 1 ml Injektionslösung enthält 200 mg Norethisteronenantat (NETA) in öliger Lösung (Fa. Schering). Hilfsstoffe sind Benzylbenzoat und Rizinusöl.

Zugelassen sind beide Präparate nur für Frauen mit normalem Zyklusverlauf, für die andere Methoden der Empfängnisverhütung ungeeignet sind.

Aufgrund der unterschiedlichen Galenik der beiden Präparate ergeben sich verschiedene Pharmakokinetiken. MPA wird aus der mikrokristallinen Suspension nur langsam freigesetzt. Dagegen verteilt sich NETA aus der öligen Lösung schnell im Fettgewebe. Von dort gelangt es in die Leber, wo es hydrolytisch in die eigentliche Wirkform Norethisteron gespalten wird. Demnach verbleibt Depot-MPA deutlich länger im Körper als NETA.

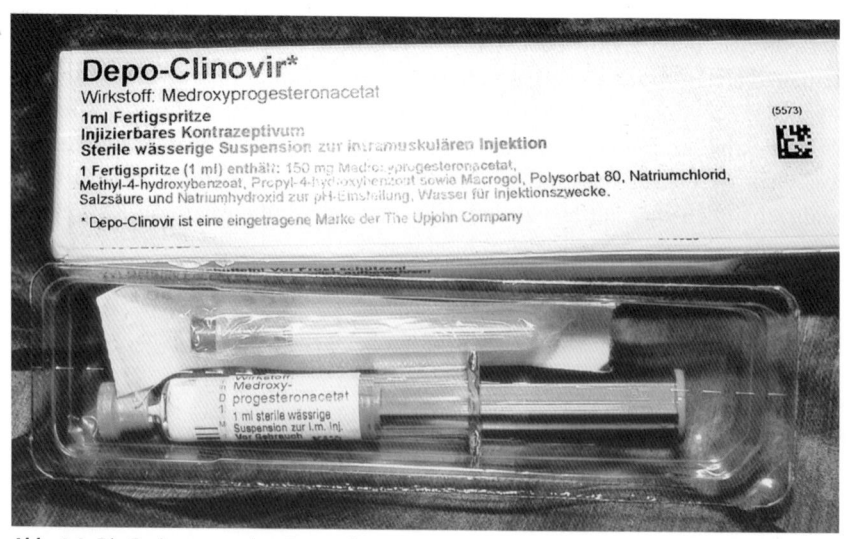

Abb. 4.9 Die Dreimonatsspritze Depo-Clinovir®

4.2.1 Dosierungsschemata der Depot-Gestagene

Die erste Dosis eines Depotgestagens wird tief intramuskulär injiziert

- in den ersten fünf Tagen der Menstruation, ggf. nach einem Schwangerschaftstest,
- sechs Wochen nach einer Geburt (bei früherer Gabe kann es zu schweren und verlängerten Blutungen kommen),
- bei stillenden Müttern frühestens sechs Wochen nach der Entbindung (ein Übertritt des Gestagens in die Muttermilch ist aber allenfalls in sehr geringen Konzentrationen möglich),
- fünf Tage nach einer Fehlgeburt oder Abtreibung im ersten Schwangerschaftsdrittel,
- bei einer Schwangerschaftsdauer von mehr als drei Monaten mit nachfolgendem Abort frühestens vier Wochen nach dem Abort.

Weitere Injektionen folgen bei Depo-Clinovir® im Abstand von ca. 90 Tagen. Wegen der langen Wirkdauer kann eine Injektion aber auch mit zwei Wochen Verspätung gegeben werden. Bei Bedarf (Reisen, Feiertage) ist eine Verkürzung des Dosierungsintervalls auf acht Wochen möglich.

Nach der Anfangsdosis werden die nächsten drei Spritzen von Noristerat® in Abständen von jeweils acht Wochen verabreicht. Anschließend werden die Dosierungsintervalle auf zwölf Wochen (84 Tage) verlängert. Auch bei diesem Präparat kann eine Injektion eine Woche früher als geplant gegeben werden.

4.2.2 Nebenwirkungen und Vorteile der Depot-Gestagene

Häufigste Nebenwirkungen der Depot-Gestagene sind Zyklusstörungen, die insbesondere in den ersten sechs Monaten der Anwendung auftreten. Es kommt oft zu unvorhersehbaren Blutungsabständen und zu unkalkulierbaren Episoden langer und starker Blutungen. Diese führen bei 20–50 % der Patientinnen zum Therapieabbruch. Nach einem Anwendungsjahr Depot-MPA tritt bei etwas über 40 % der Anwenderinnen eine iatrogene Amenorrhö auf. Bei NETA liegt die Amenörrhö-Rate bei ungefähr 20 %. Weitere Nebenwirkungen betreffen 5–15 % der Anwenderinnen: Gewichtszunahme, zunehmender Bauchumfang, Kopfschmerzen, Müdigkeit, Nervosität, Abnahme der Libido und depressive Verstimmung. Unter der Norethisteron-Spritze kann es bei dazu disponierten Frauen zu Akne kommen. Ernsthafte Nebenwirkungen sind dagegen nicht bekannt. Depot-Gestagene üben insbesondere keinen negativen Einfluss aus auf Blutdruck, Blutgerinnung und Karzinomentstehung oder -wachstum. Allerdings kann es bei sehr jungen Patientinnen (18–21 Jahre) zu einer Verminderung der Knochenmineralisation kommen mit der Gefahr einer Osteoporose in späteren Jahren.

Nachteilig ist die lange Wirkdauer von Depot-MPA: bei Kinderwunsch oder bei Nebenwirkungen vergeht nach der letzten Injektion längere Zeit, bis die Eierstöcke ihre Funktion wieder aufnehmen. Nach Absetzen von Depot-MPA dauerte es über ein Jahr, bis sich die Schwangerschaftsrate von ehemaligen Anwenderinnen der von gleichaltrigen, unbehandelten Frauen anglich. Bei ehemaligen NETA-Anwenderinnen dürfte sich die Fruchtbarkeit schon etwa einen Monat nach dem Absetzen wieder einstellen.

Aufgrund der hohen Dosierung der Gestagene wirken die Depotspritzen nicht nur peripher durch Verdickung des Zervikalschleims, sondern hauptsächlich als Ovulationshemmer durch Unterdrückung der zyklischen FSH- und LH-Sekretion. Deshalb gelten sie als sehr zuverlässige Verhütungsmittel.

Möglicherweise ist diese Form der Verhütung von Vorteil für Frauen, die an rezidivierenden Vaginalinfektionen leiden, da der zähe Zervikalschleim die Keimaszension behindert. Auch Frauen, die an zyklusabhängiger Migräne, Magen-Darm-Krankheiten, Mastopathie, Menorrhagie, Endometriose und Myomen leiden, können von den Depot-Gestagenen profitieren.

4.2.3 Kontraindikationen der Depot-Gestagene

Kontraindikationen für Depot-Gestagene sind Depressionen, akute Thrombosen, verschiedene Leber- und Stoffwechselerkrankungen sowie schwangerschaftsbedingte Komplikationen während früherer Schwangerschaften: Herpes gestationis, Pruritus, Ikterus und Otosklerose. Dagegen sind angeborene Herzfehler, Diabetes mellitus, Varizen oder Thrombosen in der Anamnese nur relative Gegenanzeigen. Frauen mit Sing- und Sprechberufen sollten Noristerat® möglichst nicht anwenden, da es aufgrund der androgenen Restwirkung dieses Gestagens zu Veränderungen der Stimme kommen kann.

4.3 Hormonimplantat (Verhütungsstäbchen)

Hormonimplantate sind in Schweden und Finnland schon seit etwa 20 Jahren auf dem Markt (Norplant®). Im Jahr 2000 wurde erstmals in Deutschland ein implantierbares Depot-Gestagen unter dem Handelsnamen Implanon® eingeführt. Es besteht aus einem flexiblen Kunststoffstäbchen von ca. 4 cm Länge und 2 mm Durchmesser. Trägermaterial ist das Polymer Ethylenvinylacetat (E.V.A.), das im medizinischen Bereich bereits seit langem verwendet wird und

Tafel I

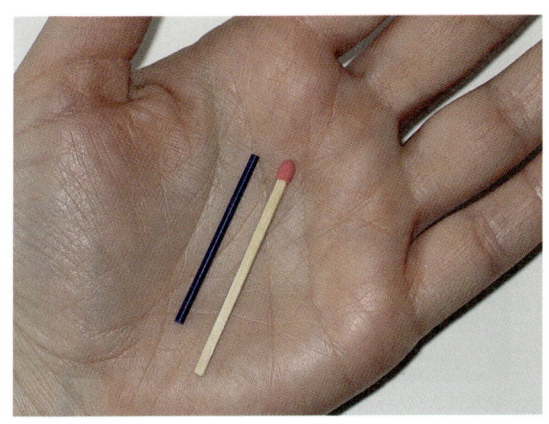

Abb. 4.10 Das Hormonimplantat Implanon®

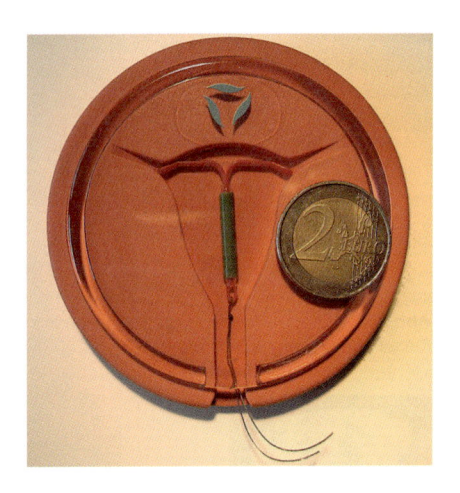

Abb. 4.11 Das Intrauterinsystem (IUS) Mirena®

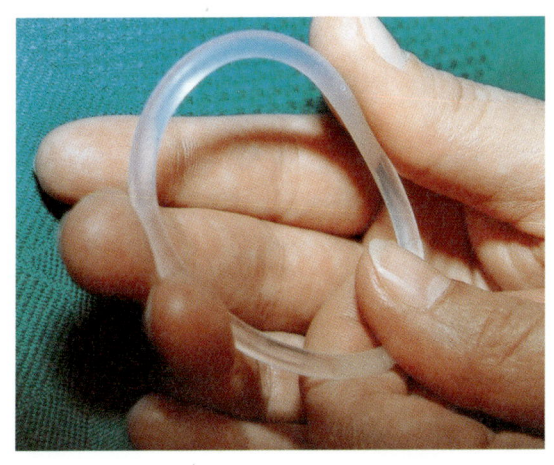

Abb. 4.15 NuvaRing®

Tafel II

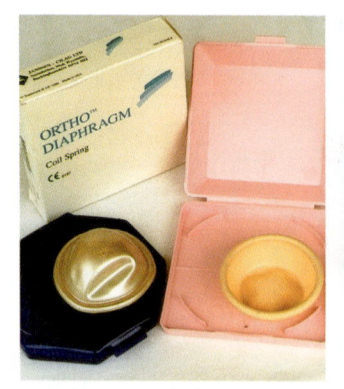

Abb. 5.1 Zwei Diaphragmen aus Latex.

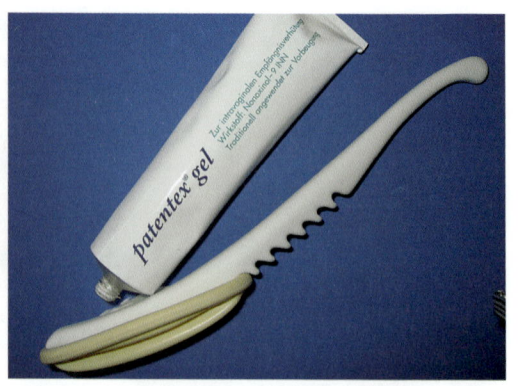

Abb. 5.2 Diaphragma mit Einführstab und Spermizidgel

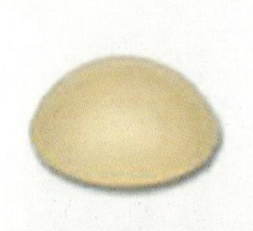

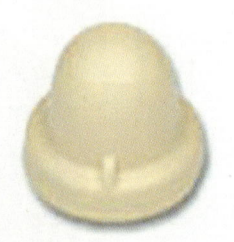

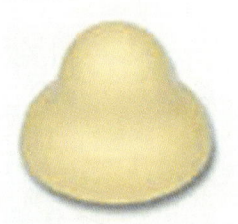

Abb. 5.3 Verschiedene Portiokappen. Von links nach rechts: Dumas-, Prentif- und Vimule-Kappe. Kessel Marketing und Vertrieb

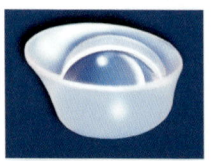

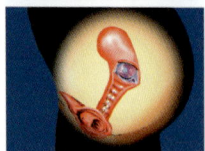

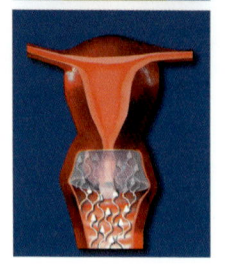

Abb. 5.4 Die Portiokappe FemCap®. Kessel Marketing und Vertrieb

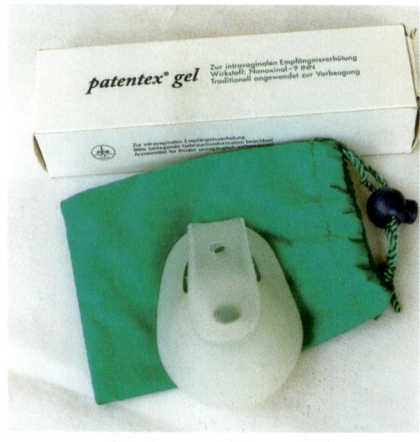

Abb. 5.5 Lea®contraceptivum mit Spermizidgel

Tafel III

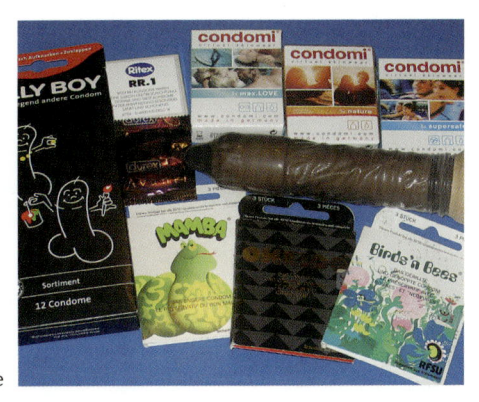

Abb. 5.7 Verschiedene Kondome

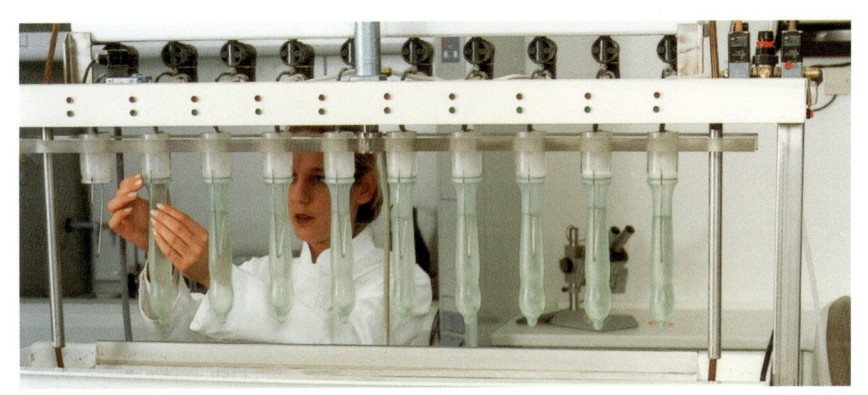

Abb. 5.11 Der Dichtigkeitstest

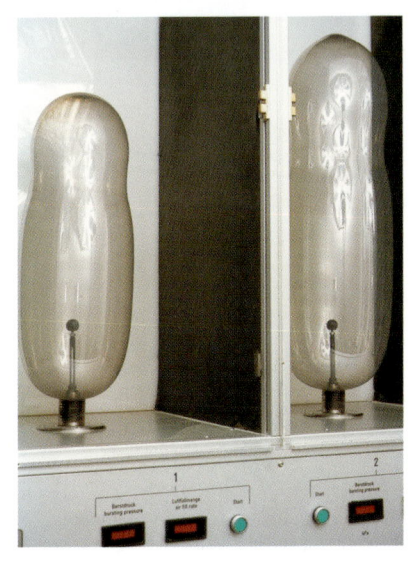

Abb. 5.12 Der Aufblastest. 18 Liter Luft muss ein Kondom mindestens fassen, bevor es birst. Ritex Gummiwarenfabrik

Tafel IV

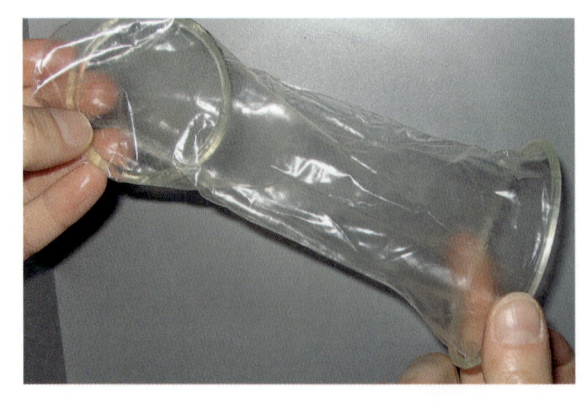

Abb. 5.13 Das Frauenkondom Femidom®

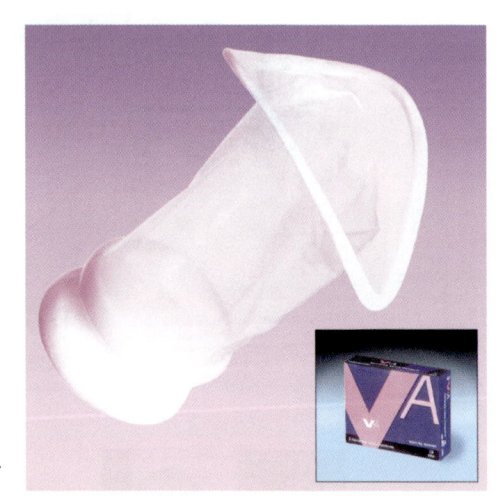

Abb. 5.14 Das VA®-Frauenkondom. Novarex GmbH

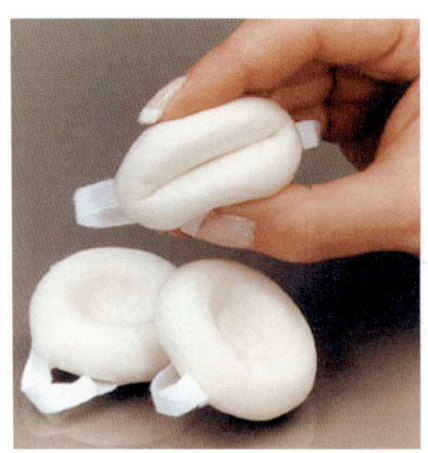

Abb. 6.3 Der Today Sponge® Verhütungsschwamm. Allendale Pharmaceuticals Inc.

Tafel V

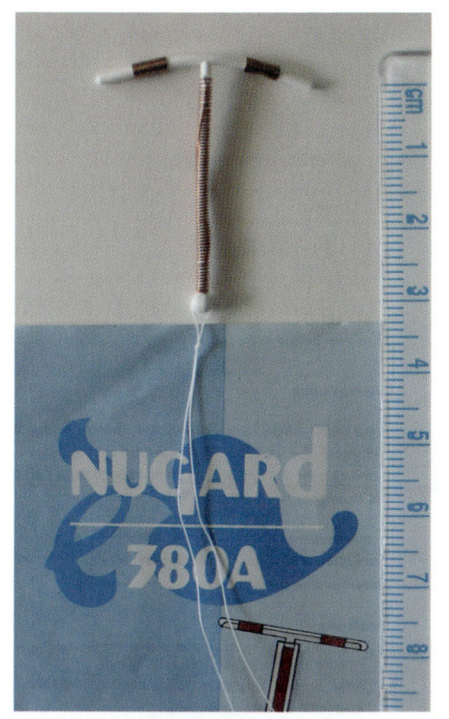

Abb. 7.2 Eine Kupferspirale

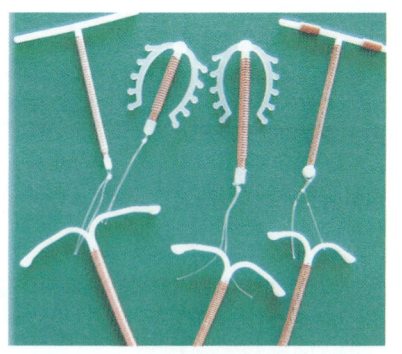

Abb. 7.3 Verschiedene Kupfer-IUPs. Tomed Dr. Toussaint GmbH

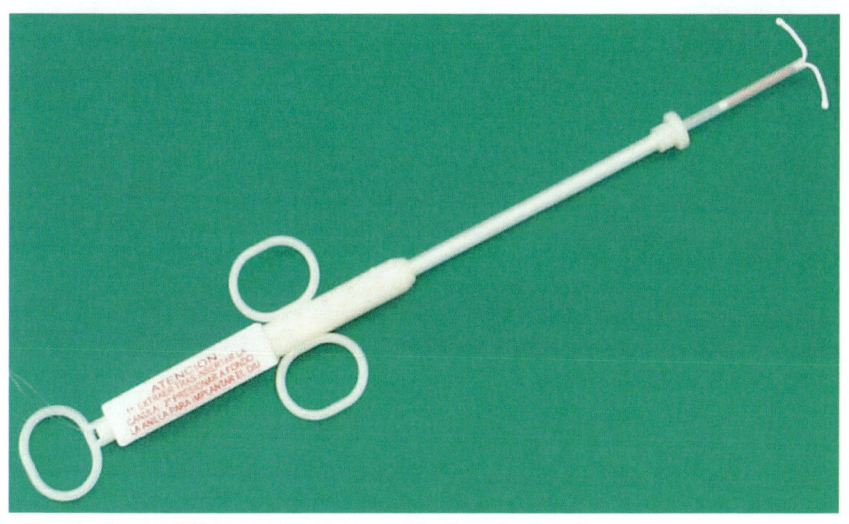

Abb. 7.4 Das IUP T Gold mit Mandrin. Tomed Dr. Toussaint GmbH

Tafel VI

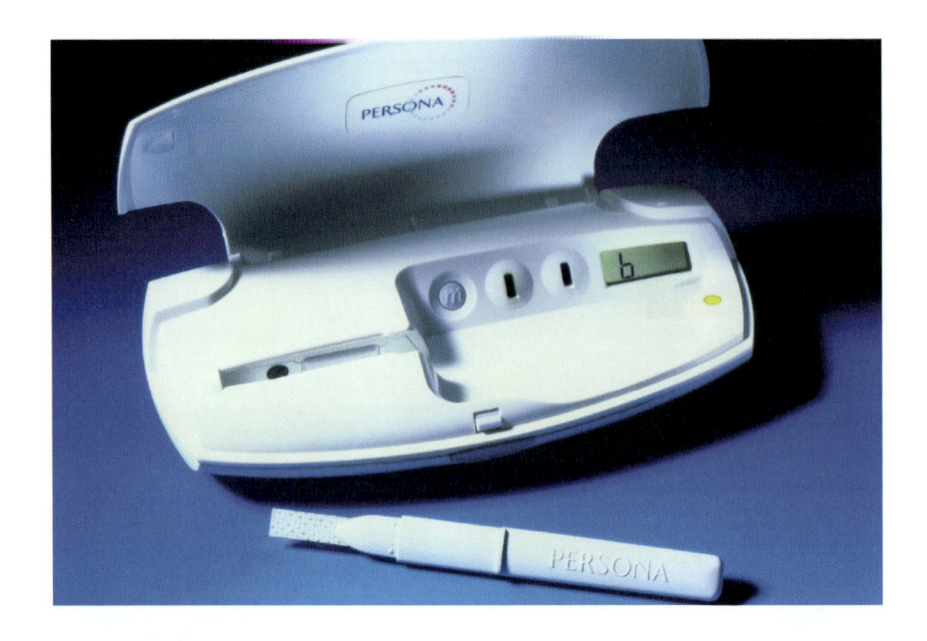

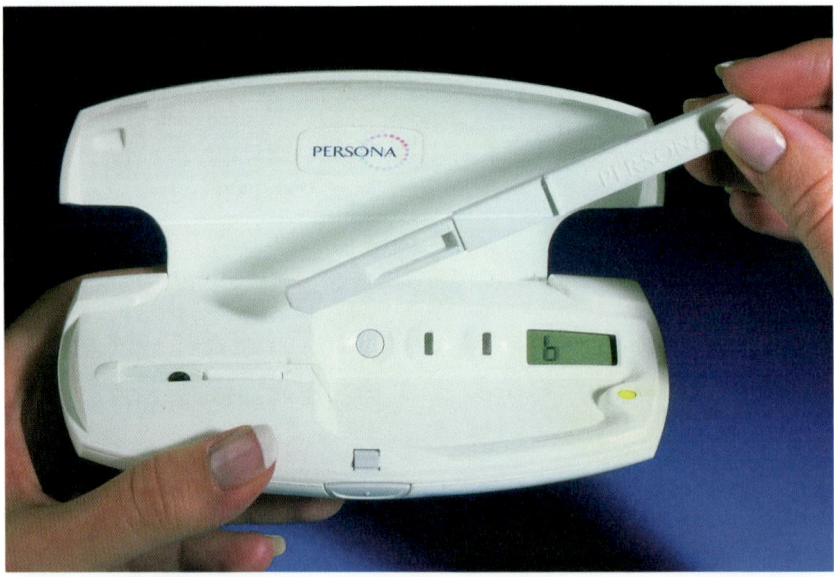

Abb. 9.10 Der Persona®-Monitor

Tafel VII

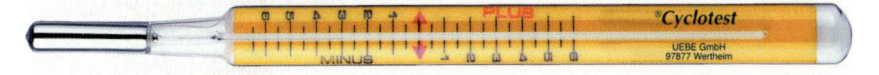

Abb. 9.2 Das Cyclotest® Frauenthermometer. Uebe

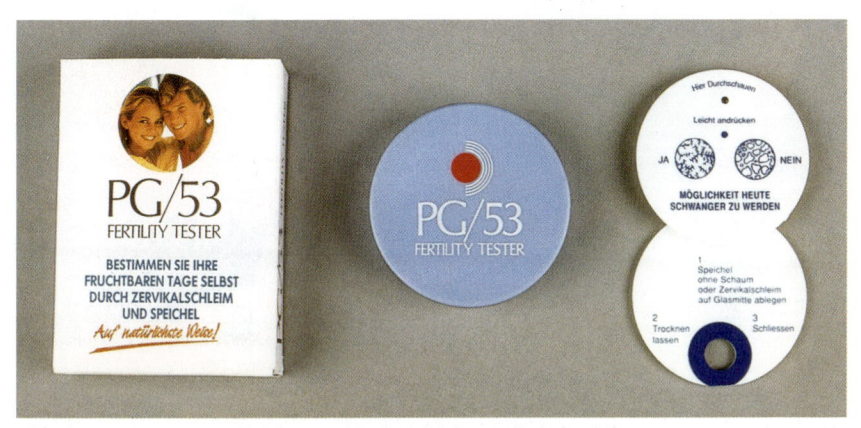

Abb. 9.12 Der PG/53 Fertility Tester. Isi-Tech Vertriebsgesellschaft mbH

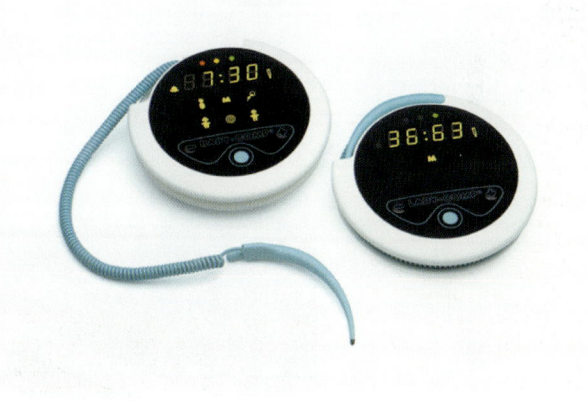

Abb. 9.13 Die Zykluscomputer Baby-Comp® (links) und Lady-Comp® (rechts). Valley Electronics GmbH

Tafel VIII

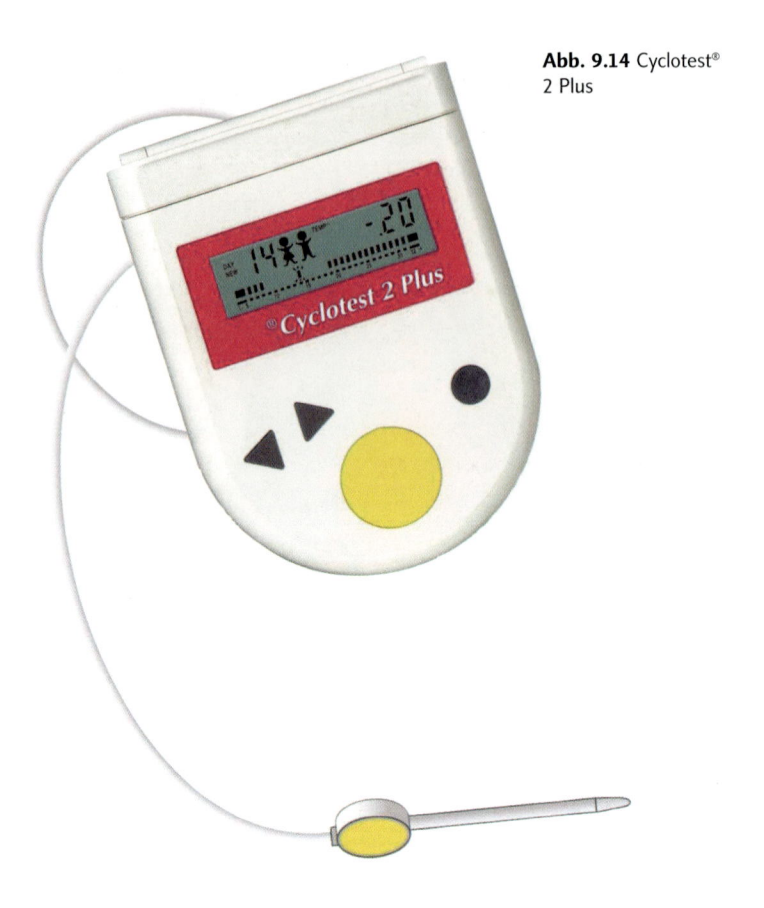

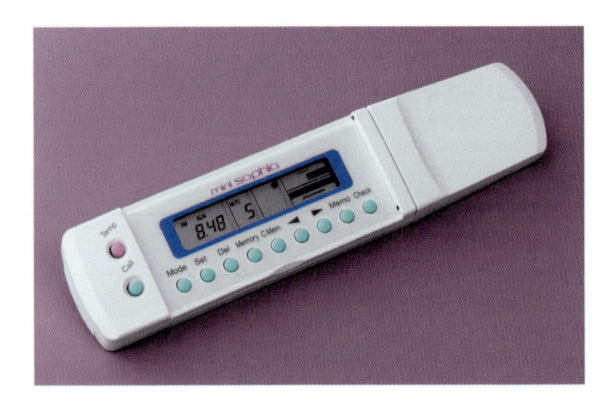

Abb. 9.14 Cyclotest® 2 Plus

Abb. 9.15 Mini sophia®. Laboklinika-Vertriebsgesellschaft mbH

Abb. 4.10
Das Hormonimplantat Implanon® im Größenvergleich mit einem Streichholz
▶ Siehe auch Tafel I

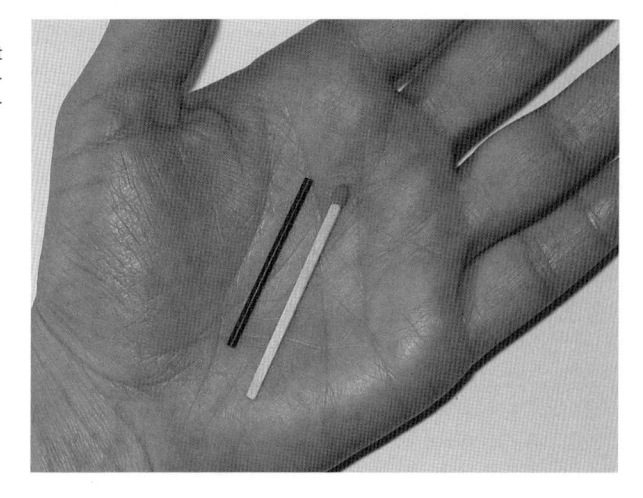

als besonders gewebefreundlich gilt. Dieses Stäbchen enthält 68 mg des Gestagens Etonogestrel – das ist der aktive Metabolit von Desogestrel – und setzt im Schnitt über drei Jahre täglich durchschnittlich 40 µg Etonogestrel frei.

Implanon wirkt in erster Linie über die Ovulationshemmung, in zweiter Linie über die Verdickung des Zervikalschleims und die Nidationshemmung. Da Anwendungsfehler praktisch ausgeschlossen sind, liegt der Pearl-Index bei 0–0,1. Die kontrazeptive Wirkung hält drei Jahre an. Lediglich bei übergewichtigen Frauen kann im dritten Anwendungsjahr der Empfängnisschutz verringert sein.

4.3.1 Anwendung des Hormonimplantats

Das Einlegen und Entfernen des Hormonimplantats sollte nur von Ärzten vorgenommen werden, die dafür besonders geschult sind. Sie erhalten darüber ein Zertifikat. Eingelegt wird Implanon® mithilfe eines speziellen Einweg-Applikators subkutan unter die Haut des linken Oberarms (bei Rechtshänderinnen). Die Prozedur dauert nur ca. eine Minute und ist nach Applikation eines Lokalanästhetikums weitgehend schmerzlos. In den ersten Tagen nach dem Einlegen können jedoch Schmerzen, Rötungen, Schwellungen oder ein Bluterguss an der Insertionsstelle auftreten. Halten diese Beschwerden allerdings länger als ungefähr eine Woche an, sollte die Patientin einen Arzt aufsuchen – wahrscheinlich wurde dann das Implantat zu tief, d. h. ins Muskelgewebe, eingelegt. Die Anwenderin kann das Hormonstäbchen durch die Haut leicht ertasten. Nach einiger Zeit bildet sich um das Implantat eine dünne Gewebeschicht, sodass es sich bei korrekter Einlage kaum verschieben kann. Die Patientin erhält einen

Ausweis, in dem das Datum der Einlage und der Entfernung, die Chargennummer, die Insertionsstelle (linker oder rechter Oberarm) und die notwendigen Kontrolluntersuchungen aufgeführt sind.

Spätestens nach drei Jahren sollte das Hormonimplantat wieder entfernt werden; bei Kinderwunsch oder Nebenwirkungen kann dies natürlich auch schon früher geschehen. Dazu macht der Arzt nach örtlicher Betäubung einen Schnitt von 2–3 mm Länge und entfernt das Implantat mittels einer Klemme. Er benötigt dazu etwa drei bis fünf Minuten. Falls die Frau es wünscht, kann ihr Arzt gleich ein neues Stäbchen einlegen. Wenn sie nicht mehr verhüten möchte, kann sie unter Umständen bereits innerhalb des nächsten Zyklus schwanger werden.

Vor der Anwendung von Implanon® wird eine gynäkologische Untersuchung einschließlich Krebsvorsorge (Zervixabstrich) durchgeführt. Wenn die Insertion zwischen dem ersten und fünften Tag der natürlichen Menstruation bzw. bei Pilleneinnahme (Kombinationspräparat) am Tag nach dem letzten wirkstoffhaltigen Dragee erfolgt, ist die Verhütungssicherheit sofort gegeben. Wurde bisher mit Depot-Gestagenen verhütet, kann anstelle der nächsten fälligen Spritze Implanon® eingesetzt werden. Bisherige Verwenderinnen der Minipille sollten nach dem Einlegen von Implanon® zwei Tage lang die Minipille weiter nehmen. Frauen, die vorher eine Spirale getragen haben, können sich bei einem Arzttermin die Spirale entfernen und das Hormonstäbchen implantieren lassen. Nach einer Fehlgeburt oder einem Schwangerschaftsabbruch im ersten Trimenon kann Implanon® unmittelbar eingelegt werden. Nach einer Entbindung oder einem späteren Abort sollte die Einlage innerhalb von drei bis vier Wochen erfolgen. Kontrolluntersuchungen sind im ersten, dritten und sechsten Monat nach der Einlage und anschließend jedes halbe Jahr empfehlenswert.

4.3.2 Nebenwirkungen des Hormonimplantats

Klinische Studien zeigten, dass das Hormonimplantat gut verträglich ist. Innerhalb der dreijährigen Anwendungsdauer ließen sich weniger als 10 % der Frauen pro Jahr das Implantat vorzeitig entfernen. Die häufigste Nebenwirkung waren auch hier Blutungsunregelmäßigkeiten, wie bei allen anderen kontrazeptiven Methoden, die auf einer reinen Gestagengabe beruhen. Das Blutungsmuster kann variabel sein. Eine Dysmenorrhö wird fast immer gebessert. Tabelle 4.2 zeigt, wie sich das Blutungsmuster bei den Studienteilnehmerinnen veränderte. Der Arzt sollte der Patientin die möglichen Veränderungen im Blutungsverhalten ausführlich erklären, um die Compliance zu fördern.

Als weitere Nebenwirkungen traten auf: Kopfschmerzen, Spannungsgefühl und Schmerzen in den Brüsten, Nervosität, psychische Labilität, Übelkeit, Gewichtszunahme und Akne. Die Gewichtszunahme betrug ungefähr ein Ki-

Tab. 4.2 Blutungsverhalten mit und ohne Hormonimplantat (in Prozent)

	Kontrollgruppe (keine hormonelle Kontrazeption)	Verumgruppe (mit Implanon®)
Amenorrhö	1,9	21
Oligomenorrhö	10,9	26
Polymenorrhö	0	6
Verlängerte Blutung	0,05	12

logramm pro Anwendungsjahr – laut Hersteller ein normaler, altersentsprechender Wert. Der Einfluss des Hormonstäbchens auf die Haut war unterschiedlich: Bei ca. 59 % der Frauen verbesserte sich eine bestehende Akne, bei ca. 10 % verschlechterte sie sich und bei ca. 14 % trat sie neu auf. Bei Diabetikerinnen kann sich die Glucosetoleranz verringern. Negative Einflüsse auf den Lipidstoffwechsel, die Leberwerte oder die Blutgerinnung sind nicht bekannt. Da Implanon® die Aktivität der Eierstöcke nicht vollständig hemmt, zirkulieren geringe Mengen von körpereigenem Estradiol im Blut, die eine Entmineralisation der Knochen verhindern.

4.3.3 Zielgruppe des Hormonimplantats

Geeignet ist Implanon® vor allem für Frauen mit abgeschlossener Familienplanung als Alternative zur Sterilisation. Auch Frauen mit sehr unregelmäßigem Tagesablauf oder solche, die viel auf Reisen sind, können Nutzen aus dem Hormonstäbchen ziehen. Es kann auch während der Stillzeit verwendet werden; allerdings ist es eine Methode der zweiten Wahl. Da das Implantat nicht ganz billig ist – mit dem Einlegen kostet es etwa 300 Euro – empfiehlt pro familia interessierten Frauen, eine dreimonatige Testphase mit der Minipille Cerazette® vorzuschalten. Wenn die Minipille gut vertragen wird, ist nicht mit starken Nebenwirkungen nach der Insertion von Implanon® zu rechnen.

Eher ungeeignet ist Implanon® für Frauen mit Androgenisierungserscheinungen wie Akne oder Hirsutismus und für Frauen mit Zyklusstörungen, da es diese Beschwerden wahrscheinlich verstärken wird.

4.4 Hormonspirale (Intrauterinsystem, IUS)

Die Hormonspirale (**Mirena**®) ist in der Bundesrepublik seit Ende 1997 auf dem Markt. In Skandinavien ist sie jedoch schon seit 1990 unter dem Namen Levo-

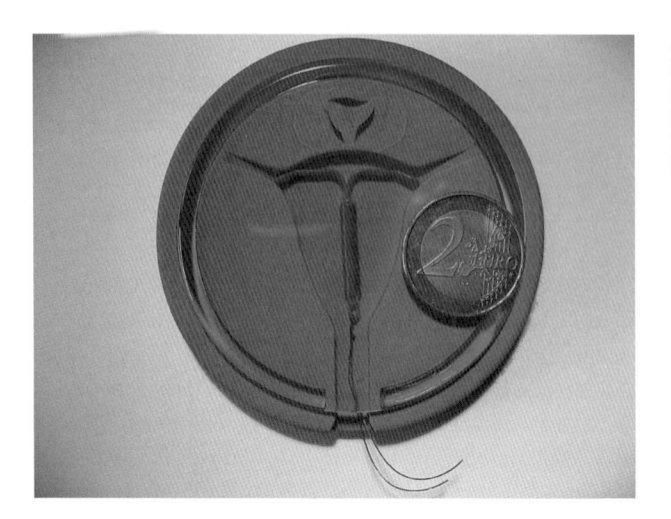

Abb. 4.11
Das Intrauterinsystem (IUS) Mirena® im Größenvergleich mit einer 2-Euro-Münze
▶ Siehe auch Tafel I

nova® erhältlich. Sie besteht aus einem T-förmigen Kunststoffträger von 3,2 cm Länge und einer Weite der Seitenarme von 3,2 cm mit einem Hormonreservoir im Schaft. Daran sind dünne Kunststofffäden befestigt zur Wiederentfernung. Das Reservoir enthält 52 mg Levonorgestrel (LNG), von dem täglich etwa 20 µg in die Gebärmutterhöhle abgegeben werden. Am Ende der fünfjährigen Tragedauer sind es noch mindestens 11 µg pro 24 Stunden. Außer zur Empfängnisverhütung ist Mirena® auch zur Behandlung der Hypermenorrhö zugelassen.

Aufgrund der niedrigen Hormondosis wird der Eisprung nicht unterdrückt; die Hormonspirale wirkt ausschließlich peripher. Die LNG-Spiegel im Plasma sind um den Faktor 2 500 bis 10 000 geringer als die im Endometrium. Der Hormonhaushalt der Anwenderin wird also nicht beeinflusst. Dennoch ist die kontrazeptive Sicherheit von Mirena® mit einem Pearl-Index von 0,1–0,2 sehr hoch. Bei 4–5 % der Frauen wird die Hormonspirale wieder ausgestoßen. Ein Versagen der Methode ist insbesondere durch die unbemerkte Ausstoßung des IUS bedingt.

4.4.1 Anwendung der Hormonspirale

Vor der Anwendung von Mirena® wird der Frauenarzt üblicherweise eine gynäkologische Untersuchung einschließlich Krebsvorsorge durchführen. Am leichtesten ist das IUS während der ersten Tage der Menstruation einzulegen, weil zu diesem Zeitpunkt der Gebärmutterhalskanal am weitesten ist. Das Einlegen erfolgt mithilfe eines speziellen Applikators, der die Plastikarme der Spirale zusammendrückt und erst freigibt, nachdem er aus dem Gebärmutterhalskanal herausgezogen worden ist. Die ganze Prozedur dauert etwa zehn Minuten. Im

Allgemeinen wird die Hormonspirale durch die elastische Wand der Gebärmutter sicher in ihrer Lage gehalten. Die Einlage kann vorübergehend schmerzhaft sein; eine Prämedikation mit Analgetika ist jedoch möglich. Ebenso können Kreislaufbeschwerden und menstruationsähnliche Beschwerden auftreten. Diese klingen erfahrungsgemäß innerhalb kurzer Zeit wieder ab. Bei Frauen, die noch keine Kinder geboren haben, muss der Muttermund vor der Insertion von Mirena® mithilfe von Metallstiften (Hegar-Stiften) erst aufgedehnt werden. Nach einer Geburt muss die Rückbildung der Gebärmutter abgewartet werden. Das dauert mindestens sechs Wochen. Unmittelbar nach der Einlage und nach der nächsten Monatsblutung sollte eine vaginale Sonografie durchgeführt werden, um den korrekten Sitz der Spirale zu überprüfen. Während der Tragedauer des IUS sind weitere Ultraschallkontrollen alle sechs Monate notwendig. Wie bei der Kupferspirale auch, sollte die Anwenderin nach jeder Monatsblutung die Rückholfäden ertasten, um sicherzustellen, dass die Spirale nicht unbemerkt ausgestoßen wurde. Nach dem Entfernen von Mirena® setzt innerhalb von einem Monat die normale Menstruation wieder ein – damit ist auch eine Schwangerschaft möglich.

Entfernt wird Mirena®, indem der Arzt das IUS mithilfe einer Zange an den Rückholfäden vorsichtig herauszieht. Dies geschieht am besten innerhalb der ersten fünf Zyklustage. Falls die Frau weiterhin verhüten möchte, kann ihr der Arzt sofort ein neues IUS einlegen. Falls Mirena® nach dem fünften Zyklustag entfernt wird, aber bei der Anwenderin kein Kinderwunsch besteht, sollte sie mindestens fünf Tage vor dem Entfernen des IUS anderweitig verhüten, z. B. mit Kondomen.

4.4.2 Nebenwirkungen und Vorteile der Hormonspirale

Durch Mirena® sind keine ernsthaften Nebenwirkungen zu erwarten. Im ersten halben Jahr nach dem Einsetzen treten relativ häufig Schmierblutungen auf, weil sich der Hormonhaushalt erst wieder einpendeln muss. Danach kommt es bei ungefähr einem Fünftel der Patientinnen zur Amenörrhö, die aber nicht als Zeichen einer Schwangerschaft zu deuten ist. Darüber sollten die Anwenderinnen unbedingt aufgeklärt werden. Bei weiteren 50–60 % stellt sich wieder eine regelmäßige Periode ein. Diese ist aber mit ein bis zwei Tagen Dauer deutlich kürzer und auch schwächer als eine normale Menstruation, weil das Endometrium atrophiert ist. Nur bei einer von fünf Frauen bleiben die Blutungen weiter unregelmäßig.

In den ersten drei Monaten nach der Insertion von Mirena® leiden ungefähr 10 % aller Anwenderinnen an Unterleibsschmerzen, die im Laufe der Zeit abnehmen. Weitere unerwünschte Begleiterscheinungen sind selten: Rücken- oder

Hormonelle Verhütungsmethoden

Monatliches Wachstum der Gebärmutterschleimhaut (natürlicher Zyklus):

Das Wachstum der Gebärmutterschleimhaut wird durch Mirena® vermindert:

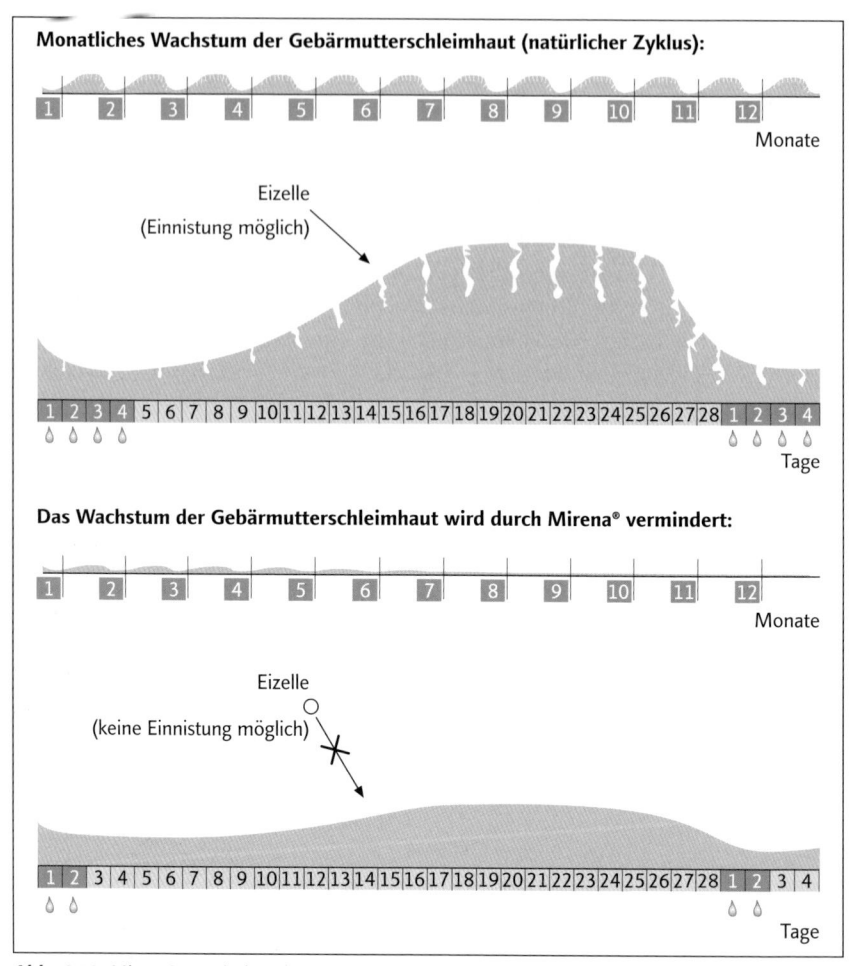

Abb. 4.12 Mirena® vermindert das Wachstum der Gebärmutterschleimhaut.

Kopfschmerzen, Akne, Brustspannen, Ausfluss, Stimmungsschwankungen, Übelkeit oder Ödeme. Gelegentlich kommt es zur Bildung von Eierstockzysten, die jedoch gutartig sind und keiner Behandlung bedürfen, weil sie sich meist von selbst wieder zurückbilden.

Positiv wirkt sich die Hormonspirale auf Dysmenorrhö, Hypermenorrhö, Endometriose und aufsteigende Infektionen des kleinen Beckens aus. Eileiterschwangerschaften können vorkommen, sind aber um den Faktor 100 seltener als bei Frauen ohne jegliche Kontrazeption. Wenn unerwartet starke oder ungewöhnliche Blutungen einsetzen, kann dies ein Symptom einer Extrauteringravidität sein – oder ein Zeichen, dass die Spirale ausgestoßen wird. Dann sollte die Patientin umgehend ihren Arzt aufsuchen. Auch stillende Frauen können Mirena® verwenden. Kontraindiziert ist das IUS bei Frauen mit einem zu kleinen oder durch Myome verformten Uterus. Mirena® ist eine Alternative zur Sterilisation bei Frauen mit abgeschlossener Familienplanung.

4.5 Verhütungspflaster

Seit August 2003 steht Frauen in Deutschland ein neuartiges Kontrazeptionspflaster zur Verfügung – als Alternative zur Pille. Das Matrixpflaster Evra® ist 4,5×4,5 cm groß und besteht aus einer hautfarbenen Deckschicht und einer Kontakt-Klebeschicht, die gleichzeitig das Wirkstoffdepot enthält. Es enthält 600 µg Ethinylestradiol und 6 mg Norelgestromin. Norelgestromin (17-Deacetylnorgestimat) ist ein aktiver Metabolit von Norgestimat, welches bereits seit Jahren in oralen Kontrazeptiva (Cilest®) eingesetzt wird. Das TTS gibt täglich 20 µg Ethinylestradiol sowie 150 µg Norelgestromin in den Blutkreislauf ab. Diese Dosis entspricht der Hormondosis von Mikropillen.

Das Wirkprinzip von Evra® entspricht dem einer monophasischen Mikropille. Analog dem Vorgehen bei Neueinstellung auf orale Kontrazeptiva wird das erste Pflaster am Tag 1 der Menstruation aufgeklebt. Geeignete Körperstellen sind die Außenseiten der Oberarme, Bauch, Gesäß sowie der gesamte

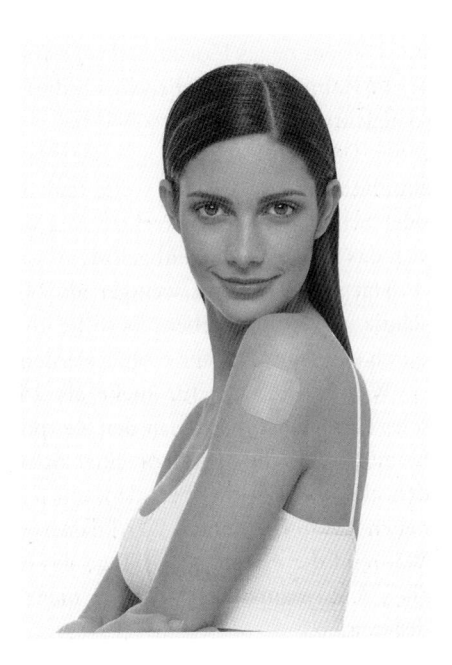

Abb. 4.13 Das Verhütungspflaster Evra®. Janssen-Cilag GmbH

Oberkörper mit Ausnahme der Brüste. Nach einer Woche wird das alte TTS entfernt und ein neues aufgeklebt. Um Hautreizungen durch die Klebemasse zu vermeiden, sollte der Applikationsort immer wieder gewechselt werden. Der Pflasterwechsel kann zu jeder beliebigen Uhrzeit erfolgen. Wie bei oralen Kontrazeptiva, wird nach drei Wochen eine einwöchige Hormonpause eingelegt, während der es zur Entzugsblutung kommt. Vergisst die Anwenderin innerhalb der ersten drei Zykluswochen, das Pflaster rechtzeitig zu wechseln, kann sie dies ohne Wirkungsverlust innerhalb von 48 Stunden nachholen. Dagegen darf das pflasterfreie Intervall nicht über sieben Tage hinaus ausgedehnt werden. Sollte dies dennoch der Fall sein, muss die Frau sieben Tage lang zusätzlich mit einer nicht hormonellen Methode verhüten, um vor einer Schwangerschaft geschützt zu sein.

4.5.1 Anwendung des Verhütungspflasters

Wie bei anderen Transdermalen Therapeutischen Systemen auch, muss die Körperstelle, auf die Evra® aufgeklebt wird, trocken und fettfrei sein. Das Pflaster muss fest angedrückt werden, damit die Ränder gut haften. Falls es sich einmal lösen sollte, darf es nur dann wieder angeklebt werden, wenn die Haftfähigkeit unbeeinträchtigt ist. Die Anwenderin darf keinesfalls ein loses Hormonpflaster mit Heftpflaster oder Klebespray fixieren, weil die ordnungsgemäße Wirkstofffreisetzung des TTS Schaden genommen haben könnte. In einem solchen Fall muss sie ein neues Hormonpflaster aufkleben.

Im Rahmen von Studien wurde die Haftfähigkeit des Kontrazeptionspflasters in feuchtwarmen Klima sowie bei verschiedenen sportlichen Aktivitäten getestet. Dabei lösten sich 2,6 % der Pflaster teilweise und 1,9 % der Pflaster vollständig ab. Die Patientin sollte täglich, vor allem nach dem Baden, Duschen oder Schwitzen, den korrekten Sitz des Verhütungspflasters überprüfen. Hat sich das Pflaster einmal abgelöst, so sollte sie folgendermaßen vorgehen:

Hat sich Evra® für **weniger als 24 Stunden** gelöst, so ist der Empfängnisschutz weiterhin gegeben. Es sollte an derselben Stelle wieder aufgeklebt oder durch ein neues Pflaster ersetzt werden.

War das Pflaster für **mehr als 24 Stunden** teilweise oder ganz abgelöst oder weiß die Anwenderin den Zeitpunkt des Ablösens nicht genau, so ist sie womöglich nicht mehr vor einer Schwangerschaft geschützt. Sie sollte dann den aktuellen Zyklus beenden, ein neues Pflaster aufkleben und damit einen neuen Zyklus beginnen. Der Pflasterwechseltag verschiebt sich dadurch auch. Während der ersten sieben Tage des neuen Zyklus ist die Verhütung nicht sicher, d. h. es muss zusätzlich ein nicht hormonelles Kontrazeptivum angewendet werden.

Der Wechsel von einem KOK auf das Verhütungspflaster ist einfach: Am ersten Tag der Entzugsblutung wird das erste Evra®-Pflaster aufgeklebt. Wenn die Anwenderin zu einem späteren Termin mit dem Verhütungspflaster beginnt, muss sie zusätzlich sieben Tage lang Kondome etc. benutzen. Sind mehr als sieben Tage nach der Einnahme der letzten wirkstoffhaltigen Pille verstrichen und hatte sie in dieser Zeit Geschlechtsverkehr, sollte sie zunächst einen Schwangerschaftstest durchführen, bevor sie das erste Pflaster aufklebt.

Der Wechsel von einer Minipille auf Evra® kann zu jeder beliebigen Zeit erfolgen. Wenn vorher mittels Implanon® verhütet wurde, wird das erste Verhütungspflaster am Tag der Entfernung aufgeklebt, bzw. bei Depot-Gestagenen am Tag, an dem die nächste Injektion fällig wäre. In allen diesen Fällen muss während der ersten Anwendungswoche zusätzlich verhütet werden.

4.5.2 Nebenwirkungen des Verhütungspflasters

In Studien war die Verträglichkeit von Evra® vergleichbar mit der von oralen Kontrazeptiva. Während der ersten beiden Anwendungszyklen traten Brustschmerzen unter dem Hormonpflaster etwas häufiger auf als unter der Pille. Diese Beschwerden nahmen im Lauf der Anwendung bei den meisten Patientinnen wieder ab. Kopfschmerzen und Übelkeit entsprachen in Art und Häufigkeit den Nebenwirkungen vergleichbarer Pillen. Durchbruchblutungen oder Gewichtszunahme wurden in den Studien nicht beobachtet. Die häufigste unerwünschte Wirkung unter Evra® waren jedoch Hautreizungen, wie aus der Erfahrung mit anderen transdermalen Pflastern zu erwarten war. Etwa 17 % der Anwenderinnen klagten über Hautreaktionen an der Applikationsstelle, die von mehr als 90 % der Betroffenen als leicht bis mäßig stark eingestuft wurden. Bei weniger als 3 % der betroffenen Frauen führten sie zum Therapieabbruch.

4.5.3 Kontraindikationen und Wechselwirkungen des Verhütungspflasters

Die Gegenanzeigen des Kontrazeptionspflasters entsprechen weitgehend denen der Pille: bestehende oder zurückliegende Thrombosen, Brust- oder Gebärmutterkrebs, Vaginalblutungen ungeklärter Ursache, Migräne mit fokaler Aura und Lebererkrankungen.

Evra® wurde in mehreren multizentrischen Studien mit mehr als 3 300 Anwenderinnen und insgesamt über 22 000 Zyklen geprüft. Der Pearl-Index lag in diesen Studien bei 0,9, also in der Größenordnung von oralen Kontrazeptiva. Ethinylestradiol und Norelgestromin hemmen zwar eine Vielzahl von Enzymen des Cytochrom-P-450-Enzymkomplexes. Da die meisten dieser Enzyme in der Darmwand lokalisiert sind, ist die Gefahr von Wechselwirkungen wegen der transdermalen Applikation von Evra® relativ gering. Hundertprozentig ausschließen lässt sie sich jedoch nicht. Die Fachinformation erwähnt die üblichen Wechselwirkungen oraler Kontrazeptiva. Sie empfiehlt Frauen, die Enzyminduktoren einnehmen, während und bis zu vier Wochen nach der Behandlung mit diesen Arzneimitteln zusätzliche Verhütungsmaßnahmen zu ergreifen. Bei Einnahme von Antibiotika (außer Tetrazyklin) sollte bis zu sieben Tage nach Behandlungsende anderweitig verhütet werden. Bei länger dauernder Behandlung mit den fraglichen Arzneimitteln rät der Hersteller zum Langzyklusschema. Dies ist sicher auch als Schutzmaßnahme vor haftungsrechtlichen Ansprüchen zu verstehen. Trotzdem ist Evra® höchstwahrscheinlich nicht das ideale Verhütungsmittel für Frauen, die z. B. Barbiturate oder Rifampicin einnehmen müssen. Die gleichzeitige Einnahme von Tetrazyklinen verringerte die Hormon-Serumkonzentrationen nicht. Die Hormonspiegel im Plasma sind gleichmäßiger als unter oralen Kontrazeptiva. Auch die Belastung der Leber fällt geringer aus aufgrund des fehlenden First-pass-Effektes, und natürlich beeinträchtigen Durchfall und Erbrechen die Verhütungssicherheit nicht. Evra® ist daher besonders geeignet für Frauen, die an chronisch-entzündlichen Darmerkrankungen, Zöliakie oder Lebererkrankungen leiden sowie für alle Frauen, die nicht täglich an Verhütung denken wollen. Allerdings kann bei übergewichtigen Patientinnen der Empfängnisschutz vermindert sein. Für Frauen über 90 kg ist das Hormonpflaster nicht geeignet.

4.6 Verhütungsring

Wie das Verhütungspflaster, so wurde auch der Verhütungsring in den USA entwickelt. Unter dem Namen **NuvaRing®** ist dieses neuartige Verhütungsmittel seit Juli 2002 auf dem amerikanischen Markt und seit Februar 2003 auch auf dem deutschen Markt erhältlich. NuvaRing® hat einen äußeren Durchmesser von 5,4 cm und ist 4 mm dick. Der durchsichtige, weiche Ring aus Ethylen-Vinylacetat-Copolymer (E.V.A.) enthält als Wirkstoffe 2,7 mg Ethinylestradiol und 11,7 mg Etonogestrel. Er wird von der Anwenderin selbst in die Scheide eingelegt und setzt dort drei Wochen lang täglich 15 µg Ethinylestradiol und 120 µg Etonogestrel frei, die über die Vaginalschleimhaut absorbiert werden. Nach der Einlage des Rings werden maximale Plasmaspiegel von Ethinylestradiol innerhalb von zwei bis drei Tagen gemessen, bei Etonogestrel innerhalb von fünf bis sieben Tagen. Die Plasmaspiegel fallen innerhalb von 35 Tagen leicht ab oder bleiben nahezu konstant.

Abb. 4.14 Der Verhütungsring NuvaRing®

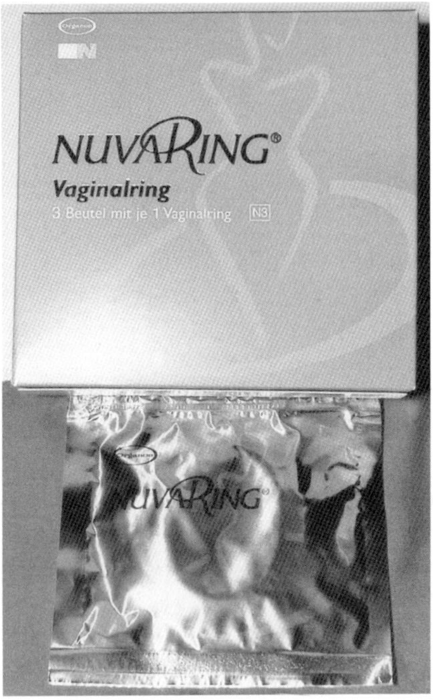

Wirkungsmechanismus, Verhütungssicherheit und Zykluskontrolle von NuvaRing® entprechen denen von Mikropillen. In den Zulassungsstudien lag der Pearl-Index bei 0,65.

4.6.1 Anwendung des Verhütungsrings

Anders als bei mechanischen Verhütungsmitteln ist die genaue Platzierung des Rings gleichgültig. Nach drei Wochen entfernt die Anwenderin den Ring. Es folgt eine ringfreie Woche, in der eine Abbruchblutung eintritt. Anschließend wird ein neuer Ring eingelegt.

Bei Erstanwendung sollte NuvaRing® zwischen dem ersten bis fünften Tag des Zyklus eingelegt werden; zusätzlich sollte während der ersten Woche mittels einer mechanischen Methode verhütet werden. Bei der Umstellung von einem KOK sollte der erste Verhütungsring nach dem üblichen sechs- bis siebentägigen Einnahmeintervall angewendet werden. Die Fachinformation gibt an, dass der Eisprung sicher verhindert wird, auch wenn die Anwenderin den Ring vier Wochen lang trägt anstelle von drei. Laut Angaben des Herstellers kann sie ihn sogar täglich für maximal drei Stunden entfernen, ohne eine Schwangerschaft

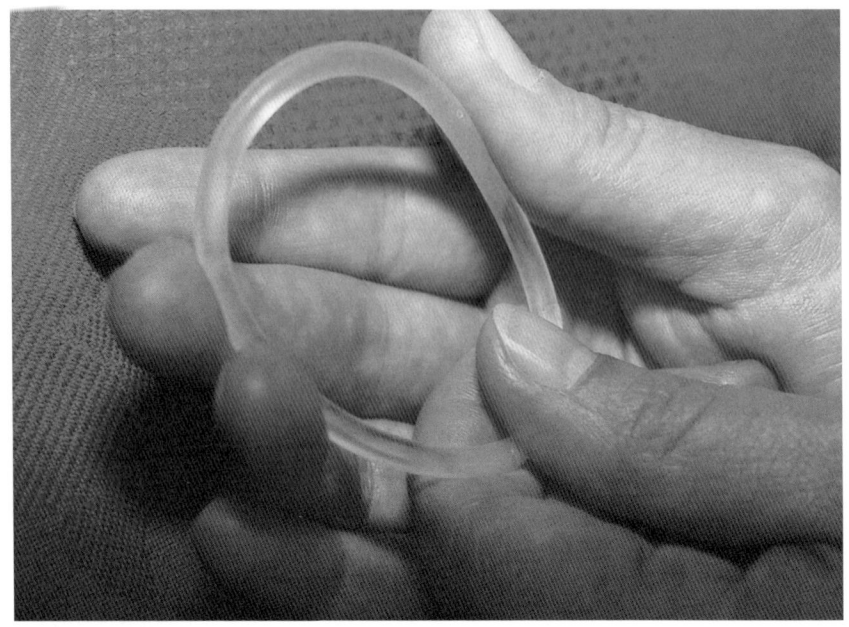

Abb. 4.15 NuvaRing® ist sehr flexibel. Die Anwenderin kann ihn wie einen Tampon leicht selbst in die Scheide einführen.
▶ Siehe auch Tafel I

zu riskieren. Wichtig ist, den Ring immer am gleichen Wochentag und möglichst zur gleichen Uhrzeit zu wechseln. Gebrauchte Ringe sollten am besten in den Beutel verpackt werden, in dem sie geliefert wurden, und mit dem Hausmüll entsorgt werden, denn sie enthalten noch nennenswerte Hormonmengen. In der Apotheke ist NuvaRing® im Kühlschrank zu lagern; dann ist er zwei Jahre haltbar. Bei der Abgabe sollen Apotheker oder PTA das Abgabedatum auf der Packung vermerken. Die Verwenderin kann den Verhütungsring bei Zimmertemperatur lagern, sollte ihn jedoch innerhalb von 4 Monaten verwenden.

4.6.2 Nebenwirkungen des Verhütungsrings

NuvaRing® wurde in einer einjährigen Studie mit über 1 100 Frauen in rund 12 100 Zyklen auf seine Sicherheit und Verträglichkeit hin untersucht. Dabei brachen etwa 15 % die Studie wegen Nebenwirkungen vorzeitig ab. Am häufigsten klagten die Studienteilnehmerinnen über Vaginitis, Kopfschmerzen, Libidoabnahme, Übelkeit und Ausfluss. Schmier- und Zwischenblutungen traten hingegen seltener auf als bei vergleichbaren Pillen, nämlich bei höchstens 5 % der Anwenderinnen. Eine Gewichtszunahme wurde nicht beobachtet, ebenso wenig wie eine Beeinträchtigung des Kohlenhydrat- und Fettstoffwechsels. Ungefähr 4 % der Anwenderinnen kamen mit der Arzneiform nicht zurecht. NuvaRing® stört beim Geschlechtsverkehr nicht, weil er nicht oder kaum gespürt wird.

4.6.3 Kontraindikationen und Vorteile des Verhütungsrings

Die Gegenanzeigen von NuvaRing® sind die gleichen wie bei der Pille. Vorsicht ist geboten bei starkem Pressen beim Stuhlgang oder beim Tamponwechsel, weil dabei der Verhütungsring unbemerkt ausgestoßen werden könnte. Außerdem sind die langfristigen Auswirkungen der ständigen Hormonfreisetzung im Bereich von Scheide und Gebärmutterhals noch nicht abzuschätzen. Bislang konnten jedoch keine unerwünschten Veränderungen an diesen Organen festgestellt werden.

Vorteile des neuen Verhütungsrings sind die konstante Wirkstoffabgabe und die Umgehung des Magen-Darm-Trakts, sodass die kontrazeptive Sicherheit auch durch Durchfall und Erbrechen unbeeinflusst bleibt. NuvaRing® ist besonders geeignet für Frauen, die dazu neigen, die tägliche Pilleneinnahme zu vergessen. Ebenso profitieren Frauen mit chronischen Magen-Darm-Erkrankungen von dieser Verhütungsmethode.

5 Barrieremethoden

Barrieremethoden zählen zu den ältesten Verhütungsmethoden. Sie wirken dadurch, dass sie den Kontakt zwischen Ei- und Samenzelle verhindern.

5.1 Diaphragma (Scheidenpessar)

Eines der ersten wirksamen Verhütungsmittel der Neuzeit ist das Diaphragma oder Scheidenpessar. Es wurde vor ungefähr hundert Jahren von dem Flensburger Arzt Mensinga entwickelt und erlebte einen Boom in den zwanziger Jahren des letzten Jahrhunderts. Während des Dritten Reichs war Verhütung unerwünscht, denn die deutsche Frau sollte ja für den Dienst am Staat möglichst viele Kinder gebären, und so geriet das Diaphragma in Vergessenheit. Durch die Frauenbewegung der siebziger Jahre wurde es wieder entdeckt. Heutzutage wird das Diaphragma vor allem in den angelsächsischen Ländern noch relativ häufig angewandt.

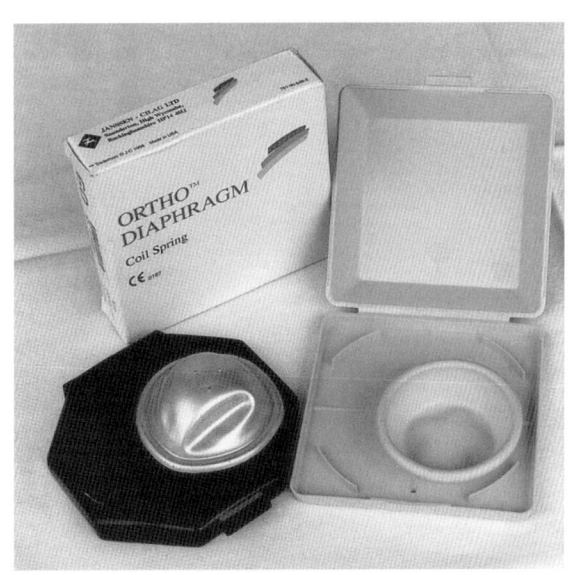

Abb. 5.1
Zwei Diaphragmen aus Latex.: Reflexions® Flat Spring Diaphragma **(links)** und Ortho® Diaphragma Coil Spring **(rechts)**
▶ Siehe auch Tafel II

Das Diaphragma besteht aus einer kreisrunden Spiral- oder Flachfeder, über die wie eine Kuppel eine weiche Latexmembran gespannt ist (Diaphragma Coil Spring, Diaphragma Flat Spring). Für Latexallergikerinnen ist auch ein Diaphragma aus Silikon erhältlich. Ein Diaphragma muss individuell angepasst werden, entweder von Gynäkologen oder in einer pro familia-Beratungsstelle, einem Frauengesundheitszentrum oder dergleichen. Es ist in Größen von 60–110 mm Durchmesser erhältlich, jeweils mit Abstufungen von 5 mm. Am gebräuchlichsten sind Diaphragmen mit einem Durchmesser zwischen 70 und 90 mm. Vor einigen Jahren wurde der Vertrieb der Ortho®-Diaphragmen in Deutschland wegen zu geringer Nachfrage eingestellt. Zwischenzeitlich sind sie aber wieder erhältlich über die Firmen Medesign oder Kessel Marketing und Vertrieb. Außerdem können sie über Apotheken als Importware bezogen werden (Großbritannien) oder bei pro familia-Beratungsstellen erworben werden.

5.1.1 Anwendung des Diaphragmas

Das Scheidenpessar sollte immer zusammen mit einem chemischen Verhütungsmittel verwendet werden, da es nicht völlig dicht abschließt (siehe Kap. 6.1).

Das spermizide Gel wird in die Kuppel des Diaphragmas gegeben, die nach dem Einsetzen dem Muttermund zugewandt ist. Außerdem wird der innere Rand mit dem Gel bestrichen. Dann wird das Diaphragma zwischen Daumen, Zeige- und Mittelfinger zusammengedrückt und in die Scheide eingeführt, entfaltet sich dort und bedeckt den Muttermund. Das Einführen gelingt am besten im Stehen (einen Fuß auf einen Hocker oder dergleichen aufgestellt) oder im Liegen mit angewinkelten Beinen. Anstelle mit den Fingern kann es auch

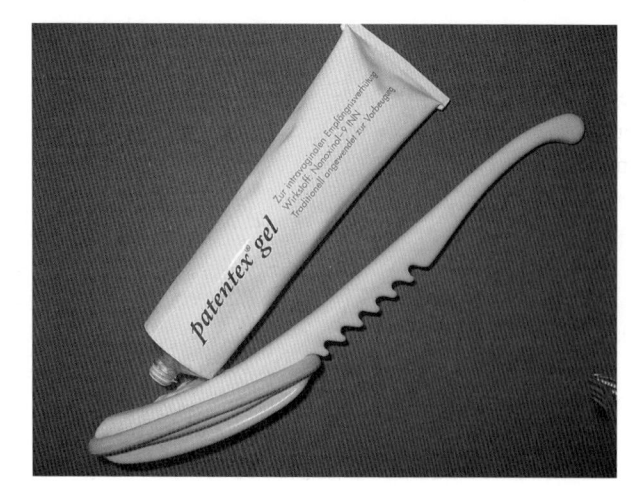

Abb. 5.2
Diaphragma mit Einführstab und Spermizidgel
▶ Siehe auch Tafel II

mithilfe eines Einführstabes eingesetzt werden. Das Diaphragma sitzt richtig, wenn es den gesamten Raum zwischen dem hinteren Scheidengewölbe bis in die Schambeinnische bedeckt. Anschließend sollte die Anwenderin unbedingt den korrekten Sitz des Diaphragmas überprüfen, indem sie den Muttermund durch das Gummi hindurch tastet. Entfernen lässt es sich, indem man mit einem Finger unter den Rand greift. Weder Frau noch Mann spüren ein Diaphragma, wenn es richtig sitzt.

Das Diaphragma kann bis zu zwei Stunden vor dem Verkehr eingesetzt werden. Wenn es zu früh angewandt wird, kann das spermizid- oder säurehaltige Gel durch Zervikalschleim oder Scheidensekret so sehr verdünnt werden, dass es nicht mehr richtig wirkt. Nach dem Geschlechtsverkehr soll es mindestens acht, maximal 24 Stunden in der Scheide belassen werden. Während dieser Zeit kann die Trägerin zwar duschen, sie sollte jedoch nicht baden, um das Spermizid nicht zu verdünnen. Bei mehrmaligem Verkehr muss jedes Mal eine weitere Portion Spermizidgel verwendet werden, die mit dem Finger oder mittels eines Applikators (wie bei Cremes gegen Vaginalmykosen) in die Nähe des Muttermundes gebracht wird.

Nach Gebrauch wird das Diaphragma mit lauwarmem Wasser und Seife gewaschen, gut nachgespült und getrocknet, gegebenenfalls auf ein Handtuch zum Trocknen ausgelegt. Es kann mit Mais- oder Kartoffelstärke eingepudert werden. Hierbei ist keine Fremdkörperreaktion zu befürchten, weil die Stärke von der Vaginalflora abgebaut wird. Man kann das Diaphragma desinfizieren, indem man es 15–20 Minuten lang in 70%igen Alkohol oder Isopropanol legt. Dies ist nach jeder Scheideninfektion unbedingt zu empfehlen. Wenn Medikamente in der Scheide angewendet werden, z. B. wegen einer Pilzinfektion, sollte kein Diaphragma benutzt werden, weil die Wirk- oder Hilfsstoffe von Vaginalcremes und -ovula unter Umständen das Gummi angreifen können. Bei guter Pflege hält ein Diaphragma mindestens zwei Jahre. Eine Verfärbung im Laufe der Zeit ist unbedenklich und beeinträchtigt nicht die Verhütungssicherheit. Jedoch sollte die Anwenderin das Diaphragma von Zeit zu Zeit gegen das Licht halten oder mit Wasser füllen, um es auf Beschädigungen zu überprüfen. Diese befinden sich häufig am Übergang vom Rand zur Kuppel. Wie andere Gummiartikel auch, sollte das Diaphragma nicht direktem Sonnenlicht oder höheren Temperaturen ausgesetzt oder mit spitzen Fingernägeln angefasst werden.

5.1.2 Sicherheit des Diaphragmas

Die Literaturangaben zur Zuverlässigkeit des Diaphragmas schwanken sehr, je nachdem, wie gut die Anwenderinnen in den zugrunde liegenden Studien über den korrekten Gebrauch unterrichtet waren. Das Diaphragma gehört zu den

Verhütungsmethoden mit mittlerer Sicherheit; sein theoretischer Pearl-Index liegt in der Größenordnung von Kondomen. Entscheidend für die Sicherheit ist die richtige Größe, die exakte Platzierung und der richtige Zeitpunkt der Einführung und Entfernung. Wer sich für die Verhütung mit dem Diaphragma interessiert, sollte zunächst zusammen mit einer kompetenten Beraterin ausführlich das Einsetzen üben. Auch ist es ratsam, während der ersten Zeit der Anwendung zusätzlich mit einer weiteren Methode, z. B. oralen Kontrazeptiva, zu verhüten, bis die korrekte Anwendung des Diaphragmas sicher gelingt.

5.1.3 Nebenwirkungen des Diaphragmas

Nebenwirkungen des Diaphragmas sind nur wenige bekannt. Gelegentlich kann eine Latexallergie auftreten. Manche Frauen leiden häufiger unter Blasenentzündungen. Bei längerem Tragen (über 24 Stunden) kann unter Umständen ein schlecht riechender Ausfluss auftreten, der nach dem Entfernen in der Regel bald wieder vergeht. Spermizide führen manchmal zu Reizungen von Vulva oder Penis. Manche haben einen unangenehmen Geruch und Geschmack oder werden als zu dünnflüssig erlebt. Als Nachteil empfinden manche Paare die eingeschränkte Spontaneität.

5.1.4 Kontraindikationen des Diaphragmas

In manchen Fällen ist das Diaphragma nicht geeignet: bei Fehlbildungen der Vagina, starker Verkrümmung des Uterus, stark ausgeprägter Gebärmuttersenkung, Fisteln im Blasen- und Darmbereich oder zu flachem Schambeinwinkel. Auch Frauen, die häufiger an Harnwegsinfekten oder Infektionen und Entzündungen im Genitalbereich leiden, sollten auf dieses Verhütungsmittel verzichten. Bei akuten Entzündungen der Harnwege oder der Geschlechtsorgane sollte man mit der Anwendung warten, bis die Erkrankung auskuriert ist. Latexallergikerinnen können auf das latexfreie Diaphragma ausweichen. Nach einer Entbindung sollte die Rückbildung der Gebärmutter abgeschlossen sein, bevor das Diaphragma verwendet wird.

Nach Geburten, Scheidenoperationen oder größeren Gewichtsschwankungen (+/− 5 kg) sollte stets überprüft werden, ob das Diaphragma noch richtig sitzt. Gegebenenfalls muss ein neues angepasst werden. Im Zweifelsfall sollte es lieber etwas größer als zu klein gewählt werden, denn bei sexueller Erregung weitet sich das hintere Scheidengewölbe.

5.1.5 Zielgruppe des Diaphragmas

Geeignet ist das Diaphragma vor allem für Frauen, die selten Geschlechtsverkehr haben und nicht ständig hormonelle Verhütungsmittel anwenden oder die Spirale tragen wollen. Auch die meisten Frauen mit Kontraindikationen gegen andere Verhütungsmittel können es anwenden. Es greift nicht in den Hormonhaushalt ein, ist preisgünstig, kann überall hin leicht mitgeführt werden und sogar anstelle von Binden oder Tampons an den schwächeren Tagen der Menstruation genutzt werden. Manche Frauen schätzen das Diaphragma als Selbsterfahrung oder sie beziehen das Einsetzen in das Vorspiel mit ein. Frauen, die aufgrund ihrer Erziehung oder religiöser Vorbehalte Scheu davor haben, sich selbst zu berühren, werden wahrscheinlich Schwierigkeiten haben, das Diaphragma richtig einzusetzen.

> **Was bei der Verhütung mit dem Diaphragma zu beachten ist**
> - Stets mit chemischem Verhütungsmittel kombinieren.
> - Bei chemischen Verhütungsmitteln sowie allen in der Scheide angewandten Medikamenten darauf achten, dass sie mit dem Latexmaterial kompatibel sind.
> - Nach dem Einsetzen korrekten Sitz überprüfen.
> - Frühestens 2 Stunden vor dem Verkehr einsetzen.
> - Frühestens 8 Stunden nach dem Verkehr entfernen.
> - Gute Pflege erhöht die Haltbarkeit.
> - Nach Entbindungen, größeren Gewichtsschwankungen oder Unterleibsoperationen Größe überprüfen lassen.

5.2 Portiokappe (Okklusivpessar)

Der deutsche Gynäkologe Friedrich Wilde beschrieb im Jahre 1837 erstmals die Portiokappe (Muttermundkappe, Gebärmutterhalskappe). Damals bestand sie noch aus Metall oder Zelluloid und wurde vom Arzt jeweils kurz nach der Periode eingesetzt und kurz davor wieder entfernt. Die heutigen Modelle sind meistens aus Weichgummi hergestellt und können von der Frau selbst angewendet werden.

Das Prinzip der Portiokappe ist ähnlich dem Diaphragma, jedoch mit dem Unterschied, dass die Kappe die Scheide nicht unterteilt, sondern wie ein Fingerhut auf dem Gebärmutterhals sitzt und sich durch Unterdruck ansaugt. Dadurch wird der Muttermund sicherer verschlossen als durch das Diaphragma.

Hundertprozentig dicht sitzt jedoch auch die Portiokappe nicht; deshalb sollte sie stets mit einem spermiziden Gel zusammen verwendet werden. Auch die Portiokappe ist in verschiedenen Größen erhältlich, die der Anwenderin angepasst werden müssen.

Es sind eine Reihe von Modellen auf dem Markt:

- die Prentif-Kappe (4 Größen, Innendurchmesser 22–31 mm),
- die Dumas-Kappe (5 Größen, Außendurchmesser 50–75 mm),
- die Vimule-Kappe (3 Größen, Außendurchmesser 42–54 mm),
- die FemCap® (3 Größen, Innendurchmesser 22–30 mm).

Die **Prentif-Kappe** wird am häufigsten verwendet. Wegen ihres wulstigen Randes ist sie nur geeignet bei glattem Muttermund.

Die **Vimule-Kappe** kann auch bei unregelmäßiger Oberfläche des Gebärmutterhalses verwendet werden, denn mit dem breiten Rand saugt sie sich zusätzlich an der Scheidenwand fest. Sie steht jedoch im Verdacht, durch den scharfen Rand Schleimhautabschürfungen zu verursachen.

Die **FemCap**® sieht aus wie eine kleine Matrosenkappe mit einer Schlaufe zum Entfernen. Sie besteht aus Silikon. Ihre trichterförmige Krempe schmiegt sich der Scheidenwand an und sorgt für besseren Halt. Sie ist unbegrenzt haltbar und kann bei Infektionen sogar ausgekocht werden.

Lage und Form des Gebärmutterhalses sind bei jeder Frau sehr unterschiedlich. Außerdem kann er sich im Laufe des Lebens, nach Geburten und Abtreibungen oder unter hormonellem Einfluss auch im Laufe eines Zyklus verändern. Eine sorgfältige Anpassung der Portiokappe ist für eine sichere Verhütung daher unerlässlich. Trotz des großen Angebotes findet nicht immer jede Frau ein für sie geeignetes Modell. Da die Portiokappe heute nur noch selten verwendet wird, kann es schwierig sein, jemanden zu finden, der sich mit dem Einsetzen der Kappe auskennt. Am ehesten findet man kompetente Berater bei pro familia, in Frauengesundheitszentren oder Frauengruppen.

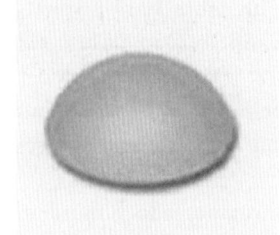

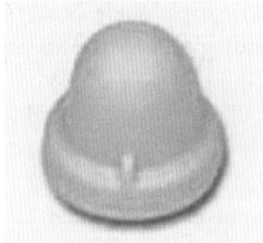

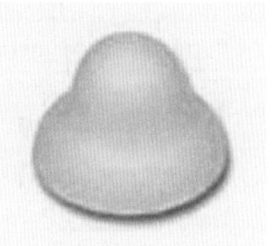

Abb. 5.3 Verschiedene Portiokappen. Von links nach rechts: Dumas-, Prentif- und Vimule-Kappe. Kessel Marketing und Vertrieb
▶ Siehe auch Tafel II

Abb. 5.4 Die Portiokappe FemCap®. Kessel Marketing und Vertrieb
▶ Siehe auch Tafel II

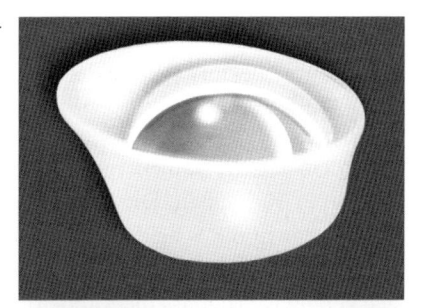

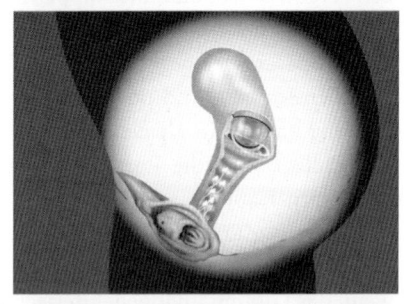

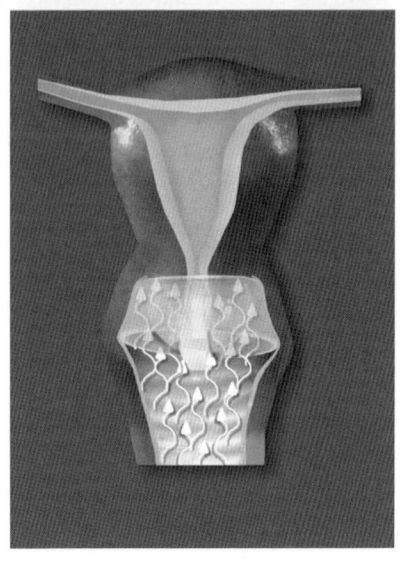

5.2.1 Anwendung der Portiokappe

Alle Portiokappen sollen auf der Innenseite mit einer etwa erbsengroßen Menge Spermizidgel bestrichen werden. Wird zu viel Gel verwendet, kann sich die Kappe unter Umständen nicht richtig festsaugen. Der innere Kappenrand sollte auch beim Zusammendrücken nicht vom Gel benetzt werden. Die Portiokappe sollte mindestens 20 Minuten vor dem Sexualverkehr eingesetzt werden, denn so lange dauert es, bis sie sich richtig festgesaugt hat. Sie kann bis zu zwei Stunden vor dem Verkehr eingesetzt werden, sollte aber frühestens 6–8 Stunden nach dem letzten Samenerguss entfernt werden. Sie kann bis zu 24 Stunden im Körper verbleiben. Die Trägerin einer Portiokappe sollte nicht baden, weil Wasser, das in die Scheide gelangt, die Kappe ablösen könnte. Beim Einsetzen geht die Anwenderin ähnlich wie beim Diaphragma vor. Auch hier sollte sie sich vergewissern, dass die Kappe richtig sitzt, indem sie durch die Kappenwölbung hindurch ihren Muttermund ertastet und dabei gegebenenfalls Luft aus der Kappe entweichen lässt. Zum Entfernen greift man mit der Fingerspitze zwischen Kappenrand und Muttermund und löst den Unterdruck. Zur Unterstützung kann man gleichzeitig pressen wie beim Stuhlgang.

Gepflegt wird die Portiokappe wie ein Diaphragma. Die Rinne am Rand der Prentif-Kappe reinigt man am besten mit einem Wattestäbchen oder einer Zahnbürste. Zum Desinfizieren kann man sie in 70%igen Isopropylalkohol legen oder mindestens 3 Minuten lang in einer 0,5%igen Sodalösung auskochen. Wenn das Gummi unangenehm riecht, kann man die Kappe in verdünnten Essig oder Zitronensaft einlegen (drei Teile Wasser, ein Teil Essig oder Zitronensaft). Anschließend sollte man sie auf Risse und Löcher hin untersuchen.

Portiokappen aus Latex kann man zwei bis drei Jahre lang benutzen, solche aus Silikon laut Angaben des Herstellers „ewig".

5.2.2 Sicherheit der Portiokappe

Die Zuverlässigkeit der Verhütung mit der Portiokappe hängt vor allem von drei Faktoren ab:

- die sorgfältige Einweisung in die korrekte Anwendung,
- die genaue Passform der Kappe,
- die Verwendung vor jedem Geschlechtsverkehr (außer an den ersten vier Tagen der Menstruation).

Werden diese Punkte beachtet, entspricht der Pearl-Index der Portiokappe dem von Kondom und Diaphragma.

5.2.3 Nebenwirkungen und Nachteile der Portiokappe

Sehr selten treten Unverträglichkeiten der Portiokappe auf, wenn sie z. B. durch ihren Ansaugeffekt die Schleimhaut des Muttermundes reizt. Gelegentlich reizt das spermizide Gel die Schleimhäute der Anwenderin oder ihres Partners. Gele auf Milchsäure- oder Zitronensäurebasis können dagegen sogar dazu beitragen, das gesunde Scheidenmilieu zu erhalten. Der größte Nachteil der Portiokappe ist, dass sie beim Geschlechtsverkehr leicht verrutschen kann. Deshalb sollte eine Frau, welche die Portiokappe zum ersten Mal verwendet, anfangs zusätzlich verhüten, bis sie in der Handhabung der Kappe sicher ist und ausprobiert hat, wie sich verschiedene Stellungen beim Geschlechtsverkehr auf die Haftung der Kappe auswirken. Während der Periode sollte die Portiokappe herausgenommen werden, damit sich das Menstruationsblut nicht stauen kann.

5.2.4 Zielgruppe der Portiokappe

Frauen, die an akuten Entzündungen der Scheide oder der inneren Geschlechtsorgane leiden, sollten die Portiokappe nicht verwenden. Kerben und Narben des Muttermundes können sich manchmal durch kein Kappenmodell sicher abdecken lassen. Nach Geburten oder Fehlgeburten muss die Passform der Portiokappe überprüft werden.

Die Portiokappe wird von Frauen verwendet, die Pille oder Spirale ablehnen oder nicht vertragen. Anders als das Diaphragma kann sie auch bei Beckenbodensenkung benutzt werden. Sie kann auch bereits etwa sechs bis acht Wochen nach einer Entbindung angepasst werden, wenn sich der Muttermund wieder zurückgebildet hat. Dadurch, dass die Portiokappe den Muttermund relativ sicher verschließt, bietet sie einen gewissen Schutz vor aufsteigenden Infektionen des inneren Genitales durch Chlamydien oder Gonokokken. Diese können u. a. zu Unfruchtbarkeit führen. Vor Erregern, die über die Schleimhäute in den Körper eindringen, wie das HI-Virus, schützt die Kappe allerdings nicht! Frauen, die mit der Portiokappe verhüten, leiden seltener an Entzündungen von Scheide und Muttermund als solche, die andere Verhütungsmittel benutzen. Auch Zellveränderungen der Portio kommen bei ihnen nicht so häufig vor.

> **Was bei der Verhütung mit der Portiokappe zu beachten ist**
>
> - Auf die exakte Passform achten.
> - Nicht zu viel Spermizidgel verwenden.
> - Mindestens 20 Minuten vor dem Verkehr einsetzen.
> - Frühestens 6 Stunden nach dem Samenerguss entfernen.
> - Vor Sonneneinstrahlung, extremen Temperaturen und Chemikalien schützen.

5.3 Lea®contraceptivum

Beim Lea®contraceptivum handelt es sich um ein neuartiges Barrierekontrazeptivum aus weichem Silikon, das in die Scheide eingelegt wird. Es wurde von S. Gabbay nach Erproben von über 150 Prototypen innerhalb von etwa 20 Jahren entwickelt. Lea® ähnelt einer Tasse mit einem wulstigen Rand, an dem eine stabile Silikonschlaufe befestigt ist. In der Mitte der „Tasse" befindet sich ein rüsselförmiges Abflussventil. Lea® ist in einer Universalgröße mit 5,5 cm Durchmesser erhältlich, die allen Frauen passt. Auf den ersten Blick wirkt es ziemlich massig, doch diese Größe ist nach Angaben der Herstellerfirma erforderlich, damit das Barrierekontrazeptivum den Muttermund bedeckt, ohne aufzuliegen.

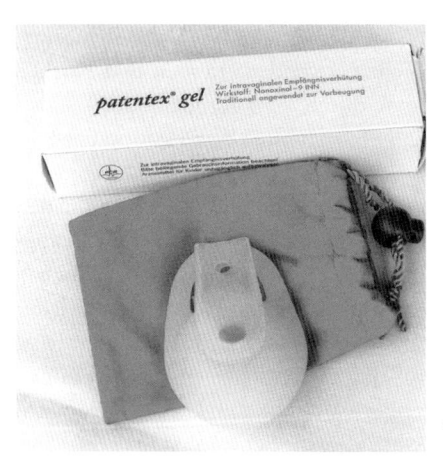

Abb. 5.5 Lea®contraceptivum mit Spermizidgel
▶ Siehe auch Tafel II

5.3.1 Anwendung von Lea®contraceptivum

Zum Einsetzen wird das Lea®contraceptivum ähnlich wie ein Diaphragma zusammengedrückt, sodass es die Form eines halben Eies annimmt. Die Schlaufe zeigt dabei nach unten und vorne. Über das Ventil entweicht die Luft zwischen der Portio und dem Kontrazeptivum, sodass Lea® mit einem Unterdruck von ca. −5 mmHg angesaugt wird. Dadurch kann es nicht verrutschen. Zusätzlich wird es durch den kräftigen Rand stabilisiert, der das hintere Scheidengewölbe völlig ausfüllt. Der Anwenderin gelingt es meistens bereits nach ein bis zwei Versuchen, Lea® problemlos in die Scheide einzuführen, denn durch sein spezielles Design findet es automatisch in die richtige Lage. Lea®contraceptivum kann mit und ohne Spermizid verwendet werden. Für die Verwendung mit spermizidem Gel gibt der Hersteller einen Pearl-Index von 2,2 an. Beim Verzicht auf zusätzliches Spermizidgel ergab sich in Studien ein Pearl-Index von 2,9. Die Anwenderin sollte darauf achten, nicht zu viel Spermizidgel zu verwenden, weil sich Lea® sonst nicht richtig ansaugen kann. Die „Tasse" darf höchstens zu einem Drittel gefüllt sein, das entspricht etwa einer haselnussgroßen Menge.

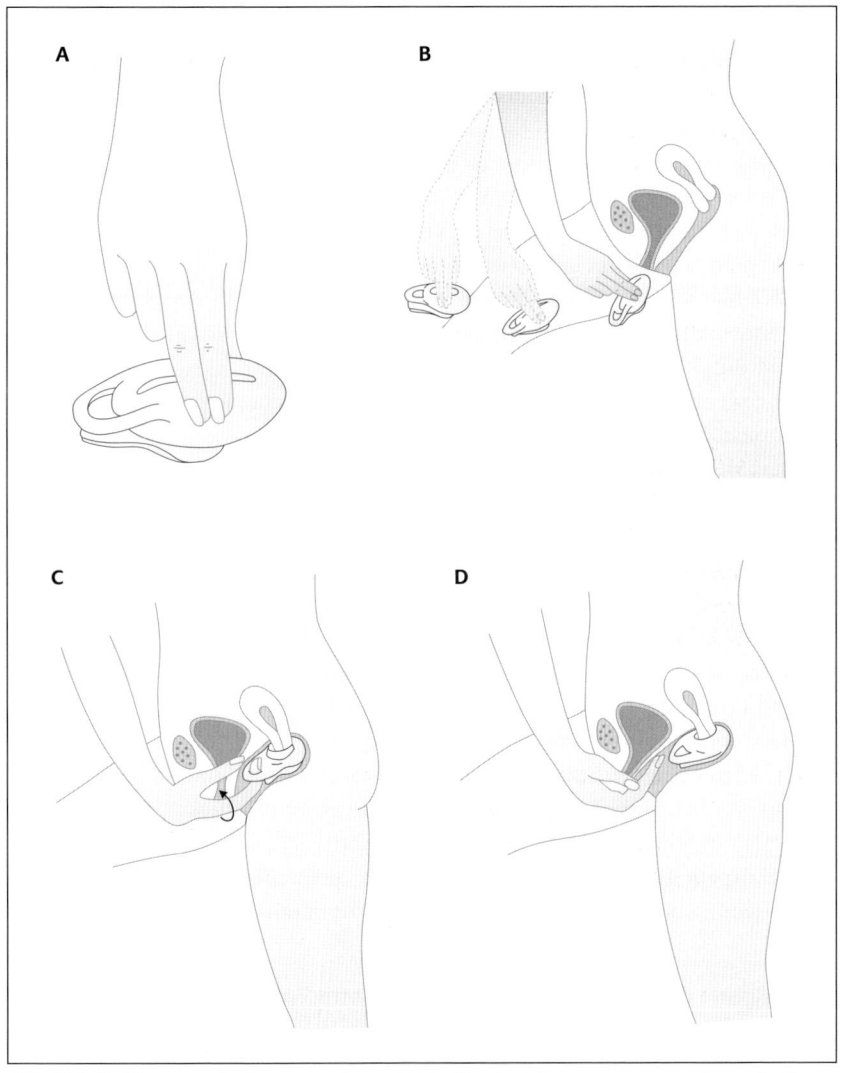

Abb. 5.6 Einführen von Lea®contraceptivum: **A:** Der Rand wird zusammengepresst, um die Kappe mit dem breiteren Ende voraus einzuführen. **B:** Beim Einführen der Kappe zeigt die Ventilöffnung nach unten und die Schlaufe nach vorne und außen. **C:** Richtig eingeführt legt sich Lea® ohne weiteres Zutun korrekt über den Muttermund. **D:** Lea® ist korrekt positioniert, wenn die Schlaufe hinter dem Schambeinknochen liegt. Medisave GmbH

Um das Einsetzen zu erleichtern, kann man den äußeren Rand mit ein wenig Gel bestreichen. Bei mehrmaligem Verkehr erübrigt es sich, Spermizidgel nachzulegen.

Lea®contraceptivum kann bei Bedarf bis zu zwei Tagen vor dem Sexualverkehr eingesetzt werden. Frühestens 8 Stunden nach dem letzten Verkehr darf es entfernt werden. Es kann aber auch ohne Nebenwirkungen bis zu 72 Stunden in der Vagina verbleiben. Über das Ventil können Zervixsekret und Menstruationsblut abfließen, sodass eine unerwünschte Vermehrung anaerober Bakterien vermieden wird. Spermien können aufgrund des Vakuums nicht durch das Ventil aufsteigen. Will man Lea® herausnehmen, so muss man die Kontrollschlaufe mit einem Finger erfassen und den Unterdruck durch sanftes Ziehen und Drehen an der Schlaufe aufheben. Vor allem ungeübten Anwenderinnen gelingt dies manchmal erst nach mehreren Versuchen. Die Gefahr, sich zu verletzen, besteht jedoch weder beim Einsetzen noch beim Entfernen.

Gereinigt wird Lea® mit lauwarmen Wasser und Seife. Anschließend sollte gut mit klarem Wasser nachgespült werden. Testmodelle für die Arztpraxis können autoklaviert und hitzesterilisiert werden. Desinfektionsmittel sollten nicht verwendet werden, da sie sich im Material anreichern und zu Schleimhautirritationen führen können.

Der Hersteller empfiehlt den Austausch des Kontrazeptivums nach 9–12 Monaten. Zur Begründung gibt er an, dass sich das Material gelb verfärben und unter Umständen schlecht riechen kann. Für das medizinische Silikon, aus dem Lea® besteht, ist jedoch dokumentiert, dass es auch bei längerem Gebrauch nicht zu Zersetzung des Materials oder Reizerscheinungen der Schleimhäute kommt. Lea® ist kompatibel mit allen chemischen Verhütungsmitteln, Gleitcremes oder -gelen und auch mit arzneilichen Vaginalcremes und -zäpfchen. Eine Patientin mit einer akuten Scheideninfektion sollte jedoch auf die Verwendung von Lea®contraceptivum verzichten.

Bei korrektem Sitz sollte Lea® ebenso wenig wie ein Tampon von der Frau gespürt werden. Der häufigste Grund für die Ablehnung dieses Verhütungsmittels waren in Studien Schwierigkeiten beim Entfernen, gefolgt von Druck- oder Fremdkörpergefühl. Ungefähr ein Viertel der Sexualpartner spürten das Kontrazeptivum, aber die meisten störten sich nicht daran.

> **Was bei der Verhütung mit dem Lea®contraceptivum zu beachten ist**
>
> - Die Vertiefung zu maximal 1/3 mit Spermizidgel füllen.
> - Nach dem Verkehr das Lea®contraceptivum mindestens 8 Stunden in der Scheide belassen.

5.4 Kondom

Das Kondom oder Präservativ ist eines der ältesten Verhütungsmittel und zugleich das mit den meisten Spitznamen: „Pariser", „Gummi", „Verhüterli", „Fromms", „Präser" und andere mehr. Ursprünglich dienten Kondome weniger der Verhütung von unerwünschtem Nachwuchs, sondern vielmehr der Verhütung von Geschlechtskrankheiten, die sich nach der Eroberung der Neuen Welt in Europa ausbreiteten. Als Mittel dagegen beschrieb der italienische Arzt Gabriele Fallopio im Jahr 1564 ein mit Medikamenten getränktes Leinensäckchen, das über den Penis gestülpt wurde und seinen Träger vor Ansteckung schützen sollte.

Woher der Name des Kondoms kommt, ist bis heute nicht eindeutig geklärt. Angeblich soll es ein englischer Arzt namens Dr. Condom, Conton, Controm oder so ähnlich 1655 erfunden haben, der am Hof von König Charles II. (1660–1685) lebte. Schriftlich belegt ist das Wort „Kondom" erst im Jahr 1717. Wahrscheinlich leitet es sich vom lateinischen Wort „condus" ab, was „Behälter" bedeutet.

Die ersten Kondom-Modelle aus Fischblasen oder Blinddärmen von Schafen und Ziegen waren wenig beliebt, da unpraktisch und teuer. Die Herstellung von Kondomen in größeren Stückzahlen wurde erst möglich, als Charles Goodyear 1838 die Vulkanisation des Gummis erfand. Kondome aus Gummi besaßen zwei große Vorteile gegenüber Kondomen aus Tierdärmen: Sie waren dehnbar und billiger. Jedoch waren ihre Wände noch 1–2 mm dick und wenig elastisch. Außerdem besaßen sie eine Längsnaht.

1912 entdeckte der Deutsche Julius Fromm, dass sich wesentlich dünnere Kondome mit Reservoir herstellen ließen, indem er Glaskolben in eine Roh-

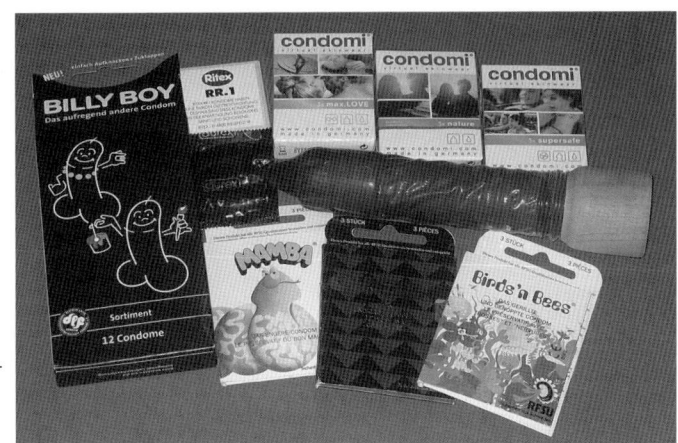

Abb. 5.7
Verschiedene Kondome
▶ Siehe auch Tafel III

gummilösung tauchte. Das war der Beginn der modernen Massenproduktion. Von „FrommsAct", dem ersten Markenkondom der Welt, wurden bereits 1919 täglich 150 000 Stück produziert. In den letzten Jahren wurden allein in Deutschland jährlich etwa 190 Millionen Kondome verkauft. Die Weltproduktion beläuft sich auf ungefähr neun Milliarden pro Jahr.

5.4.1 Anwendung des Kondoms

Die Wirkungsweise des Kondoms ist leicht verständlich, die Handhabung erfordert jedoch einige Übung. Für Anfänger empfiehlt es sich, erst einmal allein (zum Beispiel bei der Selbstbefriedigung) die richtige Anwendung zu üben. Wichtig ist, das Kondom bereits überzustreifen, sobald das Glied steif ist und bevor es die Scheide der Partnerin berührt, denn bereits im „Sehnsuchtstropfen" vor dem eigentlichen Samenerguss können sich befruchtungsfähige Spermien befinden.

Die Verwendung von chemischen Verhütungsmitteln (s. Kap. 6.1) zusätzlich zu Kondomen erhöht die Verhütungssicherheit nur geringfügig. Heutzutage sind in Deutschland nur noch wenige **spermizid beschichtete Kondome** im

Tab. 5.1 Gleitmittel

Produkt	Hersteller/ Vertreiber	Menge	Darreichungsform	Kompatibilität[1]
KY Femilind® Lubrikativum	McNeil	42 g	Gel	ja
Sylk® Natürliches Gleitmittel	Dr. D. Lohmann/ Kessel Marketing	40 ml/ 100 ml/ Sachet mit 2,5 g	Gel	ja
Durex Play® Gleitgel	London	50/200 ml	Gel	ja
Klick®	RFSU	75 g	Gel	ja
Ritex Gel +®	Ritex Gummiwarenfabrik	50 ml	Gel	ja
Ladysoft® Gleitgel	Medesign	30 ml	Gel	ja
Gleitgelen®	Dr. A. Wolff	50 g	Emulsion	nein
Hyalofemme®	Kessel Marketing	30 g	Gel	ja[2]
BIOglide®	Joydivision	50 ml	Gel	ja
LUBRIN Gel-Stixs®	Carefit GmbH	5	Gel-Zäpfchen	ja
Lu:b® medizinisches Gleitgel	M.C.M. Klosterfrau	50 ml	Gel	ja

[1] Kompatibilität mit Latexartikeln, z. B. Kondomen
[2] Medizinprodukt, Wirkstoff: HYDEAL®-D (Derivat der Hyaluronsäure), Indikation: trockene Scheide

Kondom 83

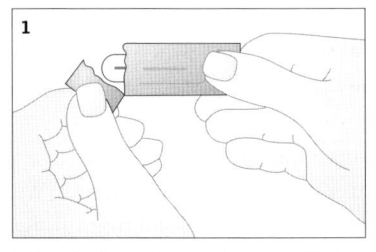

1 Folie aufreißen, keine scharfen Gegenstände benutzen, Kondom herausnehmen.

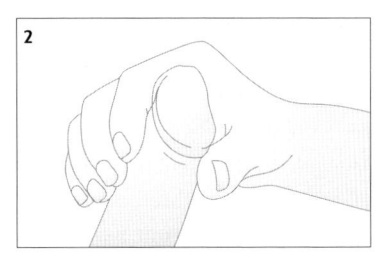

2 Vorhaut zurückziehen.

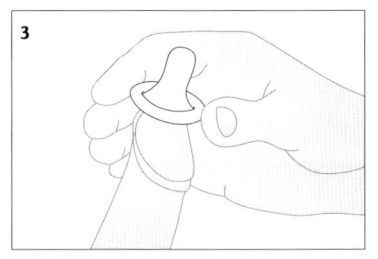

3 Kondom oben auf die Eichel setzen.

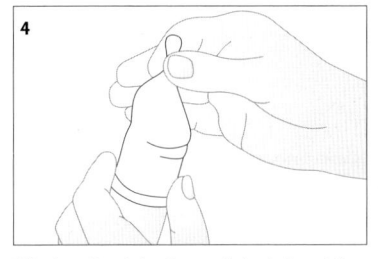

4 Mit einer Hand das Reservoir festhalten. Mit der anderen Hand das Kondom abrollen.

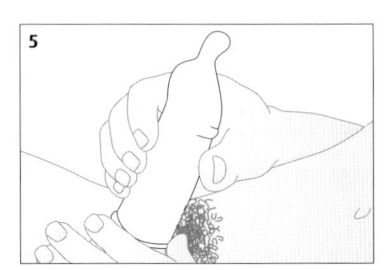

5 Das Kondom ganz bis unten abrollen (weder mit dem Fingernagel noch mit Ringen beschädigen).

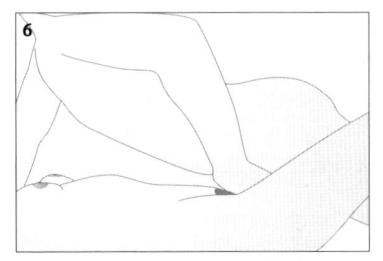

6 Das Kondom beim Herausziehen festhalten, damit es nicht abrutscht.

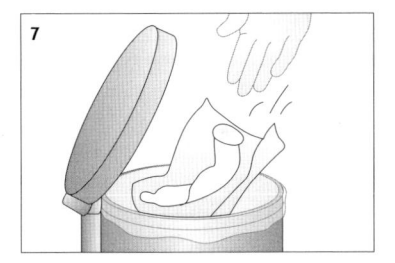

7 Das Kondom nach Gebrauch in den Mülleimer werfen. Jedes Kondom nur einmal benutzen.

Abb. 5.8 Die korrekte Anwendung eines Kondoms. Deutsche Latex Forschungsgemeinschaft Kondome e.V.

Handel, z. B. **condomi® supersafe**. Wie andere Latexartikel auch, sollten Kondome nicht mit fett- und emulgatorhaltigen Produkten in Kontakt kommen, wie Körperlotionen oder auch Vaginalovula und -cremes gegen Pilzerkrankungen der Scheide.

Dagegen werden feuchte Kondome immer beliebter. Sie sind mit einem inerten Gleitfilm beschichtet, der das Einführen in die Scheide erleichtert. Wer ein Gleitmittel zusätzlich zum Kondom verwenden möchte, sollte darauf achten, dass es wasserlöslich und mit Latex kompatibel ist.

Häufige Anwendungsfehler bei Kondomen sind:

- Beschädigung des Kondoms beim Entnehmen aus der Verpackung durch Taschenmesser, Schere, rissige Fingernägel usw.,
- Reißen des Kondoms, wenn man es kräftig über das Glied zieht, statt es vorsichtig überzurollen,
- Aufsetzen des Kondoms mit dem Röllchen nach innen und Wiederverwendung nach dem Umdrehen,
- Aufsetzen des Kondoms ohne Herausdrücken der Luft,
- Abrutschen des Kondoms, wenn es nicht weit genug über den Penis gerollt wurde,
- Abrutschen des Kondoms beim Herausziehen des Penis aus der Scheide, weil es nicht festgehalten wird.

5.4.2 Sicherheit des Kondoms

Bei richtiger Handhabung ist das Kondom ein relativ sicheres Verhütungsmittel (Pearl-Index 3–7). Es ist neben der Sterilisation die einzige Verhütungsmethode, bei dem der Mann die Verantwortung übernehmen kann. Außerdem bietet es den zusätzlichen Vorteil, dass es vor Geschlechtskrankheiten schützt. Heutzutage geben die meisten Männer, die Kondome verwenden, als wichtigstes Motiv den Schutz vor sexuell übertragbaren Krankheiten, vor allem AIDS, an. Ein weiterer Vorteil ist, dass ein Versagen der Verhütungsmethode meistens offensichtlich ist, sodass das Paar rechtzeitig weitere Maßnahmen wie die Notfallkontrazeption ergreifen kann. Kondome sind billig, überall erhältlich, leicht mitzuführen und in der Regel ohne Neben- und Nachwirkungen, abgesehen von den etwa 2 % der Bevölkerung, die gegen Latex allergisch sind.

Manche Paare, die Kondome ablehnen, geben an, dass sie das Überstreifen des Präservativs beim Liebesspiel störe. Das muss aber nicht sein, wenn das Anlegen des Kondoms Teil des zärtlichen Zusammenseins ist. Bei manchen Paaren übernimmt die Frau diesen Part. Moderne Kondome sind mit einer

Wanddicke von 0,04–0,08 mm so dünn, dass sie das sexuelle Empfinden nicht stören.

5.4.3 Nebenwirkungen und Risiken des Kondoms

Jüngst (Mai 2004) wurde in den Medien berichtet, dass in Kondomen Spuren von Nitrosaminen gefunden wurden. Es wurde ein Zusammenhang hergestellt zum Auftreten von Zervixkarzinomen bei Frauen, deren Partner mit Kondomen verhüteten. Nitrosamine können beim Produktionsprozess aus Dithiocarbamaten entstehen, die als Vulkanisationsbeschleuniger eingesetzt werden und erforderlich sind, damit Kondome den Anforderungen hinsichtlich des Berstvolumens und Berstdrucks gerecht werden. Der Nitrosamingehalt von Kondomen hängt davon ab, welche Qualität der eingesetzte Vulkanisationsbeschleuniger hat. Im Übrigen treten bei der Bestimmung des Nitrosamingehaltes von Kondomen sehr große Messtoleranzen auf (bis zu 300 %), sodass solche Messwerte mit Vorsicht zu interpretieren sind. Nitrosamine sind zwar erwiesenermaßen krebserregend, jedoch ist nicht bewiesen, dass sie überhaupt vom Vaginalepithel resorbiert werden. Bereits 1999 befand das BfArM, dass die Menge der Nitrosamine, die sich aus Kondomen herauslösen lassen, nur etwa ein Tausendstel der Menge ausmacht, die täglich mit der Nahrung aufgenommen wird. Auch die Bundeszentrale für gesundheitliche Aufklärung (BzgA) äußert sich zu den Testergebnissen dahingehend, dass Gesundheitsgefahren durch Kondome nicht belegt seien. Im Gegenteil sei bewiesen, dass Kondome das Risiko, sich mit sexuell übertragbaren Krankheiten zu infizieren, deutlich verringern.

5.4.4 Qualität von Kondomen

Nicht alle Anbieter von Kondomen haben die gleichen Qualitätsvorstellungen. Für größtmögliche Materialsicherheit bürgen Kondome mit dem **dlf-Gütesiegel** bzw. mit dem **CE-Zeichen** plus der Nummer der nach EG-Recht zugelassenen Zertifizierungsstelle. Die Abkürzung „dlf" steht für Deutsche Latex-Forschungs- und Entwicklungsgemeinschaft e.V., zu deren Mitgliedern führende deutsche Kondomhersteller zählen. Das dlf-Gütesiegel tragen z.B. die Marken **Billy Boy, Blausiegel, Durex, Fromms** und **Ritex**. Die Kondome des schwedischen Herstellers **RFSU** und die „**Condomi**"-Kondome von Klosterfrau entsprechen nicht nur den europäischen und ISO-4074-Standards, sondern übertreffen diese sogar.

Kondome, die das dlf-Gütezeichen tragen, sind einzeln elektronisch getestet und werden sowohl durch den Herstellungsbetrieb als auch durch die Staatli-

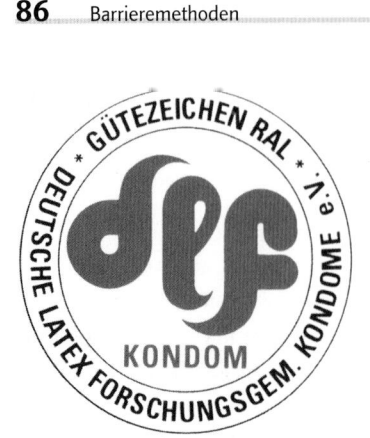

Abb. 3.9 Das dlf-Gütesiegel. Deutsche Latex Forschungsgemeinschaft Kondome e.V.

che Materialprüfungsanstalt Darmstadt insgesamt 24 Prüfungen unterzogen. Sie sind einzeln luftdicht verpackt und mit Haltbarkeitsdatum, Chargenbezeichnung und Herstellernamen gekennzeichnet. Alle dlf-Kondome besitzen ein Reservoir an der Spitze, um die Samenflüssigkeit aufzufangen.

Lagern sollte man Kondome vor direkter Sonneneinstrahlung und Wärme geschützt. Dann sind sie vier bis fünf Jahre haltbar. Vor Auslandsreisen sollte man sich mit Markenware bevorraten, denn nicht überall sind qualitativ hochwertige Präservative erhältlich. Außerdem ist die Passform im Ausland oft anders: Asiatische Kondome sind meistens enger, amerikanische länger.

5.4.5 Arten von Kondomen

Kondomhersteller versuchen immer wieder, möglichst exotische Modelle auf den Markt zu bringen. So gibt es farbige oder feuchte Kondome, solche mit Geschmack, mit Rippen und Noppen. Konturierte Kondome bzw. Kondome mit Profil sind tailliert und liegen dem Glied besser an als zylindrische. Sie sollen beim Herausziehen des Gliedes aus der Scheide nicht so leicht abrutschen. Alle Varianten sind sicher, sofern sie das CE-Kennzeichen tragen. Allzu phantasievoll gestaltete Kondome schützen allerdings weder vor einer ungewollten Empfängnis noch vor STD (sexuell übertragbaren Krankheiten). Latexallergiker können seit einigen Jahren auf ein **latexfreies Kondom aus Polyurethan** (**Durex Avanti®**) zurückgreifen. Die neueste Erfindung ist ein Kondom mit einer 5%igen Benzocainlösung im Reservoir. Das Lokalanästhetikum verflüssigt sich durch die Körperwärme, benetzt die Eichel und setzt deren Empfindungsfähigkeit herab, so dass der Samenerguss länger hinausgezögert werden soll (**Durex® Performa, condomi® max.LOVE**). Für den gleichen Zweck ist auch ein Spray erhältlich (Excite® man retard, Kessel Marketing).

> **Was bei der Verhütung mit Kondomen zu beachten ist**
> - Nur Markenkondome verwenden.
> - Kondome vor Hitze (Heizung, Sonneneinstrahlung) und mechanischer Beschädigung schützen.
> - Kondome überziehen, bevor das Glied die Scheide berührt.
> - Kondom festhalten, wenn das Glied aus der Scheide gezogen wird.
> - Kondome nur ein Mal benutzen.
> - Gebrauchte Kondome nicht in die Toilette werfen, sondern im Mülleimer entsorgen.

5.4.6 Herstellung von Kondomen

Zur Herstellung von Kondomen wird Latexmilch, die ungefähr 60 % ihres Trockengewichts an Kautschuk enthält, mit fein vermahlenem Schwefel, Zinkoxid und weiteren Chemikalien wie Vulkanisationsbeschleunigern vermengt. Danach lässt man die Mischung etwa 10 Tage lang zur Reifung stehen. Anschließend wird dieser Latexansatz kontinuierlich in ein Tauchbecken gepumpt. In dieses Tauchbecken tauchen Glasformen ein, die dreh- und schwenkbar an einer endlosen Kette befestigt sind, und überziehen sich mit einem dünnen Gummifilm, der mittels Heißluft getrocknet wird.

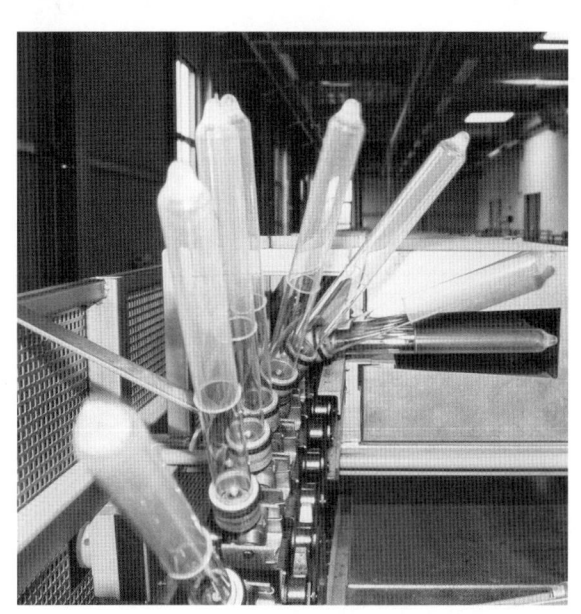

Abb. 5.10
Kondome in Produktionsprozess auf der Tauchkette.
Ritex Gummiwarenfabrik

88 Barrieremethoden

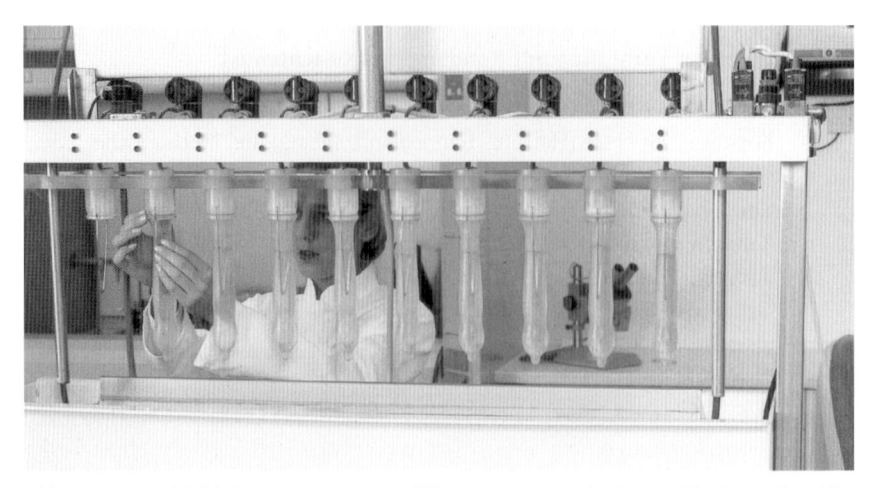

Abb. 5.11 Der Dichtigkeitstest. Mit Wasser gefüllte Kondome werden im Tauchbecken auf unsichtbare Durchlässe geprüft. Ritex Gummiwarenfabrik
▶ Siehe auch Tafel III

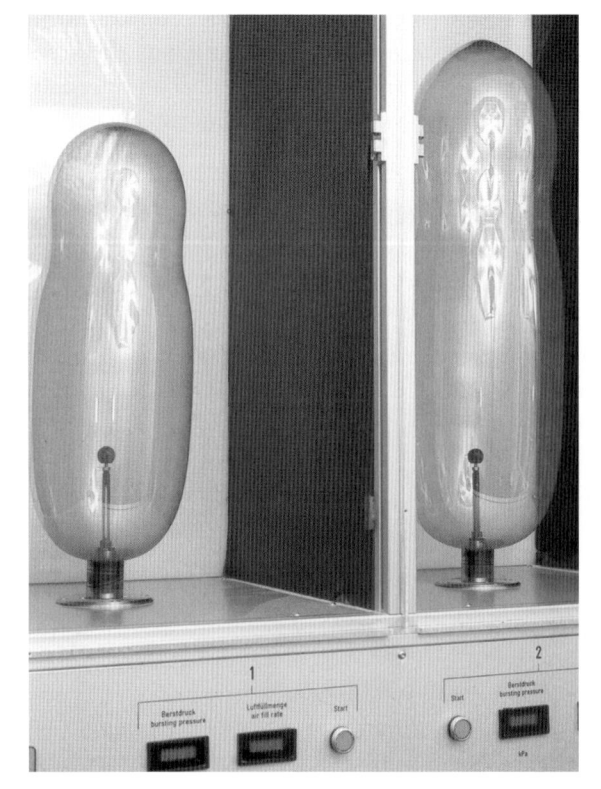

Abb. 5.12
Der Aufblastest. 18 Liter Luft muss ein Kondom mindestens fassen, bevor es birst. Ritex Gummiwarenfabrik
▶ Siehe auch Tafel III

Der Gummifilm fällt umso dünner aus, je schneller die Glasformen eingetaucht werden. Danach rollen Bürsten einen Rand an der offenen Seite der Kondome. Nach der Heißluftvulkanisation (ca. 8 Minuten bei 120 °C) werden die Formen durch ein heißes Wasserbad geführt. Das heiße Wasser lockert den Gummifilm, so dass er mittels Abstreifbürsten leicht von den Formen gezogen werden kann. Als Nächstes werden die nassen Kondome in einer Industriewaschmaschine mit Puder und Silikonemulsion versetzt, damit die dünnen Latexfilme nicht zusammenkleben, und schließlich in Trockentrommeln bei etwa 80 °C getrocknet. Danach folgt die elektronische Lochprüfung. Jedes einzelne Kondom wird dabei auf eine Prüfform aus Metall aufgezogen, die an einer rotierenden Elektrode vorbei läuft. Das Kondom wird mehrere Male mit einer Spannung von über 1200 Volt abgetastet. Hat es Risse, Löcher oder dünne Stellen, kann an diesen Stellen Strom fließen, den eine empfindliche Elektronik registriert. Solchermaßen schadhafte Ware wird automatisch aussortiert. Anschließend rollen Bürsten die unbeanstandete Ware von den Prüfformen ab. Weitere Materialprüfungen auf Zugvolumen, Berstvolumen und -druck, Dehnbarkeit usw. folgen. Zu diesem Zweck werden kontinuierlich Proben gezogen.

5.5 Frauenkondom

5.5.1 PU-Frauenkondom

Das bekanntere Frauenkondom **Femidom**® ist seit einigen Jahren im Handel. Bisher musste man es als Importware aus Österreich oder der Schweiz beziehen. Seit kurzem ist Femidom® jedoch auch in Deutschland erhältlich (Importeur: ELKmedia). Die internationalen Rechte an Femidom® hält die nichtkommerzielle Female Health Foundation (FHF).

Femidom® besteht aus einem Schlauch aus Polyurethan mit je einem flexiblen Ring an jedem Ende. Der innere Ring am geschlossenen Ende wird ähnlich wie ein Diaphragma zwischen das Schambein und das hintere Scheidengewölbe geschoben, sodass er den Muttermund abschirmt. Der äußere Ring liegt flach auf den großen Schamlippen auf. So verhindert das Frauenkondom, dass Spermien in die Gebärmutter gelangen können. Femidom® (der Name ist abgeleitet von „female condom") ist innen und außen mit einem geruchlosen Gleitmittel beschichtet, damit es der Vaginalschleimhaut besser anliegt und die Reibung des Penis verringert wird. Mit einer Länge von 17 cm passt es jeder Frau. Der Hersteller gibt an, dass es bis zu 8 Stunden getragen werden kann.

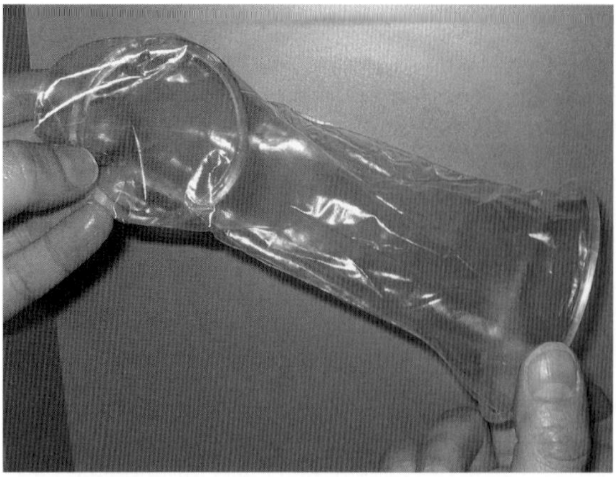

Abb. 5.13
Das Frauenkondom Femidom®
▶ Siehe auch Tafel IV

Anwendung und Sicherheit des PU-Frauenkondoms
Die Sicherheit von Femidom® entspricht in etwa der von Kondomen für Männer, die richtige Anwendung vorausgesetzt. Es ist nur für den einmaligen Gebrauch bestimmt. Neben- oder Nachwirkungen sind keine bekannt. Wie herkömmliche Kondome bietet es einen gewissen Schutz vor sexuell übertragbaren Keimen, wie Gonokokken, Spirochäten, Chlamydien, Trichomonaden, Papilloma-Viren und natürlich dem HI-Virus. Die Kombination mit Spermiziden ist zwar möglich, bringt aber wahrscheinlich keine zusätzliche Sicherheit.

Nachteilig sind die umständliche Handhabung, die relativ hohen Kosten und die Geräuschentwicklung beim Geschlechtsverkehr. Manche Frauen oder auch Männer drückt der äußere Ring. Gelegentlich reißt das Femidom® beim Einführen ein, oder es rutscht beim Verkehr heraus. Manchmal kann der Penis auch „daneben" eindringen. Falls das Frauenkondom beim Verkehr nicht richtig an der Scheidenwand haftet oder unangenehm knistert, schafft reichlich Gleitmittel Abhilfe.

5.5.2 Latex-Frauenkondom

Seit November 2002 wird von der Novarex GmbH ein weiteres Frauenkondom angeboten, damals noch unter dem Namen V-Amour®. Inzwischen wurde es umbenannt in **VA-Frauenkondom**. VA besteht aus einem flexiblen V-förmigen Rahmen, der einen aufgerollten Beutel aus Naturkautschuklatex offenhält. In der Mitte des Beutels befindet sich ein Schwamm, der mit Latex überzogen ist und der vor dem Muttermund platziert wird. Der Rahmen schmiegt sich an die Schamlippen und soll vor dem Verrutschen des Frauenkondoms schützen.

Abb. 5.14
Das VA®-Frauenkondom.
Novarex GmbH
▶ Siehe auch Tafel IV

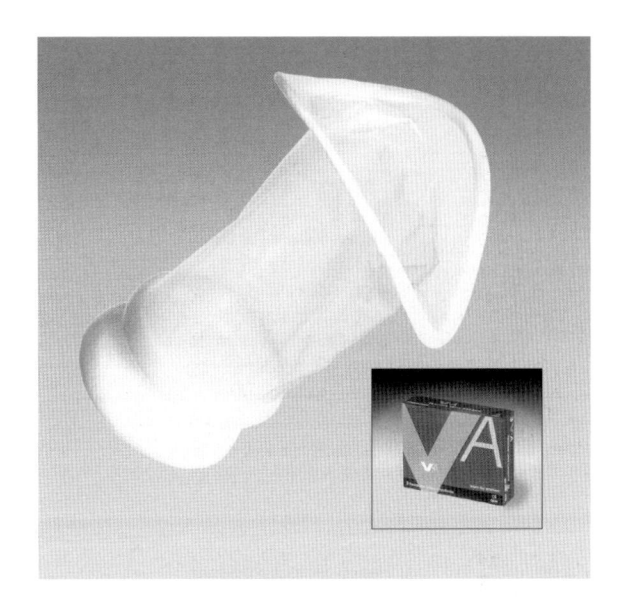

Anwendung und Sicherheit des Latex-Frauenkondoms

Zur kontrazeptiven Sicherheit kann der Vertreiber keine genauen Angaben machen, weil noch zu wenig Erfahrungen mit diesem Frauenkondom vorliegen. Schätzungen des Pearl-Index bewegen sich zwischen 5 und 25. VA soll einen besseren Schutz vor sexuell übertragbaren Krankheiten bieten als Kondome für Männer. Erfunden wurde dieses Frauenkondom von dem indischen Arzt Dr. Reddy. Produziert wird es in Indien. Außer in Indien ist es in Deutschland, Österreich, Spanien und den Niederlanden erhältlich. VA trägt das CE-Kennzeichen, vergeben von Det Norske Veritas. Kontraindikation für VA ist, wie bei allen Produkten aus Latex, eine Allergie gegen diesen Naturstoff.

> **Was bei der Verhütung mit Frauenkondomen zu beachten ist**
>
> - Auf richtige Platzierung achten: Der äußere Ring muss die großen Schamlippen vollständig umschließen.
> - Den Penis beim Einführen in die Vagina festhalten, damit er nicht außerhalb des Frauenkondoms eingeführt wird.
> - Nach Benutzung den Kondom-Ring oder -Rahmen einige Male drehen, damit keine Samenflüssigkeit auslaufen kann.
> - Kondome nicht die Toilette hinunterspülen, sondern in den Hausmüll geben.

1
- Flexibler Rahmen
- Schwamm mit Latex überzogen
- „V"-Biegung

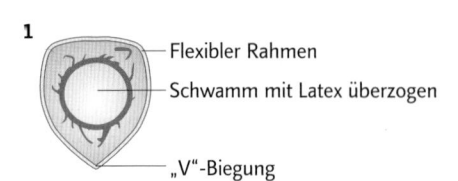

2
- Gerolltes Kondom
- Schwamm
- Latex-Beutel

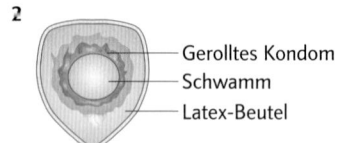

3 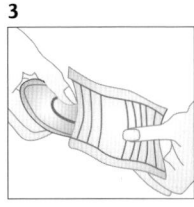 Öffnen Sie die Packung an der Einkerbung. Halten Sie das „VA-Frauenkondom" in der Mitte des Schwamms mit dem Daumen und dem Zeigefinger fest und entfernen Sie dann vorsichtig die Packung. Passen Sie auf, dass das ineinander geschobene Kondom sich nicht aufrollt, während Sie es aus der Packung herausnehmen.

4 Halten Sie das Kondom wie in der Abbildung dargestellt mit beiden Händen, die Daumen an die mit Latex überzogene Seite und die Mittel- und Zeigefinger an die nicht mit Latex überzogene Seite.

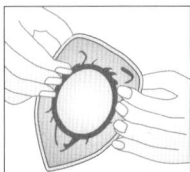

5 Jetzt halten Sie das Kondom vor Ihre Vagina. Wenn Sie das Kondom richtig halten, so zeigt die V-Biegung nach unten.

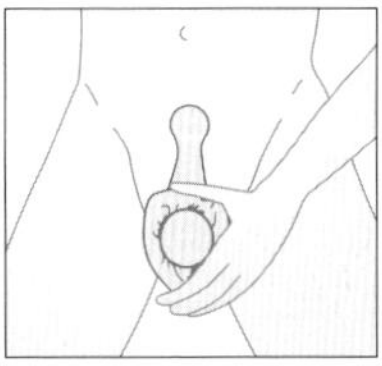

6 Halten Sie nun das Kondom vorsichtig mit einer Hand. Nehmen Sie die andere Hand und führen Sie mit dem Zeige- und dem Mittelfinger den nicht überzogenen Schwamm an der aufgerollten Kondomseite vorsichtig und komplett in die Vagina ein.

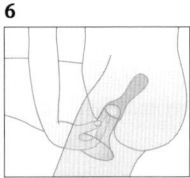

7 Vergewissern Sie sich, dass der Beutel mit dem Schwamm so weit in der Vagina eingeführt ist, dass der Rahmen an Ihrem Körper anliegt. Ist das Kondom in Ihre Vagina eingeführt, sollte es nicht mehr vor dem Geschlechtsverkehr herausgenommen werden.

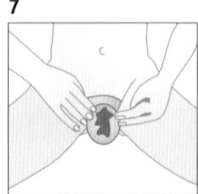

8 Wenn der steife Penis eingeführt wird, halten Sie den flexiblen Kondom-Rahmen wie in der Abbildung dargestellt, um zu verhindern, dass der Penis außerhalb des Kondoms eingeführt wird.

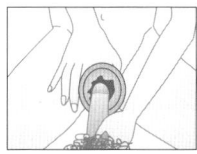

9 Nach dem Liebesspiel drehen Sie den Kondom-Rahmen einige Male, um das Auslaufen des Spermas zu verhindern und entfernen Sie das Kondom vorsichtig aus der Vagina.

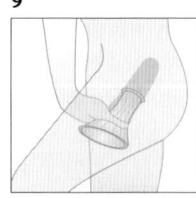

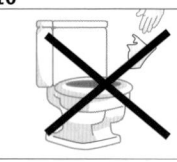

10 Wickeln Sie das gebrauchte Kondom in ein Papiertuch und entsorgen Sie es im Hausmüll. Spülen Sie das Kondom nicht die Toilette hinunter.

Abb. 5.15 Gebrauchsanleitung für das VA®-Frauenkondom. Novarex GmbH

6 Chemische Verhütungsmittel

Chemische Verhütungsmittel wirken lokal, d.h. sie werden vor dem Geschlechtsverkehr in die Scheide eingeführt und wirken auf dreierlei Weise:

- Sie verschließen den Muttermund, indem sie einen zähen Schleimpfropf bilden.
- Sie töten Spermien ab (spermizide Wirkung).
- Sie lähmen Spermien in ihrer Beweglichkeit.

Diese Wirkqualitäten sind bei jedem Produkt unterschiedlich ausgeprägt. Nicht nur der Wirkstoff selbst, sondern auch die Galenik tragen entscheidend zur kontrazeptiven Wirkung bei. Die Gebrauchsanleitung der Hersteller sollte man peinlich genau beachten, um eine optimale Sicherheit zu erzielen. Der Pearl-Index der chemischen Verhütungsmittel liegt ungefähr bei 5, das entspricht einer mittleren kontrazeptiven Sicherheit.

6.1 Spermizide Vaginalzäpfchen, Vaginalgele und Vaginalschäume

In Deutschland wird als einziger spermizider Wirkstoff **Nonoxinol-9** eingesetzt, ein ethoxyliertes Nonylphenol-Derivat. Nonoxinol-9 wird seit über 30 Jahren in lokalen Verhütungsmitteln verwendet und gilt als eines der am besten untersuchten Spermizide. Die Substanz wurde von der amerikanischen Gesundheitsbehörde FDA als wirksam und sicher für die lokale Kontrazeption eingestuft.

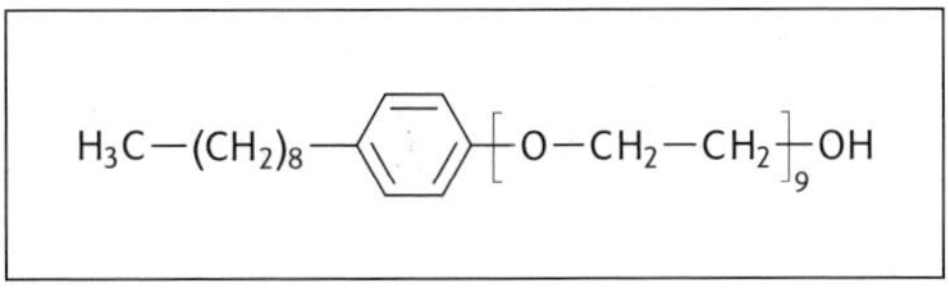

$$H_3C-(CH_2)_8-\langle\bigcirc\rangle-[O-CH_2-CH_2]_9-OH$$

Abb. 6.1
Strukturformel von Nonoxinol-9

Nonoxinol-9 ist eine oberflächenaktive Verbindung, welche die Zellmembran von Spermien zerstört, sobald sie mit ihnen in Kontakt kommt. Aufgrund des Verlustes von Nährstoffen durch die Membranporen sterben sie dann schnell ab. Außerdem trennt sie den Spermienschwanz ab, sodass die Spermien sich nicht mehr fortbewegen können.

6.1.1 Sicherheit der spermiziden Mittel

Es ist einleuchtend, dass die Verhütungssicherheit der spermiziden Mittel um so höher ist, je besser sie die gesamte Vagina auskleiden, sodass Spermien keine „Lücke" finden, durch die sie hindurchschlüpfen können. Hier schneiden die Schaumovula am besten ab, weil ihr feiner Schaum den Wirkstoff am besten verteilt. Wichtig ist auch die Viskosität der Präparate. Ein Präparat, das einen sehr zähen Schleimpfropf vor dem Muttermund bildet, ist sicherer als ein niedrig viskoses Mittel, das – zusätzlich durch Vaginalsekret verdünnt – leicht wieder aus der Scheide herausfließt. Aus diesem Grund ergeben sich für unterschiedliche Darreichungsformen verschiedene Pearl-Indizes: Für Schaumovula wird in der Literatur ein Wert von etwa 2 genannt, für Cremes, Schaumtabletten und Schaumaerosole ein Wert um 8. Dennoch sind die chemischen Mittel

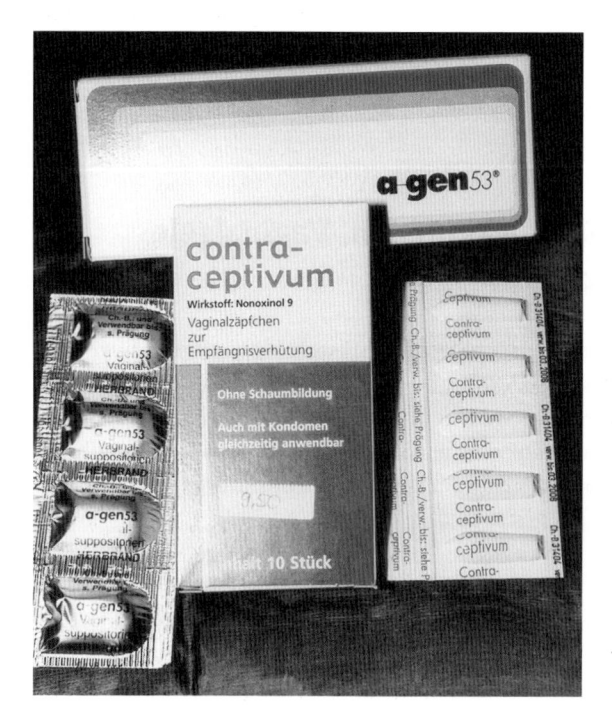

Abb. 6.2
Chemische Verhütungsmittel (Beispiele)

als alleinige Verhütungsmethode zu unsicher. Sie sollten stets in Kombination mit einer Barrieremethode wie Kondom oder Diaphragma verwendet werden, allerdings nur, wenn sie vom Hersteller ausdrücklich dafür empfohlen werden. Bei allen chemischen Verhütungsmitteln, die zusammen mit dem Diaphragma oder den meisten anderen mechanischen Verhütungsmitteln verwendet werden, ist unbedingt darauf zu achten, dass sie mit dem Latexmaterial kompatibel sind (siehe Tab. 6.1). Fett- oder emulgatorhaltige Rezepturen machen das Gummi porös und die Verhütung unsicher.

6.1.2 Anwendung der Spermizide

Wer chemische Verhütungsmittel verwenden will, sollte stets vier Punkte beachten:

- die richtige Platzierung,
- die Latenzzeit bis zum Wirkungseintritt des Mittels,
- die Wirkungsdauer,
- die Kombination mit anderen Verhütungsmethoden.

Das Mittel sollte möglichst tief in die Scheide eingeführt und direkt vor den Muttermund geschoben werden. Bei Cremes und Gelen liegt der Packung meistens eine Einführhilfe bei. Tabletten und Zäpfchen werden mit dem Finger an die richtige Stelle geschoben.

Cremes oder Gele wirken nach dem Einbringen in die Scheide sofort. Tabletten oder Ovula sollten mindestens zehn Minuten vor dem Verkehr eingeführt werden, damit sie sich durch die Körperwärme auflösen und den Wirkstoff gut verteilen können. Sie können jedoch auch bereits eine halbe Stunde vorher angewendet werden.

Die Wirkdauer der chemischen Verhütungsmittel beträgt etwa zwei Stunden. Wer mehrmals Geschlechtsverkehr hat, sollte das Mittel auch mehrmals anwenden. Auch das Aufstehen gefährdet die kontrazeptive Sicherheit, weil das Verhütungsmittel aus der Scheide herauslaufen kann.

6.1.3 Nebenwirkungen der Spermizide

Vermehrter Ausfluss aus der Scheide nach der Anwendung chemischer Verhütungsmittel ist normal. Der ausgeprägte „medizinische" Geruch und Geschmack einiger Präparate oder ihre Parfümierung stört manche Paare. Nonoxinol-9 kann, vor allem bei häufiger Anwendung, zu Brennen, Wärmegefühl oder Jucken führen, sowohl bei der Anwenderin als auch bei ihrem Partner. Meistens sind solche Begleiterscheinungen nur vorübergehend. Echte Allergien sind selten. Jucken oder Brennen im Vaginalbereich kann auch ein Symptom einer Pilz- oder sonstigen Infektion sein, denn Nonoxinol-9 steht im Verdacht, die Schleimhaut zu reizen und die normale Scheidenflora zu schädigen. Frauen, die zu Genitalinfektionen neigen, sollten Präparate mit diesem Wirkstoff daher meiden. Schwangerschaft und Stillzeit sind Kontraindikationen für Spermizide, weil nicht ausgeschlossen werden kann, dass diese Mittel in den Blutkreislauf bzw. die Muttermilch gelangen können. Aus diesen Gründen sollte man chemische Verhütungsmittel maximal 2–3 Mal pro Woche benutzen.

Noch ist nicht endgültig geklärt, ob Spermizide auch vor Genitalinfektionen schützen können. Untersuchungen zufolge hemmen sie das Wachstum von Bakterien, Pilzen und anderen Krankheitserregern. Die postulierte Schutzwirkung vor einer AIDS-Infektion konnte nicht belegt werden. In vitro töten Spermizide zwar HI-Viren ab, in vivo könnten sie aber das Eindringen dieses Virus in den Körper aufgrund ihrer schleimhautschädigenden Wirkung sogar begünstigen. Daher gilt nach wie vor: Der einzige zuverlässige Schutz vor sexuell übertragbaren Krankheiten besteht in der konsequenten Verwendung von Kondomen!

> **Was bei der Verhütung mit chemischen Verhütungsmitteln zu beachten ist**
>
> - Vor der Anwendung die Gebrauchsanleitung sorgfältig lesen.
> - Mittel mindestens 10 Minuten vor dem Verkehr einführen.
> - Die Kombination mit Barrieremethoden erhöht die kontrazeptive Sicherheit.
> - Bei Kombination mit Latexartikeln auf Materialverträglichkeit achten.
> - Bei mehrmaligem Verkehr weitere Tabletten oder Zäpfchen einführen.
> - Die Wirkung hält maximal 1–2 Stunden an.

Tab. 6.1 Chemische Verhütungsmittel (Spermizide)

Produkt	Hersteller/Vertreiber	Menge	Darreichungsform	Kompatibilität[1]
A-gen® 53	Deutsche Chefaro Pharma	12	Vaginalzäpfchen	nein
Contraceptivum®	Amcapharm	12	Vaginalzäpfchen	ja[2]
Gynol® II	Kessel Marketing (Import aus GB)	81 g	Gel	ja
Patentex®	PCR Arzneimittel	55 g	Gel	ja
Patentex®	PCR Arzneimittel	12	Ovula	nein

[1] Kompatibilität mit Latexartikeln
[2] Vom Hersteller ausdrücklich zur Verwendung mit Kondomen empfohlen; ohne Schaumbildung

6.2 Verhütungsschwamm

Von verschiedenen ausländischen Herstellern werden Verhütungsschwämme aus Kunststoff angeboten, die mit einem Spermizid getränkt sind und vor dem Geschlechtsverkehr vor dem Muttermund platziert werden. Es handelt sich bei diesen Vaginalschwämmen also um eine Kombination aus mechanischem und chemischem Verhütungsmittel. Das Spermizid sorgt für die Immobilisierung und Abtötung der Spermien und der Kunststoffschaum absorbiert Spermien.

6.2.1 Anwendung von Verhütungsschwämmen

Die Schwämme sind für den Einmalgebrauch vorgesehen. Ihre Wirkungsdauer beträgt etwa 24 Stunden, sodass bei mehrmaligem Verkehr kein Spermizid nachgelegt werden muss. Die Anwendung ist so einfach wie das Einführen eines Tampons. Zur leichteren Entfernung sind sie mit einem Faden oder einer Schlaufe versehen.

6.2.2 Verhütungsschwamm Today Sponge®

Der bekannteste Vaginalschwamm ist der **Today Sponge®** der amerikanischen Firma Allendale Pharmaceuticals. Er besteht aus Polyurethanschaum und ist mit 1 g des Spermizides Nonoxinol-9 getränkt. Um das Spermizid zu aktivieren, wird der Schwamm mit fließendem Leitungswasser getränkt und leicht ausgedrückt. Dann wird der Schwamm so gefaltet, dass die konkave Seite innen liegt, und an der Hinterwand der Scheide entlang eingeführt, bis er dem Muttermund bedeckt. Die konkave Seite sollte dabei zum Muttermund hin gewandt sein. Today Sponge® kann bis zu 24 Stunden vor dem Geschlechtsverkehr angewandt werden. Nach dem letzten Verkehr sollte er noch mindestens 6 Stunden an seinem Ort verbleiben, jedoch höchstens 30 Stunden insgesamt getragen werden. Beim Geschlechtsverkehr wird er in der Regel weder von der Frau noch von ihrem Partner gespürt.

Sicherheit des Verhütungsschwamms
Nach Angaben des Herstellers beträgt die kontrazeptive Sicherheit von Today Sponge® bei korrekter Anwendung 89–91 %, das entspricht einem Pearl-Index von 9–11. Damit ist dieses Verhütungsmittel nur als wenig zuverlässig einzustufen. Der Schwamm scheint jedoch einen gewissen Schutz vor Vaginalinfektionen zu bieten. Kontraindiziert ist er während der Periodenblutung, nach einer

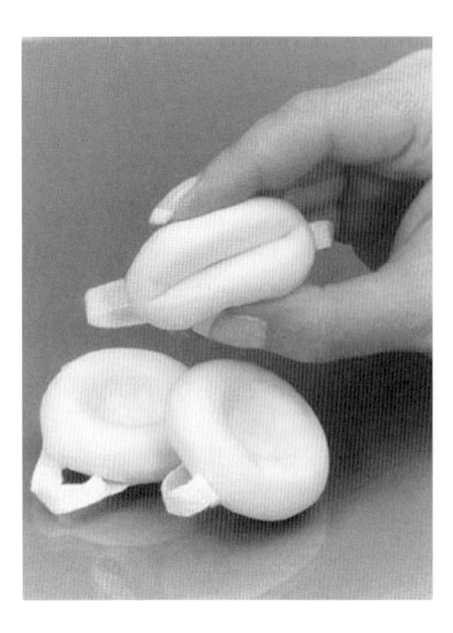

Abb. 6.3 Der Today Sponge® Verhütungsschwamm. Allendale Pharmaceuticals Inc.
▶ Siehe auch Tafel IV

Geburt, Fehlgeburt oder Vaginaloperation oder bei einer bestehenden Vaginalinfektion. Gelegentlich können Allergien auf oder Schleimhautreizungen durch das Spermizid auftreten. In einer klinischen Studie in den USA war dies bei 4 % der Anwenderinnen der Fall.

6.2.3 Andere Verhütungsschwämme

Der **Protectaid®-Verhütungsschwamm** kommt ebenfalls aus den USA. Er besteht wie der Today Sponge® aus Polyurethanschaum und ist mit dem Spermizid F-5 Gel® getränkt, einer Kombination aus Nonoxinol-9, Benzalkoniumchlorid und Natriumcholat. Diese Kombination ist womöglich besser verträglich als eine hohe Konzentration von Nonoxinol-9 allein. Die Schwämmchen können nach der Entnahme aus der Packung sofort verwendet werden. Protectaid®-Schwämmchen können bis zu zwölf Stunden lang getragen werden. In klinischen Versuchen wurde ein Pearl-Index von 14 ermittelt.

In Frankreich ist ein Vaginalschwamm mit dem Namen **Pharmatex tampon®** erhältlich. Er besteht aus einem Schaumstoffzylinder, der mit Benzalkoniumchlorid getränkt ist. Das Einführen dieses Verhütungsmittels ist einfach, aber das Entfernen kann manchmal Schwierigkeiten bereiten. Der Pharmatex-Tampon sollte frühestens 2 Stunden nach dem Verkehr entfernt werden, aber längstens 24 Stunden in der Scheide verbleiben.

Nebenwirkungen und Kontraindikationen sind vergleichbar mit denen in 6.2.2 beschriebenen.

6.3 Spermienlähmende Gele

Besser verträglich als die synthetischen Spermizide, jedoch weniger wirksam, sind Gele auf der Basis von organischen Säuren. Verwendet werden insbesondere Milch- und Zitronensäure. Diese schwachen Säuren töten die Spermien nicht ab, sondern verändern das Scheidenmilieu so, dass sich die Spermien nicht mehr fortbewegen können. Wegen ihrer vergleichsweise schwachen kontrazeptiven Sicherheit sollten sie stets in Kombination mit Diaphragma, Portiokappe oder Lea®contraceptivum verwendet werden. Ein Fertigpräparat ist **Contragel® grün** (aus den Niederlanden, auf Milchsäurebasis, Nachfolgeprodukt von Contracep® grün). Es kann über Apotheken (Importeur: Kessel Marketing und Vertrieb) importiert werden oder bei pro familia-Beratungsstellen erworben werden. Außerdem kursieren diverse Rezepturen. Ein Rezepturbeispiel finden Sie im nachfolgenden Kasten. Nach bisherigen Erkenntnissen scheint Contragel® grün deutlich besser zu wirken als die Gele auf Zitronensäurebasis. Für die Anwendung der säurehaltigen Gele gelten die gleichen Regeln wie für die Nonoxinol-9-haltigen Spermizide.

DIAPHRAGMA-GEL AUF ZITRONENSÄUREBASIS*

Für 20 Tuben Gel zu je 100 g.

Ausgangsstoffe

Amyli tritici	164,80 g
Aquae purificatae	226,60 g
Glycerini (85 %)	1565,60 g
Tragacanthae	82,40 g
Acidi citrici cryst.	20,60 g
Spiritus 90 %	q. s. (ca. 150 g)
Summe	2060,00 g (inklusive 3 % Überschuss)

Herstellungsvorschrift

- Weizenstärke mit Wasser, worin die Zitronensäure gelöst ist, ca. 30 min quellen lassen, dabei immer wieder gut umrühren.
- Danach Glyzerin zugeben und mischen.
- Traganth mit Spiritus gut verrühren und zu der ersten Mischung geben.
- Alles zusammen auf dem siedenden Wasserbad so lange erhitzen und rühren, bis der Alkohol vollständig verdampft ist (Geruch!) und das Gel dick und zäh geworden ist.
- Zwischendurch und zum Schluss das verdampfte Wasser ersetzen.
- In Tuben abfüllen.

Hinweis

Der Spiritus dient zum besseren Dispergieren des Traganths, damit dieser nicht vorzeitig verklumpt.

* Mit Erlaubnis der Apotheke am Viktoriapark, Großbeerenstr. 52, Berlin 61, Tel. 7 85 78 92

DIAPHRAGMA-GEL AUF ZITRONENSÄUREBASIS*

Gebrauchsinformation

Zusammensetzung

Zitronensäure kristallin	1,00 g
Traganth	4,00 g
Weizenstärke	8,00 g
Glyzerin (85%ig)	76,00 g
Gereinigtes Wasser	11,00 g

Anwendungsgebiete
Zur Empfängnisverhütung in kombinierter Anwendung mit dem Diaphragma.

Nebenwirkungen
Hautreizungen können vereinzelt auftreten.

Gegenanzeigen und Wechselwirkungen
Sind uns nicht bekannt.

Dosierung und Anwendungsweise
Vor dem Einsetzen wird auf die später dem Gebärmuttermund zugewandte Seite des Diaphragmas 1 Teelöffel des Gels aufgebracht. Der Rand wird innen dünn bestrichen. Das Einsetzen sollte möglichst kurz – maximal 2 Stunden – vor dem Verkehr erfolgen. Über die Zeit von 8 Stunden hinaus ist die Wirksamkeit des Gels nicht mehr gewährleistet. Sollte wiederholt Geschlechtsverkehr stattfinden, muss eine andere Verhütungsmethode zusätzlich angewandt werden.

Dieses Diaphragma-Gel lässt sich nicht nachschieben!

Haltbarkeit
Das Gel ist in der geschlossenen Tube und bei Zimmertemperatur mindestens 1 Jahr haltbar. Auf ein Konservierungsmittel wurde bewusst verzichtet. Der hohe Gehalt an Glyzerin, das saure Milieu sowie die luftdichte Verpackung bieten Bakterien und Pilzen denkbar schlechte Lebensbedingungen.

Arzneimittel für Kinder unzugänglich aufbewahren!

Eigenschaften und Wirkungsweise
Spermien brauchen für ihre Fortbewegung (und damit für ihre Lebensfähigkeit) ein schwach saures, wässriges Milieu. Diese Bedingungen werden vom Gebärmutterschleim während der fruchtbaren Tage optimal erfüllt.

Während der unfruchtbaren Tage bildet der Gebärmutterschleim für die Spermien eine undurchdringliche und damit tödliche Barriere: Er ist jetzt dickflüssig, enthält verhältnismäßig wenig Wasser (22,4 %), und er ist sauer (pH 3–4). Das Diaphragma-Gel versucht, diesen Schleim „nachzuempfinden": es ist sehr dickflüssig und hat einen sauren pH von 3–4.

Aufgrund der Gefahr von Missbildungen bzw. der Schädigung der natürlichen Bakterienflora in der Scheide sind weder spermizide Stoffe noch Konservierungsmittel, Parfüms oder ähnliche bedenkliche Stoffe enthalten.

Das Gel riecht schwach nach dem enthaltenen Quellstoff Traganth. Glyzerin und Zitronensäure bewirken den süß-sauren Geschmack.

Die Sicherheit ist mindestens gleich hoch wie bei den übrigen auf dem Markt befindlichen Präparaten.

Hinweis
Es besteht die Möglichkeit, dass bei manchen Frauen das Gel zu schnell flüssig wird. Vor der ersten Anwendung sollte unbedingt ein Test daraufhin durchgeführt werden. Dazu wird das mit dem Gel versehene Diaphragma eingelegt und bereits nach 3 Stunden wieder herausgenommen. Um einen empfängnisverhütenden Schutz zu gewährleisten, muss das Gel zu diesem Zeitpunkt noch zähflüssig sein. Am aussagekräftigsten ist dieser Test, wenn die Zähigkeit des Gels nach dem Geschlechtsverkehr überprüft wird – natürlich muss dann ein Kondom benutzt werden!

Wir freuen uns sehr über Erfahrungsberichte und Kritik!

* Mit Erlaubnis der Apotheke am Viktoriapark, Großbeerenstr. 52, Berlin 61, Tel. 7 85 78 92

6.4 Scheidenspülung (Vaginaldusche)

Unsere Großmütter verwendeten unmittelbar nach dem Geschlechtsverkehr eine Scheidendusche in der Hoffnung, damit die Spermien hinauszuschwemmen und eine Schwangerschaft zu verhindern. Diese Methode hilft nicht, denn Spermien sind sehr schnell. Einige werden bereits die Gebärmutter erreicht haben, bevor die Frau im Badezimmer ist. Außerdem lockt der Zervixschleim, der kurz vor dem Eisprung vermehrt produziert wird, die Spermien geradezu an. Scheidenspülungen schädigen daher eher die Vaginalflora, als dass sie die Empfängnis verhüten. Zudem ist es der Freude am körperlichen Zusammensein abträglich, wenn die Frau gleich nach dem Sex aufspringt und ins Badezimmer eilt ... . Als Pearl-Index wird ein Wert um die 30 angegeben.

7 Intrauterinpessare (IUPs, Spirale)

Nach den oralen Kontrazeptiva gehören **Intrauterinpessare (IUPs)** zu den am häufigsten verwendeten Verhütungsmitteln. Zurzeit benutzen etwa 1,5 Millionen Frauen in Deutschland die Spirale. Ihre Erforschung begann schon vor circa hundert Jahren. Die umgangssprachliche Bezeichnung „Spirale" kommt von der Form eines frühen Modells, der Margulies-Spirale, die tatsächlich die Form einer Spirale hatte. Die heute gebräuchlichen Intrauterinpessare haben meistens die Form des Buchstabens „T". Diese Form wurde entwickelt, weil sie sich der Gebärmutterform besonders gut anpasst und nur selten verrutscht. Außerdem lässt sich die T-Form gut durch den Zervikalkanal einführen. Spiralen bestehen aus weichem, flexiblem Kunststoff. Am unteren Ende ist ein Kunststofffaden angebracht, der zum Entfernen und zur Kontrolle des richtigen Sitzes dient. Juristisch zählen Intrauterinpessare zu den Medizinprodukten. Alle IUPs, die in der Europäischen Union vertrieben werden, müssen das CE-Konformitätszeichen für Medizinprodukte der Klasse III tragen.

Derzeit sind vier verschiedene Typen von Intrauterinpessaren erhältlich:

- wirkstofffreie Spiralen,
- Kupferspiralen,
- Kupferkette (GyneFix®),
- Hormonspirale (Mirena®, siehe Kap. 4.4). Da Mirena® auf pharmakologischem und nicht auf physikalischem Weg wirkt (therapeutisches System), ist sie als Arzneimittel einzustufen.

7.1 Wirkstofffreie Spirale

Anfangs experimentierte man mit einer Reihe von Materialien wie Hartgummi, Stahl, Gold, Silber oder Messing. Seit den 60er Jahren des vergangenen Jahrhunderts wurde zunehmend Kunststoff verwendet, weil er elastisch und relativ gut verträglich ist. Der biegsame Kunststoff lässt sich leichter in die Gebärmutter einführen als Spiralen aus Metall. Zudem führt er seltener zu Entzündungen.

7.1.1 Wirkungsmechanismus der Spirale

Als Wirkungsmechanismus sämtlicher Spiralen (außer der Hormonspirale) vermutet man den Fremdkörperreiz, der eine örtlich begrenzte, abakterielle Entzündung der Gebärmutterschleimhaut hervorruft. Diese Entzündung lockt Granulozyten und Makrophagen in das Endometrium, die sowohl Spermien als auch gegebenenfalls ein befruchtetes Ei phagozytieren. Zudem werden an den Stellen, wo die Spirale der Gebärmutterschleimhaut anliegt, vermehrt Prostaglandine gebildet. Prostaglandine verstärken die Uteruskontraktion und können so ein

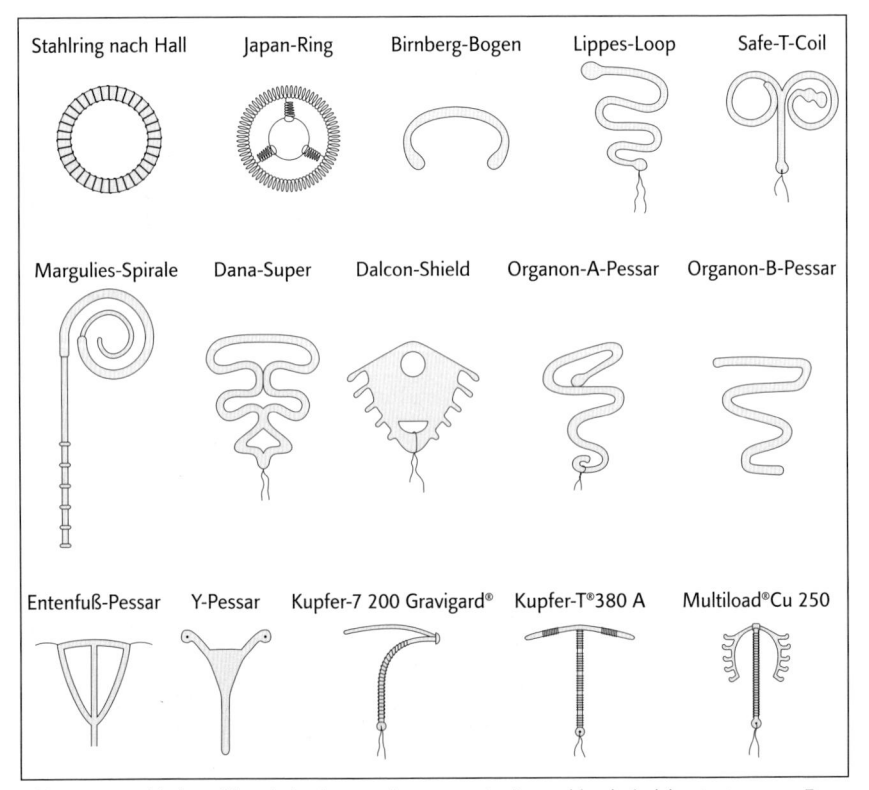

Abb. 7.1 Verschiedene historische Intrauterinpessare. In Deutschland sind heutzutage zur Empfängnisverhütung nur noch die beiden IUP-Modelle rechts unten in Gebrauch, nämlich die klassische T-förmige Kupferspirale und das IUP Multiload®Cu der Fa. Organon. Aus Teichmann 1991

befruchtetes Ei (oder manchmal auch das IUP selbst) ausstoßen. Außerdem induziert die Spirale die Bildung von tPA (tissue plasminogen activator), was zu einer verstärkten Fibrinolyse führt. Alle diese biochemischen Effekte führen unter anderem dazu, dass die feinen Blutgefäße, welche das Endometrium versorgen, brüchiger und permeabler werden. Das erklärt, warum unter der Spirale längere und stärkere Blutungen auftreten. Möglicherweise stört die Spirale auch das regelhafte Endometriumwachstum, was zur Nidationshemmung führt. Die kontrazeptive Wirkung der Spirale ist umso besser, je größer ihre Oberfläche ist.

Wirkstofffreie Spiralen sind in Deutschland nicht mehr im Handel.

7.2 Kupferspirale

Kupferspiralen sind heutzutage die gebräuchlichsten Spiralen. Bei ihnen ist der Schaft mit einem dünnen Kupferfaden umwickelt, der etwa 10–50 µg Kupferionen pro Tag freisetzt. Die Kupferionen verteilen sich in der Gebärmutter und den Eileitern und verstärken die Fremdkörperreaktion. Eine wichtige Rolle

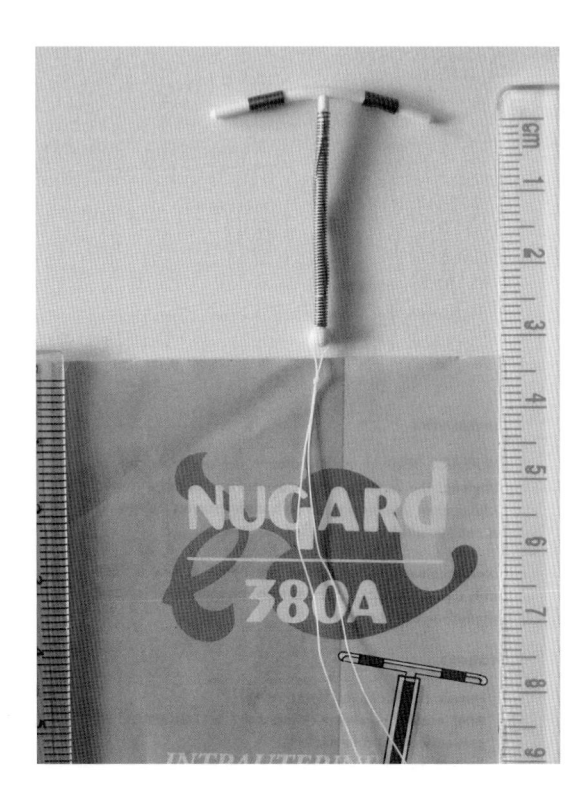

Abb. 7.2 Eine Kupferspirale
▶ Siehe auch Tafel V

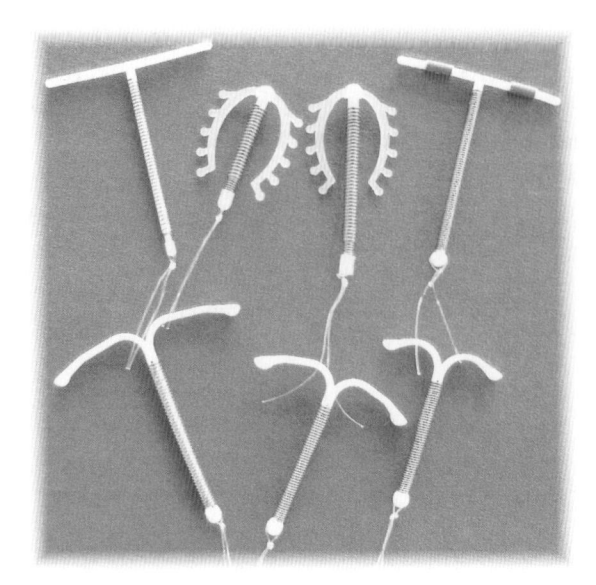

Abb. 7.3
Verschiedene Kupfer-IUPs.
Tomed Dr. Toussaint GmbH
▶ Siehe auch Tafel V

spielt die toxische Wirkung des Kupfers auf die Spermien, deren Beweglichkeit und Überlebensdauer es reduziert. Nach neuesten Erkenntnissen beeinträchtigen die Kupferionen den Energiestoffwechsel in den Mitochondrien der Spermatozoen durch kompetitive Enzymhemmung. Zudem scheinen Kupferionen auch den Zervikalschleim so zu verändern, dass die Spermienaszension und -penetration gestört wird. Dennoch reichen der Fremdkörpereffekt und das Kupfer für eine zuverlässige Verhütung allein nicht aus. Entscheidend ist auch die richtige Größe und der korrekte Sitz des Intrauterinpessars.

Zum Vergleich verschiedener IUPs dient der Gehalt an Kupfer, der in Quadratmillimeter Kupferoberfläche angegeben wird. So enthält z.B. das IUP Multiload® Cu 375 der Fa. Organon einen Kupferdraht mit insgesamt 375 mm^2 Cu-Oberfläche. Bei manchen Spiralen ist im Kupferdraht ein Kern aus Silber oder Gold enthalten. Das Edelmetall erhöht die Korrosionsbeständigkeit des Kupferfadens gegenüber den Gebärmuttersekreten. Es verbessert so die Verträglichkeit und die Sicherheit der Langzeitkontrazeption und erhöht die Liegedauer.

7.2.1 Einlegen eines Intrauterinpessars

Alle Spiralen müssen vom Gynäkologen angepasst und eingesetzt werden. Sie eignen sich vor allem für die Langzeitverhütung, denn je nach Modell können sie drei bis fünf Jahre in der Gebärmutter verbleiben. Die meisten Ärzte legen die Spirale nur Frauen ein, die bereits mindestens ein Kind geboren haben, denn bei ihnen ist der Zervixkanal bereits gedehnt. Bei einer Nullipara (Frau, die noch kein Kind geboren hat), kann das Einlegen sehr schmerzhaft und unter Umständen sogar unmöglich sein. Der am besten geeignete Zeitpunkt zum Einlegen eines IUPs ist während oder kurz nach der Menstruation, weil dann

- der Muttermund sowieso etwas geweitet ist,
- die Blutungen und Krämpfe, die nach dem Einführen der Spirale auftreten können, von der Menstruationsblutung überdeckt werden,
- mit Gewissheit keine Schwangerschaft vorliegt.

Tab. 7.1 Vergleich verschiedener, in Deutschland erhältlicher IUP-Modelle

Produkt	Hersteller/ Vertreiber	Kupfergehalt [mm²]	Achsenlänge [mm]	Weite der Seitenarme [mm]	Innenkern des Kupferdrahtes	Maximale Liegedauer [Jahre]
femena®	Hexal	375	35	~ 20	–	5
femena® gold	Hexal	375	35	~ 20	Goldclip auf Querärmchen[1]	5
Multiload® Cu 250 short	Organon	239–283	24	~ 20	–	3
Multiload® Cu 375	Organon	375	35	~ 20	–	5
Nova T®	Schering	208 ± 13	k. A.	k. A.	11–29 mg Ag	5
IUP T® 380	Tomed	380	38	32	Ag Ø 0,1 mm	5
IUP T® 375 Plus Maxi	Tomed	375	38	38	Ag Ø 0,1 mm	3-5
IUP T® 375 Plus Normal	Tomed	375	32	32	Ag Ø 0,1 mm	3-5
IUP T® 375 Plus Mini	Tomed	375	29,6	24	Ag Ø 0,1 mm	3-5
IUP Ancora® 250 Mini	Tomed	250	25	20	–	3-4
IUP Ancora® 375 Normal	Tomed	375	35	20	–	3-5
IUP Ancora® 250 Plus Normal	Tomed	250	35	20	Ag Ø 0,1 mm	3-5
IUP T® 200 Normal	Tomed	200	38	38	–	2-3
IUP T® 375 Gold Maxi	Tomed	375	38	38	Au Ø 0,1 mm	5
IUP T® 375 Gold Normal	Tomed	375	32	32	Au Ø 0,1 mm	5
IUP T® 375 Gold Mini	Tomed	375	29,6	24	Au Ø 0,1 mm	5

[1] Der Goldclip dient hier zur Lagekontrolle.
k. A.: keine Angaben; Ø: Durchmesser; Ag: Silber; Au: Gold

Intrauterinpessare sollten nur von Ärzten eingelegt werden, die Übung darin haben. Vom juristischen Standpunkt aus ist das Einlegen eines Intrauterinpessars eine Operation. Deshalb ist der Arzt verpflichtet, die Frau vorher über die Sicherheit und Wirkung sowie mögliche Komplikationen oder Nebenwirkungen aufzuklären. Er sollte eine gründliche Anamnese erheben und eine gynäkologische Untersuchung einschließlich Schwangerschaftstest, Krebsabstrich sowie einen Test auf Gonorrhö durchführen. Nach der Desinfektion der Vagina misst er mit einer Sonde die Länge und Form der Gebärmutterhöhle und die Lage der Gebärmutter (mehr oder weniger geknickt) aus. Anhand dieser Maße fällt der Arzt die Entscheidung für ein bestimmtes Spiralenmodell.

Das eigentliche Einlegen erfolgt mittels eines dünnen, sterilen Mandrins (hohles Kunststoffröhrchen), in das die Spirale eingespannt ist. Dieses Röhrchen schiebt der Arzt vorsichtig durch den Gebärmutterhalskanal. Dabei spüren manche Frauen nur ein leichtes Ziehen, manche haben aber auch stärkere Schmerzen oder Krämpfe. Bei Bedarf kann der Arzt den Muttermund mit einem Lokalanästhetikum betäuben. Manchmal, vor allem bei Nulliparae, muss er zunächst den Zervixkanal mit dünnen Metallstiften (Hegar-Stiften) auf einen Durchmesser von etwa vier Millimetern weiten, bevor er das IUP einführt. Wenn die Spirale im Mandrin die obere Gebärmutterwand erreicht hat, drückt sie der Arzt mit einem Kolben wie bei einer Spritze heraus und schiebt das Einführungsröhrchen zurück. Dabei werden die Ärmchen des IUP freigegeben, und es schmiegt sich der Uteruswand an. Der Rückholfaden hängt in das obere Scheidengewölbe hinein. Er wird vom Arzt auf eine Länge von 2–3 cm gekürzt.

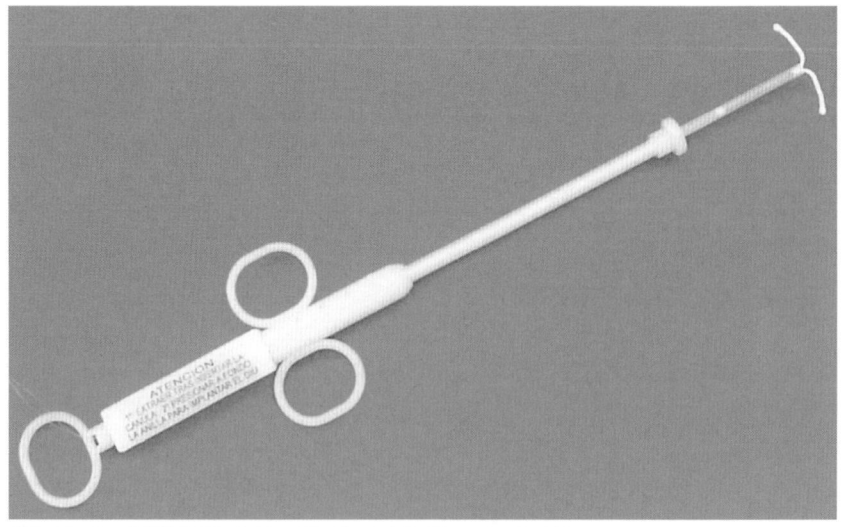

Abb. 7.4 Das IUP T Gold mit Mandrin. Tomed Dr. Toussaint GmbH
▶ Siehe auch Tafel V

Abb. 7.5
Intrauterinpessar in der Gebärmutterhöhle. Tomed Dr. Toussaint GmbH

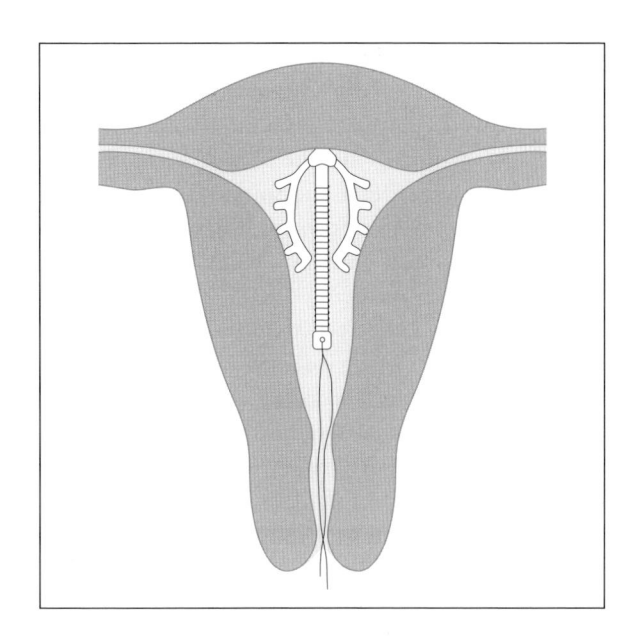

Der ganze Vorgang dauert nur wenige Minuten. Anschließend überprüft der Arzt die richtige Lage der Spirale mittels Sonografie. Üblicherweise erfolgt zwei bis sechs Wochen nach dem Einlegen eine weitere Kontrolle. IUP-Trägerinnen wird empfohlen, drei, sechs und zwölf Monate nach dem Einlegen ihre Frauenarztpraxis zur Kontrolle aufzusuchen. Danach genügt ein Kontrollbesuch pro Jahr, außer natürlich bei Beschwerden. Außerdem sollten sie 1–2mal jährlich einen zytologischen Abstrich machen lassen.

Je besser eine Frau sich entspannen kann, desto schmerzloser erlebt sie das Einlegen eines Intrauterinpessars. Es kann aber auch zu krampfartigen Schmerzen, Blutdruckabfall, Schwäche und Schwindel kommen, weil sich die Gebärmutter kontrahiert, um den Fremdkörper wieder loszuwerden. Der Arzt kann in solchen Fällen ein Analgetikum verschreiben oder mitgeben. Es ist empfehlenswert, eine Begleitperson zum Arzttermin mitzunehmen, für den Fall, dass Beschwerden auftreten.

7.2.2 Sicherheit des Intrauterinpessars

Kupferspiralen müssen alle drei bis fünf Jahre ausgewechselt werden, denn nach dieser Zeit ist der Kupferanteil meistens aufgebraucht. Eine Spirale sollte keinesfalls länger liegen, als der Hersteller empfiehlt, denn Menstruationsblut und Uterussekret können ihre Wirksamkeit im Laufe der Zeit herabsetzen. Durch Verkrustungen kann z. B. der feine Kupferdraht brechen. Früher empfahlen Gynäkologen eine ungefähr einmonatige „Erholungspause" für den Uterus zwischen zwei Spiralen. Das ist heutzutage nicht mehr erforderlich. Falls weiterhin ein Konzeptionsschutz gewünscht wird, kann der Arzt in einem Arbeitsgang die alte Spirale entfernen und eine neue einlegen. Die Fruchtbarkeit wird durch die Spirale langfristig nicht beeinflusst, sofern keine Entzündungen oder Infektionen des kleinen Beckens auftreten (siehe unten). Wenn eine Frau sich ein Kind wünscht, kann sie bald nach dem Ziehen der Spirale schwanger werden.

In der Zeit kurz nach dem Einsetzen der Spirale sollte die Frau mindestens ein Mal pro Woche, nach jeder Periodenblutung und vor jedem Geschlechtsverkehr den Rückholfaden ertasten, um sicher zu gehen, dass die Spirale sich nicht verschoben hat oder ausgestoßen wurde. Nach etwa drei Monaten ist diese Kontrolle nur noch nach jeder Menstruationsblutung notwendig. Mit der Zeit entwickeln viele Frauen ein Gespür dafür, wie kurz oder lang der Faden sein darf: Verkürzt er sich, bedeutet das, dass die Spirale nach oben gewandet ist. Wird er länger, so ist die Spirale Richtung Zervixkanal gewandert oder sogar kurz davor, ausgestoßen zuwerden.

Kupferspiralen haben einen Pearl-Index von 0,4–2,6, d. h. sie sind nicht so sicher wie die Pille. Das liegt zum Teil daran, dass das IUP relativ häufig wieder ausgestoßen wird. Studien belegen, dass dies bei etwa einer bis zwanzig von hundert Frauen innerhalb eines Jahres geschieht, je nach Erfahrung des Arztes, der das IUP einlegt. Pro familia gibt als durchschnittliche Ausstoßungsrate im ersten Jahr 3,4 % an. Davon wird ungefähr jede fünfte Spirale unbemerkt ausgestoßen, meistens während der Menstruation. Diese Gefahr besteht vor allem in den ersten drei Monaten nach dem Einlegen. Es kann jedoch auch bei liegender Spirale zu einer Empfängnis kommen (siehe unten). Auch Spiralenträgerinnen können übrigens Tampons zur Monatshygiene benutzen. Wenn der Rückholfaden des IUP kurz genug ist, kann er beim Entfernen des Tampons nicht mit herausgezogen werden. Auch beim Geschlechtsverkehr spürt der Partner in der Regel den Faden nicht.

7.2.3 Risiken und Nebenwirkungen des Intrauterinpessars

Manche Frauen spüren die Spirale kaum; andere leiden unter starken Schmerzen oder Blutungen. Häufig wird die Menstruationsblutung stärker und dauert länger als gewohnt. Auch mitten im Zyklus kann es zu Schmierblutungen, Bauch- und Kreuzschmerzen kommen. Diese Nebenwirkungen sind in den ersten drei bis sechs Monaten nach dem Einlegen der Spirale am stärksten, lassen jedoch erfahrungsgemäß bei vielen Frauen im Laufe der Zeit nach. Immerhin müssen circa 15 % aller IUPs im ersten Jahr wieder entfernt werden, weil deren

Trägerinnen an starken Schmerzen und/oder Blutungen leiden. Wie gut eine Spirale vertragen wird, hängt stark von der Erfahrung und dem Geschick des Arztes ab, der sie einlegt. Ältere Frauen oder solche, die mehrere Kinder geboren haben, sind von diesen Beschwerden weniger betroffen.

Der zweithäufigste Grund, eine Spirale vorzeitig zu ziehen, sind Entzündungen und Infektionen der inneren Geschlechtsorgane. Spiralenträgerinnen leiden signifikant häufiger an Entzündungen als Frauen, die mit anderen Methoden verhüten. In den ersten drei Wochen nach dem Einlegen der Spirale ist das Risiko für eine Unterleibsentzündung auf das Sechsfache erhöht. Ursache dafür ist der Rückholfaden, über den Keime in die Gebärmutter und die Eileiter aufsteigen können (Keimaszension). Falls eine Unterleibsinfektion festgestellt wird, ist in der Regel das umgehende Ziehen des IUPs sowie eine Antibiotikatherapie notwendig. Unter Umständen ist sogar ein Krankenhausaufenthalt erforderlich. Wird eine Eileiterentzündung (Salpingitis) nicht rechtzeitig behandelt, droht Unfruchtbarkeit aufgrund innerer Verwachsungen. In der Vergangenheit hielten sich deswegen viele Ärzte mit der Verschreibung der Spirale für junge Frauen zurück. Heutzutage ziehen sowohl die WHO als auch der deutsche Berufsverband der Frauenärzte das Kupfer-IUP auch für junge kinderlose Frauen in Betracht, vorausgesetzt, eine kontinuierliche ärztliche Betreuung ist gewährleistet.

Beschwerden wie Schmerzen oder Ziehen im Unterleib, Fieber, übelriechender Ausfluss oder Dyspareunie (Schmerzen beim Geschlechtsverkehr) können Anzeichen einer Infektion sein. Manchmal können sie auch nur schwach ausgeprägt sein oder nur als dumpfes Unbehagen im Unterleib empfunden werden. Es ist daher wichtig, dass jede Spiralenträgerin, die solche Symptome zeigt, umgehend ihren Arzt konsultiert, um späteren Schäden vorzubeugen.

Ein „Verrutschen" der Spirale kommt vor allem in den ersten Monaten nach dem Einlegen vor, insbesondere während der Menstruation. Verursacht wird diese Lageänderung durch unwillkürliche Kontraktionen des Uterus, die manchmal schmerzhaft sind, manchmal aber auch gar nicht bemerkt werden. Da das Verrutschen der Spirale den Empfängnisschutz beeinträchtigt, ist die Selbstkontrolle des Rückholfadens wichtig. Wenn er nicht mehr zu tasten ist, kann er auch ganz in die Gebärmutter hineingerutscht sein. Das hat keine weiteren Konsequenzen außer der, dass das Ziehen des IUP erschwert sein kann. Mit einer kleinen Zange kann der Arzt die Spirale trotzdem greifen und entfernen.

Sehr selten (bei etwa einer von tausend Frauen) kommt es vor, dass die Spirale die Gebärmutterwand durchbohrt (Perforation) und in die Bauchhöhle gelangt. Dort kann sie gefährliche Entzündungen und Verwachsungen verursachen. Die Spirale muss das Myometrium nicht unbedingt vollständig durchdringen. Sie kann auch unter dem Endometrium stecken bleiben und von ihm umwachsen werden. Manchmal verursacht eine Perforation keine oder nur geringe Beschwerden, sodass sie erst entdeckt wird, wenn eine Schwangerschaft eintritt. Im Ultraschallbild ist diese Komplikation jedoch leicht feststellbar. Eine perforierte Spirale lässt sich meistens mithilfe der Pelviskopie entfernen. Nur selten ist eine Laparoskopie oder gar ein Bauchschnitt notwendig. Bei Ärzten, die mit dem Legen von Spiralen wenig Erfahrung haben, ist das Risiko für eine Verletzung der Gebärmutter am höchsten.

7.2.4 Schwangerschaft bei liegendem Intrauterinpessar

Selbst wenn eine Spirale von einem erfahrenen Arzt angepasst und eingelegt wurde, kann es zu einer Schwangerschaft kommen. Eine Schwangerschaft bei liegender Spirale ist stets eine Risikoschwangerschaft. Eine Spiralenträgerin, deren Periode länger als fünfzig Tage ausgeblieben ist, sollte einen Schwangerschaftstest durchführen und bei positivem Ergebnis umgehend ihren Gynäkologen aufsuchen.

Die größte Gefahr einer „Spiralenschwangerschaft" liegt darin, dass sich das befruchtete Ei nicht in der Gebärmutterschleimhaut, sondern in der Schleimhaut von z. B. Eileiter oder Bauchhöhle einnistet (Extrauteringravidität, ektope Gravidität). Das bedeutet u. U. Lebensgefahr für die Mutter, denn die Blutgefäße dieser Organe sind nicht darauf ausgelegt, einen Embryo zu versorgen. Vor allem haben sie nicht die Fähigkeit der Arteriolen des Endometriums, sich spontan zu kontrahieren – gefährliche Blutungen können die Folge sein. Beim geringsten Verdacht auf eine extrauterine Schwangerschaft ist die sofortige Krankenhauseinweisung der betroffenen Frau erforderlich. Die Frucht muss operativ entfernt werden. Spiralenträgerinnen haben ein deutlich erhöhtes Risiko für ektope Schwangerschaften, vor allem in den ersten Anwendungsjahren (4–10 % gegenüber 1–2 % bei Frauen ohne Kontrazeption). Symptome sind Schmierblutungen 2–4 Wochen nach ausgebliebener Menstruation und einseitige, periodische Unterleibsschmerzen. Plötzlich einsetzende heftige Schmerzen deuten auf eine lebensgefährliche Tubenruptur hin.

Aber auch wenn sich ein befruchtetes Ei regelhaft in der Gebärmutter einnistet, besteht ein erhöhtes Risiko für Mutter und Kind, und zwar vor allem durch Infektionen. In über 50 % der Schwangerschaften trotz liegender Spirale kommt es zum Spontanabort, sofern das IUP nicht entfernt wird. Auch durch den Versuch des Arztes, die Spirale vorsichtig zu ziehen, kann eine Fehlgeburt ausgelöst werden. Falls der Rückholfaden nicht mehr aufgefunden werden sollte, kann das IUP mittels Ultraschall detektiert und mit Instrumenten aus dem Uterus entfernt werden, oder es muss eine Hysteroskopie vorgenommen werden.

Nach dem ersten Trimenon lässt sich die Spirale oft nicht mehr entfernen. Dann sollte die Schwangerschaft fortgesetzt werden, allerdings unter engmaschiger ärztlicher Überwachung. Vor allem im zweiten Drittel der Schwangerschaft ist die Gefahr eines septischen Aborts gegeben. Anzeichen dafür können blutig-schmieriger Ausfluss, erhöhte Temperatur und Abgeschlagenheit sein. Ziehen oder Krämpfe im Unterleib müssen nicht unbedingt auftreten. Bei diesen Symptomen muss schnellstmöglich der Arzt aufgesucht und eine antibiotische Behandlung eingeleitet werden. Auch Frühgeburten kommen unter der Spirale deutlich häufiger vor. Die Spirale wird in der Regel zusammen mit dem Kind oder der Plazenta geboren. Fehlbildungen des Kindes sind durch die Spirale dagegen nicht zu befürchten.

7.2.5 Kontraindikationen für Kupfer-Intrauterinpessare

Kupferhaltige Intrauterinpessare sollten in folgenden Fällen nicht verwendet werden (absolute Kontraindikation):

- Schwangerschaft und Verdacht darauf,
- akute oder chronische Unterleibsentzündung,
- Sepsis nach einer Geburt oder einem Abort,
- genitale Blutung ungeklärter Ursache,
- Fehlbildungen oder Formveränderungen der Gebärmutter, z. B. Myome,
- Malignome der inneren Geschlechtsorgane oder Verdacht darauf,
- abklärungsbedürftiger PAP-Abstrich (Krebsvorsorgeabstrich),
- HIV-Infektion,
- medikamentöse Immunsuppression,
- Kupferallergie.

Nur ausnahmsweise und unter intensiver Überwachung sollten Frauen mit dem IUP verhüten, die an folgenden Krankheiten leiden oder litten:

- übermäßig starke oder schmerzhafte Regelblutung,
- ektope Schwangerschaft in der Anamnese,
- Anämie und Gerinnungsstörungen (auch iatrogen verursacht, z. B. Marcumar®-Patientinnen),
- Herzklappenfehler,
- Endokarditis,
- Leukämie,
- Verdacht auf Kupferallergie (eine Nickelallergie ist unproblematisch).

Auch Frauen mit häufigem Partnerwechsel sollten auf andere Verhütungsmittel ausweichen, da bei ihnen das Risiko für Unterleibsinfektionen deutlich erhöht ist.

Nach einer Geburt oder Abtreibung muss eine Wartezeit von 6–8 Wochen eingehalten werden, bis die Gebärmutter ihre ursprüngliche Größe wieder erreicht hat. Wenn ein IUP zu frühzeitig eingelegt wird, besteht die Gefahr, dass es verrutscht oder ausgestoßen wird.

7.2.6 Wechselwirkungen mit dem Kupfer-Intrauterinpessar

Die Einnahme von Acetylsalicylsäure oder anderen entzündungshemmenden Medikamenten kann die Wirksamkeit der IUPs vermindern. Frauen, die IUPs mit metallischen Kontrollfäden verwenden, sollten keiner Elektrotherapie mit hochfrequenter Strahlung ausgesetzt werden wegen der Gefahr der Erwärmung des Kontrollfadens und Schädigung der Schleimhäute durch Hitze.

7.2.7 Vorteile des Kupfer-Intrauterinpessars

Besonders geeignet ist das Kupfer-IUP für ältere Frauen mit abgeschlossener Familienplanung, die eine Langzeitverhütung wünschen. Sie vertragen die Spirale zumeist besser als jüngere Frauen. Sie schätzen an der Spirale vor allem, dass sie nicht ständig an Verhütung denken müssen. Auch greift die Spirale nicht in den Hormonhaushalt ein.

> **Was bei der Verhütung mit dem Kupfer-IUP zu beachten ist**
>
> - Regelmäßig den Rückholfaden kontrollieren. Bei Verdacht auf Dislokation des IUP sofort Arzt aufsuchen.
> - Bei ungewöhnlichen Blutungen, Unterleibsschmerzen, erhöhter Temperatur oder Abgeschlagenheit sofort Arzt aufsuchen.
> - Bei Ausbleiben der Regelblutung und positivem Schwangerschaftstest sofort Arzt aufsuchen.
> - IUP nicht länger tragen, als vom Hersteller empfohlen.

7.3 Kupferkette (GyneFix®)

Die Kupferkette ist eine Weiterentwicklung der klassischen Kupfer-IUPs. Sie wird von der belgischen Firma Contrel vertrieben und besteht aus einem Kunststofffaden, auf den kleine Kupfer-Hohlzylinder aufgefädelt sind, ähnlich wie

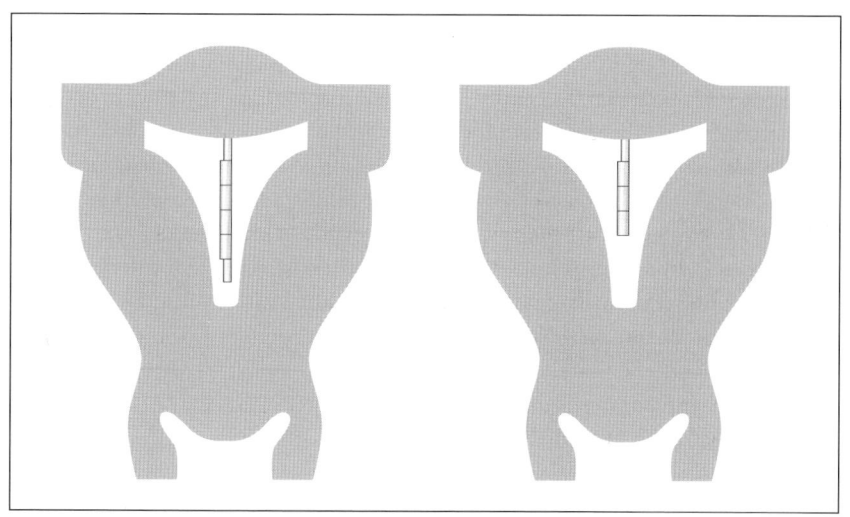

Abb. 7.6 GyneFix®330 standard **(links)** und GyneFix 200 mini **(rechts)**. Contrel Research

bei einer Halskette. Sie ist in zwei Größen erhältlich: GyneFix®330 (standard) besteht aus sechs Kupferzylindern, GyneFix®200 (mini) aus vier. Ein winziger Knoten hält die Metallzylinder in Position. GyneFix® wird vom Gynäkologen mittels eines dünnen Führungsröhrchens in die Gebärmutter eingeführt und der Faden mit einer feinen Nadel zuoberst in der Gebärmutterwand fixiert. Das Annähen ist schmerzfrei, das Einführen der Kupferkette durch den Zervikalkanal weniger schmerzhaft als bei klassischen Spiralen, da das Einführröhrchen dünner ist. Der beste Zeitpunkt zum Einsetzen von GyneFix® ist auch hier während oder kurz nach der Periode. GyneFix® kann aber auch unmittelbar nach einer Geburt, Fehlgeburt oder Abtreibung eingesetzt werden, da es sich ja nicht verschieben kann. Ein bis zwei Monate nach dem Einsetzen sollte ein erneuter Arztbesuch stattfinden, um die korrekte Positionierung der Kupferkette zu überprüfen. Nach Ablauf der maximalen Tragedauer oder bei Kinderwunsch kann der Arzt die Kupferkette innerhalb von wenigen Minuten wieder entfernen.

7.3.1 Wirkungsweise und Sicherheit der Kupferkette

Der Wirkungsmechanismus von GyneFix® entspricht dem der kupferhaltigen Spiralen: Die Kupferkette setzt kontinuierlich Kupferionen frei, die eine lokale Entzündung des Endometriums unterhalten, die Tubenmotilität herabsetzen und Spermien lahmen. Die Liegedauer beträgt 3–5 Jahre.

Für beide GyneFix®-Größen wird ein Pearl-Index von 0,1–0,3 angegeben, also in der Größenordnung von oralen Kontrazeptiva. Bezüglich der Verhütungssicherheit unterscheiden sich GyneFix® standard und GyneFix® mini nicht. Beim Umsteigen von anderen Verhütungsmethoden auf die Kupferkette empfiehlt der Hersteller folgendes Vorgehen: Frauen, die bisher mit der Pille oder anderen zuverlässigen Methoden verhütet haben, können sich GyneFix® zu jedem beliebigen Zeitpunkt ihres Zyklus einsetzen lassen. Frauen, die bisher weniger sichere Methoden verwendet haben, sollten sich die Kupferkette während oder kurz nach der Menstruationsblutung einsetzen lassen.

Der gute Empfängnisschutz durch GyneFix® rührt vor allem daher, dass die Expulsionsrate sehr niedrig ist. Innerhalb von fünf Jahren verlieren nur ungefähr 1 % aller Anwenderinnen die Kupferkette.

7.3.2 Nebenwirkungen der Kupferkette

Die Sicherheit und Verträglichkeit von GyneFix® wurde in verschiedenen multizentrischen, randomisierten und nicht randomisierten Studien überprüft. Die Erfahrungen mit diesem Verhütungsmittel erstrecken sich auf über 20 000 Frauenjahre. Da GyneFix® kleiner und flexibler ist als herkömmliche IUPs und jede Bewegung seiner Trägerin mitmacht, ist es deutlich besser verträglich. Es kann sich nicht in der Gebärmutterwand „verhaken", eine Perforation ist äußerst unwahrscheinlich. Die Kupferkette beeinflusst das Blutungsverhalten ihrer Trägerin, falls überhaupt, nur geringfügig. In Studien wurde aufgezeigt, dass GyneFix® mini das Blutungsmuster überhaupt nicht veränderte. Unter GyneFix® standard traten gelegentlich während der ersten Zyklen nach dem Einsetzen stärkere Blutungen auf als gewohnt, die sich jedoch bald normalisierten. Unmittelbar nach dem Einsetzen kann eine leichte Blutung einsetzen, die einige Tage lang anhält. Bei den wenigen Frauen, die nach der Anwendung von GyneFix® über starken Blutverlust klagten, war eine Kupferunverträglichkeit die Ursache.

Auch Schmerzen und Unterleibskrämpfe kommen unter der Kupferkette nur sehr selten vor, da sie die Uteruswand nicht verschiebt und verzerrt, wie dies die meisten konventionellen IUP's tun. Die Entfernungsrate liegt bei 3–4 % – das zeigt, dass GyneFix® sehr gut vertragen wird.

Im Gegensatz zu herkömmlichen Spiralen steigert GyneFix® das Risiko für eine Extrauteringravidität kaum.

7.3.3 Kontraindikationen der Kupferkette

Frauen mit einer Adnexitis in der Anamnese sollten auf die Verhütung mit der Kupferkette verzichten, ebenso Frauen mit einer sehr kleinen Gebärmutter oder mit Fehlbildungen des Uterus. Natürlich sind Kupferspeicherkrankheiten und Kupferallergien ebenfalls eine Kontraindikation für GyneFix®.

Infektionen des kleinen Beckens traten in den Studien unter GyneFix® nicht auf. Dennoch sollten Frauen, die für STD prädestiniert sind, wie immunsupprimierte Frauen oder Frauen mit häufig wechselnden Sexualpartnern, auf diese Form der Verhütung verzichten.

7.3.4 Vorteile der Kupferkette

Wegen ihrer geringen Größe ist die Kupferkette auch geeignet für Frauen, die noch keine Kinder geboren haben. Diese sollten das kleine GyneFix® verwenden. Selbst an Teenagern wurde GyneFix® schon erprobt. Frauen, die eine sichere Verhütung wünschen, jedoch z.B. wegen erhöhter Thromboseneigung oder eines Mammakarzinoms in der Anamnese auf Hormone verzichten müssen, kann man GyneFix® ebenfalls empfehlen.

Nach der Entfernung der Kupferkette kehrt die Fruchtbarkeit bereits im folgenden Zyklus zurück.

GyneFix® eignet sich auch zur Notfallkontrazeption, wenn es innerhalb von fünf Tagen nach dem ungeschützten Verkehr eingesetzt wird (siehe Kap. 12.3).

Aufgrund seiner hohen Zuverlässigkeit und der langen Wirkungsdauer ist GyneFix® eine Alternative zur Sterilisation.

8 Sterilisation

Sterilisation bedeutet die endgültige Unfruchtbarmachung durch Unterbinden der Eileiter bei der Frau bzw. der Samenleiter beim Mann. Nach einer Umfrage der Bundeszentrale für gesundheitliche Aufklärung (BzgA) haben sich in Deutschland circa fünf Prozent aller Männer und Frauen zwischen 35 und 44 Jahren für diesen Weg der Verhütung entschieden. Diese Verhütungsmethode ist fast 100%ig sicher. Allerdings ist sie auch nicht oder nur schwer wieder rückgängig zu machen, sodass der Entschluss, sich sterilisieren zu lassen, vorher reiflich überlegt sein sollte. Keinesfalls sollte diese folgenschwere Entscheidung aus einer momentanen Laune heraus getroffen werden. Vor diesem Schritt ist ein ausführliches Gespräch mit einem Arzt oder einer Ärztin oder in einer Beratungsstelle für Familienplanung sinnvoll.

Wer eine Sterilisation erwägt, sollte sich vorher folgende Fragen stellen:

- Will ich wirklich keine (weiteren) Kinder bekommen?
- Will ich an dieser Entscheidung auch festhalten, wenn sich meine Lebensumstände ändern, z.B. wenn eines meiner Kinder stirbt oder wenn ich einen neuen Partner finde?
- Stört es mein Selbstwertgefühl, wenn ich keine Kinder mehr empfangen bzw. zeugen kann?
- Wird die Entscheidung zur Sterilisation auch von meinem Partner oder meiner Partnerin mitgetragen?
- Würde ich mich auch zur Sterilisation entschließen, wenn meine derzeitigen Lebensumstände anders wären?
- Fühle ich mich zu dem Eingriff gedrängt oder habe ich das Gefühl, dass meine Umgebung meine Entscheidung akzeptiert – gleichgültig, wie sie ausfällt?

Selbst wenn diese Fragen im Augenblick irrelevant erscheinen, sollte man sie in Ruhe überdenken und in Gedanken alle möglichen Szenarien durchspielen, die sich in Bezug auf Partnerschaft und Familie ergeben könnten. Zur Sterilisation sollte man sich nur entschließen, wenn auch zuverlässige Langzeitverhütungsmethoden wie IUP oder Hormonimplantat nicht infrage kommen. Die Erfahrung hat gezeigt, dass bestimmte Personengruppen die Entscheidung, sich sterilisieren zu lassen, eher bereuen als andere.

Dazu gehören:

- Frauen und Männer im jugendlichen Alter,
- Personen ohne eigene Kinder,
- Personen, die wenig Zeit zur Entscheidung für oder gegen den Eingriff hatten,
- Personen, die zu depressiven Verstimmungen neigen,
- Personen, deren Entscheidung für die Operation durch ungelöste Probleme, wie z. B. Partnerschaftskonflikte, beeinflusst wurde.

8.1 Juristische Bestimmungen

Für Sterilisationen gilt – wie für andere Operationen auch – § 226a StGB, wonach der Arzt, der die Operation vornimmt, den Patienten über die Art des Eingriffs, seine Folgen und mögliche Komplikationen oder Nebenwirkungen aufklären muss. Der Patient muss aus freien Stücken in den Eingriff eingewilligt haben und die Operation darf nicht den „guten Sitten" widersprechen. Was das genau bedeutet, ist allerdings nicht im Gesetzbuch definiert, sodass der Interpretationsspielraum der Rechtsprechung groß ist. Die Ärztekammern fast aller Bundesländer haben in ihren Berufsordnungen Richtlinien für die Durchführung von Sterilisationen festgelegt. Danach dürfen Ärzte diesen Eingriff nur durchführen, wenn wichtige medizinische, erbbiologische oder soziale Gründe vorliegen. Konkret bedeutet das: Die Gesundheit oder das Leben der Mutter muss durch eine Schwangerschaft gefährdet sein, in der Familie kommen Erbkrankheiten vor oder die ökonomische Lage der Familie ist so schlecht, dass sie ein weiteres Kind nicht verkraften kann. In der Regel werden auch höheres Lebensalter als Grund für den Sterilisationswunsch akzeptiert, ebenso mehrere Kinder in der Familie. Einzig die Berufsordnungen in Hamburg und Bremen enthalten keine genauen Regeln für die Durchführung von Sterilisationen. Dort sind alle Eingriffe zulässig, die nicht geltenden Gesetzen widersprechen. Überall gilt jedoch: Kein Arzt oder keine Ärztin ist verpflichtet, eine Sterilisation durchzuführen. Wer diesen Eingriff wünscht, muss den Operateur davon überzeugen, dass diese Entscheidung fest, wohlüberlegt und endgültig ist.

8.2 Kostenübernahme

Im Allgemeinen übernehmen die gesetzlichen Krankenkassen in Deutschland die Kosten für die Sterilisation von Frauen und Männern. Bei den privaten Krankenkassen ist die Kostenübernahme unterschiedlich geregelt und hängt auch vom jeweiligen Vertrag ab. Die meisten Privatkassen zahlen nur bei medizinischer oder erbbiologischer Indikation.

Wer eine Sterilisation in Erwägung zieht, sollte die Kostenfrage auf jeden Fall vorher mit dem durchführenden Arzt und der Krankenkasse besprechen. Dies sollte man auch tun, wenn eine Sterilisation rückgängig gemacht werden soll. Die Kosten hierfür tragen die Krankenkassen allerdings in der Regel nicht, denn sie sind nicht dazu verpflichtet.

8.3 Sterilisation der Frau (Tubensterilisation)

Die Sterilisation der Frau ist aufwendiger und risikoreicher als die des Mannes. Sie wird meist in der gynäkologischen Abteilung eines Krankenhauses oder in einer Tagesklinik durchgeführt. Der Eingriff erfolgt in der Regel in Vollnarkose. Es gibt verschiedene Operationstechniken, bei denen entweder die Eileiter mittels Hitze oder elektrischem Strom koaguliert und/oder mit dem Skalpell durchtrennt werden. Die chirurgischen Verfahren wurden alle in der ersten Hälfte des 20. Jahrhunderts entwickelt. Manchmal werden die Tuben auch durch einen Kunststoff-Clip oder Kunststoff-Ring zusammengedrückt. Letztere Operation lässt sich leichter rückgängig machen als die anderen Operationsmethoden, hat jedoch eine höhere Versagerquote, weil sich der Clip gelegentlich ganz oder teilweise lösen kann.

8.3.1 Operationstechniken

Der Zugang zu den Eileitern kann auf verschiedene Weise erreicht werden: durch offenen Bauchschnitt, durch die Scheide oder durch Schnitt beim Nabel.

Der offene Bauchschnitt (**Laparotomie**) wird heutzutage nur noch in Ausnahmefällen angewandt, wenn die Bauchhöhle sowieso eröffnet werden muss, z. B. im Anschluss an einen Kaiserschnitt.

Beim Zugang durch das hintere Scheidengewölbe (hintere **Kolpozöliotomie**) werden die Instrumente durch einen kleinen Schnitt in der Hinterwand der Scheide eingeführt und dann die Eileiter aufgesucht und verschlossen. Auch dieses Verfahren wird nur selten angewandt wegen der erhöhten Infektionsgefahr.

Bei der **Laparoskopie** (Bauchspiegelung, „Schlüsselloch-Operation") wird durch einen kleinen Schnitt unterhalb des Nabels ein etwa daumendickes optisches Instrument (Laparoskop) eingeführt, das die Sicht auf die Unterleibsorgane ermöglicht. Die Eileiter werden dann mit einem Clip oder durch Hitzeein-

Der Eingriff bei der Frau wird meist stationär und unter Vollnarkose durchgeführt.

1. Mit Hilfe einer Bauchspiegelung (Schnitt im Nabelbereich) werden die Eileiter durchtrennt. 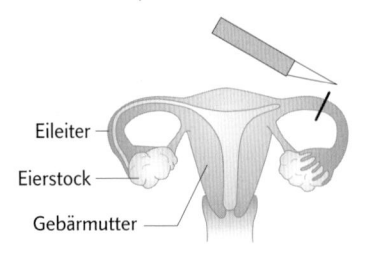
2. Die Enden werden mit Kunststoffklips abgeklemmt oder elektrisch verschmolzen. Dadurch können Spermien nicht mehr zur Eizelle gelangen.

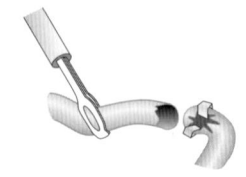

Eileiter
Eierstock
Gebärmutter

Seltene Komplikationen:
Blutungen, Verletzungen innerer Organe, Entzündungen.
Orgasmusfähigkeit, Zyklus und Monatsblutung bleiben durch die Sterilisation unberührt.
Die Sterilisation mit der **Abklemm-Methode** lässt sich mit einer Erfolgsquote von etwa 50 Prozent wieder rückgängig machen.

Abb. 8.1 Die Tubensterilisation. Globus/BZgA

wirkung verschlossen. Diese Operationstechnik setzt sich immer mehr durch, weil sie mit den geringsten Komplikationen behaftet ist. Sie kann im Rahmen eines ein- bis zweitägigen Krankenhausaufenthalts, aber auch zunehmend ambulant durchgeführt werden.

Negative Auswirkungen der Sterilisation auf die Gesundheit der Frau oder auf ihre Libido sind nicht zu befürchten, sofern der Eingriff korrekt durchgeführt wurde. Die Eierstöcke arbeiten weiterhin wie zuvor, die Eizelle gelangt aber nur bis zum verschlossenen Ende des Eileiters, wo sie nach einiger Zeit von Fresszellen phagozytiert wird.

8.3.2 Zuverlässigkeit der Tubensterilisation

Die heute verwendeten Sterilisationstechniken sind sehr zuverlässig. Der Pearl-Index der weiblichen Sterilisation liegt bei 0,1–0,3 (alle Methoden). Sehr selten kommt es vor, dass die durchtrennten Enden der Eileiter wieder zusammenwachsen. Außerdem können Schwangerschaften eintreten, wenn die Operation technisch nicht korrekt durchgeführt wurde, wenn z. B. das Lumen eines Eileiters durch Hitze nicht vollständig, sondern nur teilweise verschlossen wurde. Eine Studie aus dem Jahr 1980 gibt für die laparoskopische Tubensterilisation mit Hilfe des elektrischen Stroms eine Versagerrate von 0,9–4‰ an. Ein weiterer Grund für ein „Versagen" der Methode kann sein, dass sich die Frau zum Zeitpunkt der Operation bereits in einem sehr frühen Stadium einer Schwangerschaft befindet (so genannte Lutealphasenschwangerschaft, wenige Tage nach der Empfängnis, noch vor dem Ansprechen herkömmlicher Schwangerschaftstests). Manche Ärzte nehmen deshalb die Sterilisation nur in der ersten Zyklushälfte vor. Die Sicherheit der Sterilisation hängt von der Operationsmethode ab und natürlich auch von der Erfahrung und dem Geschick des Operateurs.

8.3.3 Komplikationen und Nebenwirkungen

Unmittelbar nach dem Eingriff kann es zu vorübergehenden Reizungen oder Durchblutungsstörungen der Ovarien kommen, die sich in Menstruationsstörungen äußern können. Auch leichte vaginale Blutungen kommen vor, die ein bis zwei Tage andauern können. Typisch nach Anwendung von Clips sind Bauchschmerzen aufgrund der Minderdurchblutung der zusammengepressten Tubenanteile.

Bei älteren Sterilisationsmethoden wurden gelegentlich Nerven oder Blutgefäße, die dicht an den Eileitern vorbeiführten, geschädigt. Dadurch kam es bei den betroffenen Frauen zu Zyklusstörungen, z.B. Zwischenblutungen, oder zu klimakterischen Beschwerden, wenn die Eierstöcke nicht mehr ausreichend versorgt wurden. Diese Komplikationen treten bei den modernen Techniken kaum mehr auf.

Etwa zwei von tausend Frauen versterben während oder nach einer Tubensterilisation, davon sind $1/_3$ bis $2/_3$ der Todesfälle der Vollnarkose anzurechnen. Operationen, die in Lokalanästhesie durchgeführt werden, sind dagegen mit deutlich geringerem Risiko behaftet. Für die chirurgische Letalität sind vor allem Infektionen und Blutungen verantwortlich. Die Morbidität wird für Operationen mit Eröffnung der Bauchhöhle mit 1,5–7 % angegeben, für laparoskopische Eingriffe mit 1–5 %. Vor allem kommen Blutungen vor, die durch falsche Technik hervorgerufen sind, daneben Hitzeschäden benachbarter Darmabschnitte bei der Koagulation der Eileiter durch Hitze oder Strom. Bei der Verwendung von Ringen zum Zusammenpressen der Eileiter scheinen Blutungen durch Verletzungen dieser Organe häufiger aufzutreten. Bei circa zwei bis fünf von tausend Patientinnen muss der Schaden anschließend während einer offenen Bauchoperation korrigiert werden. Im schlimmsten Fall (der aber nur äußerst selten eintritt) kann die Schädigung der Darmwand zur Peritonitis führen.

Tritt trotz der Unterbrechung der Eileiter eine Schwangerschaft auf, so manifestiert sie sich überdurchschnittlich häufig als Extrauteringravidität. Besonders hoch ist dieses Risiko (und das langfristige Versagerrisiko) bei Tubensterilisationen unmittelbar nach einer Geburt, Fehlgeburt oder Abtreibung. Frauen, die stark unter Schwangerschaftskomplikationen litten oder eine schwere Geburt hatten, wünschen manchmal unter dem Eindruck des belastenden Ereignisses eine Sterilisation. Schon bald danach können sie diesen Schritt aber bereuen. Deshalb und auch wegen des erhöhtes Risikos für ein langfristiges Versagen der Sterilisation ist dieser Eingriff kurz nach der Entbindung nicht ratsam.

Abzugrenzen von diesen operationsbedingten Nebenwirkungen sind natürlich Beschwerden, die z. B. durch das Absetzen der Pille oder die seelische Verarbeitung des Eingriffs bedingt sind.

8.3.4 Refertilisierung

In den USA wünschen ungefähr 20 % aller sterilisierten Frauen, dass die Operation rückgängig gemacht wird. Dies erfordert in jedem Fall eine große Operation mit Bauchschnitt, die nicht immer erfolgreich ist. Abhängig von der Sterilisationstechnik und dem Ausmaß der Tubendestruktion sind die Chancen für eine Refertilisierung mehr oder weniger gut. Die Clip-Sterilisation soll in etwa 50 % der Fälle reversibel sein. Die Krankenkassen bezahlen eine solche Operation in aller Regel nicht. Falls eine Refertilisierung nicht möglich sein sollte und die Frau sich unbedingt ein Kind wünscht, kann eine In-vitro-Fertilisierung (künstliche Befruchtung) in Betracht gezogen werden. Dies ist jedoch eine technisch aufwändige, physisch und psychisch sehr anstrengende und kostspielige Methode. Nach dem Rückgängigmachen einer Tubensterilisation treten deutlich mehr ektope Schwangerschaften auf als in der Normalbevölkerung.

8.4 Sterilisation des Mannes (Vasektomie)

Im Vergleich zur Tubensterilisation ist die Sterilisation des Mannes technisch einfacher durchzuführen und mit einem deutlich geringeren Operationsrisiko behaftet. Meist wird sie ambulant in der Praxis eines niedergelassenen Urologen unter Lokalanästhesie durchgeführt. Auch in der urologischen Abteilung eines Krankenhauses, bei manchen Chirurgen oder in einigen pro familia-Familienplanungszentren kann man diese Operation vornehmen lassen. Bei diesem etwa 30-minütigen Eingriff werden beide Samenleiter (Vasa deferentia) durchtrennt oder abgebunden, deshalb wird er auch als Vasektomie bezeichnet. Wer die Sterilisation in Vollnarkose durchführen lassen will, sollte anschließend noch einen halben bis ganzen Tag in der Klinik bleiben.

8.4.1 Operationstechniken

Die Vasektomie geht in der Regel so vor sich, dass zunächst die Schambehaarung entfernt (das kann der Mann auch selbst zu Hause machen) und die Haut im Bereich des Hodensacks desinfiziert wird. Dann injiziert der Arzt ein Lokalanästhetikum und spannt die Haut seitlich am Skrotum, in das er einen oder zwei je ungefähr 2 cm lange Schnitte macht. Da der Samenleiter dicht unter der Haut verläuft, tritt er durch die Spannung von selbst hervor. Der Arzt entfernt ein etwa 1 cm langes Stück davon mit dem Skalpell, bindet die beiden Enden ab und versenkt sie in unterschiedlichen Gewebeschichten, damit sie nicht wieder zusammenwachsen können. Das Gleiche wiederholt er mit dem zweiten Samenleiter. Nach der Operation wird der Patient für zwei bis drei Tage krankgeschrieben und sollte sich schonen. Etwa eine Woche nach dem Eingriff werden die Fäden gezogen.

Die Samenleiter können auch verklebt werden durch Hitze, die durch elektrischen Strom erzeugt wird. Eine relativ neue Operationstechnik ist die „**No Scalpel Vasectomy** (NSV)", bei der spezielle Instrumente verwendet werden, sodass kein Hautschnitt und keine Naht notwendig sind.

Der Eingriff beim Mann wird meist ambulant und unter örtlicher Betäubung durchgeführt.

1. Durch kleine Einschnitte jeweils seitlich am Hodensack werden die Samenleiter freigelegt, durchtrennt und ein Stück wird entfernt.

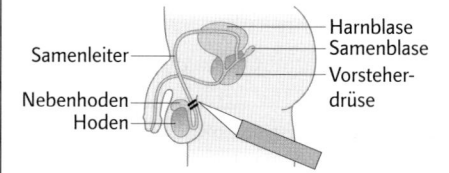

2. Die Enden werden verschmolzen oder durch Umschlagen und Vernähen verschlossen; der Spermienfluss aus den Hoden ist endgültig blockiert.

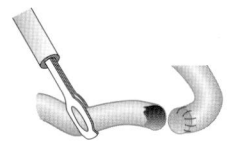

Samenleiter
Nebenhoden
Hoden
Harnblase
Samenblase
Vorsteherdrüse

Keine sofortige Zeugungsunfähigkeit:
Es muss noch so lange weiter verhütet werden, bis alle Spermien aus dem Ejakulat verschwunden sind (Kontrolle durch einen Urologen).
Orgasmusfähigkeit und Potenz bleiben durch die Sterilisation unberührt; die Menge des Ejakulats ändert sich kaum.
Die Sterilisation lässt sich mit einer Erfolgsquote von etwa 50 Prozent wieder rückgängig machen.

Abb. 8.2 Die Vasektomie. Globus/BZgA

8.4.2 Zuverlässigkeit der Vasektomie

Die Vasektomie weist langfristige Versagerraten von nur wenigen Promille auf (0,3–1 ‰). Allerdings ist der Mann nicht sofort nach dem Eingriff unfruchtbar, denn oberhalb der durchtrennten Stelle des Samenleiters, vor allem in Prostata und Samenblasen, sind noch zahlreiche befruchtungsfähige Samenzellen vorhanden. Diese können auch lange nach der Vasektomie zu einer Schwangerschaft führen, falls das Paar nicht lange genug zusätzlich verhütet. Mit einer vollständigen Azoospermie ist in der Regel erst 10–12 Wochen nach der Operation zu rechnen. Nach circa zehn Ergüssen sind die „alten" Samenzellen verbraucht. Regelmäßige Kontrolle des Ejakulates auf befruchtungsfähige Spermien ist daher wichtig. Erst wenn zwei Spermiogramme keine Spermatozoen mehr ergeben haben, kann der Mann sich als endgültig zeugungsunfähig ansehen.

8.4.3 Komplikationen und Nebenwirkungen der Vasektomie

Gelegentlich, d.h. in 5–6 % der Fälle, treten Wundschmerzen auf, die mit einfachen Analgetika leicht zu bekämpfen sind. Ab und zu kommt es zu Hämatomen (3,5 % der Patienten) oder lokalen Entzündungen (1–2 % der Patienten). Selten bildet sich ein so genanntes **„Spermagranulom"** aus. Das ist eine erbsen- bis kirschkerngroße, schmerzlose Schwellung am Samenleiter, die aus gestauten Samenzellen besteht. Ursache hierfür ist eine relative Überproduktion von Spermien, die nicht schnell genug abgebaut werden. Nach einiger Zeit pendelt sich das Gleichgewicht zwischen Spermienbildung und -abbau wieder ein, und die Schwellung verschwindet von selbst.

Mit ernsthaften Nebenwirkungen der Vasektomie, wie Orchitis und Epididymitis, müssen nur 0,3 % der Patienten rechnen. Todesfälle kommen so gut wie nicht vor.

Spätfolgen der Sterilisation sind nicht zu befürchten. Ein angebliches „Poststerilisationssyndrom" oder ein erhöhtes Risiko für arteriosklerotische Gefäßveränderungen bei vasektomierten Männern konnte nie bestätigt werden. Allerdings gibt es eine große amerikanische Studie aus dem Jahr 1993, der zufolge sterilisierte Männer ein höheres Risiko für Prostatakarzinome aufweisen sollen. Eine genaue Überprüfung dieser Behauptung steht noch aus.

In Bezug auf die Sexualität verändert die Vasektomie nichts, außer dass der Betroffene keine Kinder mehr zeugen kann. Aussehen, Libido und Orgasmusfähigkeit sind unverändert, weil die Operation die Produktion von Sexualhormonen nicht beeinträchtigt. Auch die Menge des Ejakulates ist vor und nach dem Eingriff nahezu gleich, denn es besteht zum größten Teil aus den Sekreten der Prostata und der Samenblasen.

8.4.4 Refertilisierung

Etwa 3 % aller sterilisierten Frauen und Männer äußern nach einiger Zeit den Wunsch, die Sterilisation rückgängig machen zu lassen. Beim Mann ist die Refertilisierung einfacher als bei der Frau, indem der Arzt die beiden durchtrennten Enden der Samenleiter wieder verbindet. Die Refertilisierung gelingt bei ungefähr der Hälfte der Männer. Die Erfolgsquote ist umso höher, je kürzer die Vasektomie zurückliegt. Der Grund hierfür liegt in der Blut-Hoden-Schranke. Beim gesunden Mann sind der Genitaltrakt und der Blutkreislauf streng getrennt. Bei Verletzungen (wie sie auch eine Operation darstellt) oder Entzündungen des Genitaltrakts können Spermabestandteile ins Blut übertreten, wo sie das Immunsystem als fremd erkennt und wie gegen andere Fremdstoffe Antikörper bildet. Diese Autoantikörper können Spermien abtöten, lähmen oder die Interaktion zwischen Ei- und Samenzelle beeinträchtigen, sodass der Mann befruchtungsunfähig wird. Sie sind bei ungefähr 50–80 % aller sterilisierten Männer nachweisbar. Je länger die Sterilisation zurückliegt, desto höher ist der Autoantikörpertiter. Deshalb sollte sich jeder Mann, der eine Sterilisation erwägt, darüber klar sein, dass er eine endgültige Verhütungsmethode gewählt hat.

> **Was bei der Verhütung durch Sterilisation zu beachten ist**
> - Die Entscheidung für die Sterilisation ist in der Regel endgültig und unumkehrbar.
> - Alternative Langzeit-Verhütungsmethoden kommen nicht in Betracht.
> - Eine (weitere) Schwangerschaft würde Leben oder Gesundheit von Mutter oder Kind ernsthaft gefährden.
> - Die Sterilisation des Mannes ist einfacher und risikoärmer. Ihr sollte möglichst der Vorzug gegeben werden.
> - Nach der Vasektomie ist der betroffene Mann noch einige Wochen lang weiterhin fruchtbar, bis der Arzt die Abwesenheit von Spermien im Ejakulat bestätigt hat.

9 Natürliche Familienplanung (Zeitwahlmethoden)

Bei den im Folgenden vorgestellten Methoden handelt es sich nicht um Empfängnisverhütungsmethoden im engeren Sinn. Vielmehr geht es darum, den Zeitpunkt des Eisprungs möglichst genau zu bestimmen. Deshalb werden sie auch bisweilen „Methoden der Fruchtbarkeitswahrnehmung (MFW)" genannt. Je nach Intention des Paares kann dieses Wissen dazu benutzt werden, unerwünschten Nachwuchs zu verhindern oder, im Gegenteil, ein Wunschkind zu zeugen. Die Methoden der natürlichen Familienplanung (NFP) erfordern meist keinen hohen technischen Aufwand und sind sehr preisgünstig, sieht man von der Benutzung von Minicomputern ab. Allerdings erfordern sie die Bereitschaft, sich mit den Vorgängen im eigenen Körper auseinanderzusetzen, sich selbst zu berühren, an den fruchtbaren Tagen auf den Koitus zu verzichten und gegebenenfalls stattdessen andere Formen des intimen Zusammenseins auszuprobieren. Ohne hohe Motivation und Disziplin bei beiden Partnern sind die NFP-Methoden zum Scheitern verurteilt. Außerdem muss man eine Vorlaufzeit von einigen Wochen bis Monaten einplanen, um die Methode zu erlernen, bis man sich wirklich auf die Verhütung verlassen kann. Wer an den fruchtbaren Tagen Geschlechtsverkehr hat und dabei andere Verhütungsmittel wie z. B. Kondome verwendet, betreibt keine NFP im engeren Sinn.

NFP ist vor allem für Paare geeignet, die in einer festen Partnerschaft leben. Bezüglich des Alters gibt es fast keine Einschränkungen. Zeitwahlmethoden können von Frauen etwa ab 18 Jahren bis zur Menopause angewandt werden. Die Frau sollte jedoch einen einigermaßen stabilen Zyklus haben. Für Frauen, die Schicht arbeiten, häufig Dienstreisen unternehmen müssen oder sehr unregelmäßige Arbeitszeiten haben, ist es schwierig, die NFP-Methoden korrekt anzuwenden. Wer sich für NFP entscheidet, sollte sich darüber im Klaren sein, dass diese Methoden nicht so sicher sind wie beispielsweise die Pille, mit Ausnahme der symptothermalen Methode. Paare, die auf keinen Fall Nachwuchs bekommen wollen, sollten zuverlässigere Verhütungsmethoden wählen.

Zu den Methoden der natürlichen Familienplanung zählen:

- die Kalendermethode (Knaus-Ogino-Methode),
- die Temperaturmethode,

- die Schleimstrukturmethode (Mucusmethode, Billings-Methode),
- die Selbstuntersuchung des Muttermundes,
- die symptothermale Methode (Rötzer-Methode),
- die Hormonmessmethode (Persona®),
- die Beobachtung anderer zyklischer Veränderung im weiblichen Körper wie z. B. Brustspannen (unzuverlässig),
- der Coitus interruptus („Aufpassen", „Rückzieher", unzuverlässig).

Zum Teil ist die Beobachtung dieser Körperzeichen mit Hilfe von technischen Geräten möglich (Minicomputer, Minimikroskop).

9.1 Kalendermethode (Knaus-Ogino-Methode)

Die Kalendermethode versucht, rechnerisch den Zeitpunkt des Eisprungs vorherzusagen, und zwar auf der Basis aller Zyklen des vorausgegangenen Jahres. Diese Rechenmethode wurde vor ungefähr hundert Jahren fast zur gleichen Zeit von zwei Gynäkologen entwickelt. Hermann Knaus aus Wien und sein japanischer Kollege Kyosaka Ogino gingen von folgenden Erkenntnissen aus:

- Pro Zyklus findet normalerweise nur ein Eisprung statt.
- Die Eizelle ist nach dem Eisprung 6–12 Stunden befruchtungsfähig.
- Spermien können 3–4 Tage überleben.
- Die Lutealphase dauert immer 12–16 Tage, nur die Proliferationsphase kann unterschiedlich lang sein.

Daraus folgerten sie, dass Enthaltsamkeit von vier Tagen vor bis vier Tage nach dem Eisprung ausreicht, um eine Empfängnis zu verhindern. Die Anwenderin der Knaus-Ogino-Methode muss ein Jahr lang präzise einen Menstruationskalender führen und anschließend den kürzesten und den längsten Zyklus dieses Jahres bestimmen. Dann setzt sie diese Daten in eine Rechenformel ein und bestimmt ihre fruchtbaren Tage. Die Formel nach Ogino besitzt ein größeres Sicherheitspolster, was in der Praxis aber ohne Bedeutung ist.

9.1.1 Rechenformeln der Kalendermethode

Rechenformel nach Knaus
Erster fruchtbarer Tag = kürzester Zyklus [Tage] minus 17 Tage
Letzter fruchtbarer Tag = längster Zyklus [Tage] minus 13 Tage

Rechenformel nach Ogino
Erster fruchtbarer Tag = kürzester Zyklus [Tage] minus 18 Tage
Letzter fruchtbarer Tag = längster Zyklus [Tage] minus 11 Tage

Rechenbeispiel für die Kalendermethode
Eine Frau hat im vergangenen Jahr den kürzesten Zyklus mit einer Länge von 27 Tagen und den längsten Zyklus mit 35 Tagen gehabt. Daraus berechnet sie ihre empfängnisbereiten Tage

- nach Knaus:
  $27-17=10$ und $35-13=22$,
  d.h. fruchtbare Tage vom 10. bis zum 22. Zyklustag;
- nach Ogino:
  $27-18=9$ und $35-11=24$,
  d.h. fruchtbare Tage vom 9. bis zum 24. Zyklustag.

9.1.2 Sicherheit der Kalendermethode

Der weibliche Zyklus läuft nicht wie ein Uhrwerk ab, sondern reagiert auf eine Vielzahl von äußeren Einflüssen. Selbst wenn die Zyklen einer Frau in der Vergangenheit ziemlich regelmäßig waren, heißt das nicht, dass sie das auch in Zukunft sein werden. Eine weitere Fehlerquelle ist die Annahme, dass Spermien im weiblichen Genitaltrakt nur drei Tage überleben können. Im Extremfall wurde sogar eine Lebensdauer von sieben Tagen nachgewiesen! Aus diesen Gründen ist die Knaus-Ogino-Methode sehr unsicher. Der Volksmund nennt sie spöttisch „Knaus-Ungenau". Das spiegelt sich im Pearl-Index wieder, der bei 18–20 liegt. Zur Empfängnisverhütung ist die Kalendermethode nicht zu empfehlen, jedoch kann sie im Gegenteil hilfreich sein für Paare, die sich ein Kind wünschen.

9.2 Temperaturmethode

Die Körpertemperatur unterliegt einem 24-Stunden-Rhythmus. In den frühen Morgenstunden ist sie am niedrigsten, am späten Nachmittag am höchsten. Auch körperliche Aktivitäten erhöhen die Körpertemperatur, selbst wenn sie nur leicht sind. Wie in Kapitel 2.1 ausgeführt, steigt auch ein bis zwei Tage nach dem Eisprung die morgendliche Aufwachtemperatur (**Basaltemperatur,**

Morgentemperatur) um 0,2–0,5 °C an. Normalerweise findet der Eisprung zwei Tage vor bis einen Tag nach dem Temperaturanstieg statt. Misst eine Frau täglich die Basaltemperatur, so kann sie ihre fruchtbaren Tage eingrenzen. Dabei sind einige Grundregeln zu beachten.

9.2.1 Grundregeln zur Basaltemperaturmessung

1. Die Temperatur sollte jeden Tag nach dem Aufwachen, aber vor dem Aufstehen und vor dem Essen und Trinken gemessen werden.
2. Begonnen wird am ersten Tag der Regelblutung.
3. Auch während der Menstruation sollte gemessen werden.
4. Die Messung sollte jeden Tag zur gleichen Zeit erfolgen.
5. Die Nachtruhe sollte mindestens 5–6 Stunden gedauert haben.
6. Gemessen wird rektal, vaginal oder oral; die axillare Messung ist zu ungenau.
7. Der gewählte Messpunkt sollte innerhalb eines Zyklus beibehalten werden.
8. Es sollte immer dasselbe Thermometer benutzt werden. Die Ablesegenauigkeit muss 0,05 °C betragen bzw. die Anzeige bei Digitalthermometern vierstellig sein.

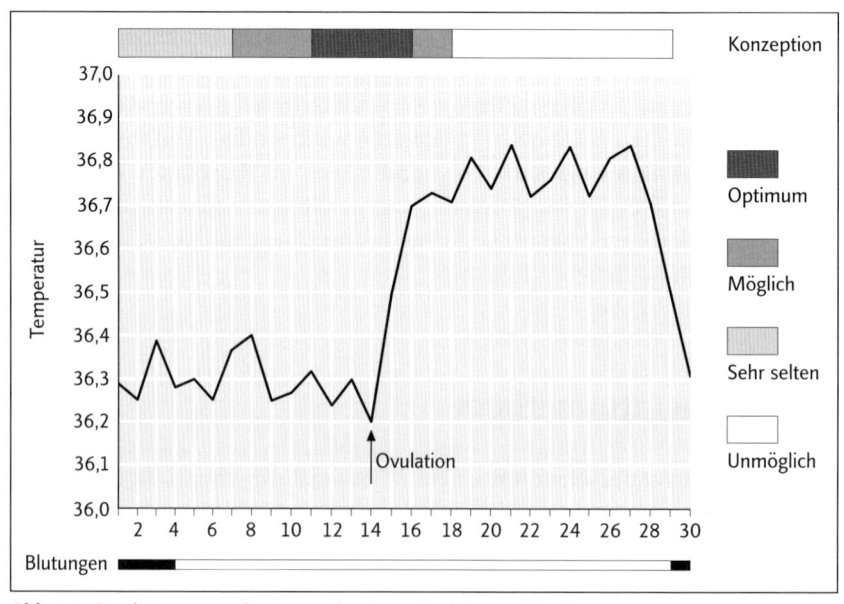

Abb. 9.1 Basaltemperatur einer gesunden Frau. Nach Konrad 1989

9. Bei Verwendung eines Quecksilberthermometers dauert die rektale Messung drei Minuten, die vaginale und orale Messung fünf Minuten. Mit einem Digitalthermometer verkürzt sich die Messzeit auf drei Minuten.
10. Die Frau sollte die Temperaturanzeige immer zur gleichen Zeit ablesen, d.h. unmittelbar nach der Messung oder erst abends.
11. Die Temperatur wird in ein Kurvenblatt eingetragen, wobei auf der Abszisse der Zyklustag und auf der Ordinate die Temperatur aufgetragen sind. Die Messpunkte werden miteinander verbunden.

Zu Punkt 1: Wird eine Messung einmal vergessen, so wird der Wert dieses Tages einfach ausgelassen. Die Messpunkte des vorangegangenen und des nachfolgenden Tages werden dann nicht miteinander verbunden. Alternativ kann sich die Frau noch einmal für eine halbe Stunde hinlegen und anschließend messen. Der Messwert sollte mit einem Vermerk versehen werden, um ihn richtig einordnen zu können, falls er doch etwas erhöht sein sollte.

Zu Punkt 4: Jede Frau muss selbst herausfinden, inwieweit unterschiedliche Messzeitpunkte ihre Körpertemperatur beeinflussen. Manche Frauen bemerken selbst bei einem Zeitunterschied von zwei Stunden kaum eine Abweichung von ihren gewohnten Werten, andere messen bereits deutlich höhere Werte als sonst, wenn sie nur eine halbe Stunde später aufstehen. Deshalb sollte der Messzeitpunkt stets auf dem Kurvenblatt notiert werden.

Zu Punkt 5: Nach neuesten Erkenntnissen sind sechs Stunden Nachtruhe nicht mehr bei jeder Frau erforderlich. Selbst Frauen im Schichtdienst können manchmal die Temperaturmethode anwenden. Wird die Nachtruhe unterbrochen, z.B. durch ein Baby, sollte die Frau ungefähr eine Stunde vor der Messung wieder geschlafen oder wenigstens entspannt im Bett gelegen haben.

Zu Punkt 6: Bei der oralen Messung muss man den Messpunkt genau wählen. Die Spitze des Thermometers muss unter der Zunge im Zungengrund dem Zungenbändchen anliegen, der Mund sollte geschlossen bleiben.

Zu Punkt 7: Die Temperatur im Darm und in der Scheide liegt um 0,1–0,2 °C höher als die im Mund.

Zu Punkt 8: Selbst geeichte Thermometer können Abweichungen bis zu 0,2 °C zeigen. Jeden Thermometerwechsel sollte man auf dem Kurvenblatt eintragen.

Zu Punkt 9: Wird ein Digitalthermometer mit akustischer Endpunktanzeige verwendet, sollte auch nach dem Piepton noch weiter gemessen werden, da für

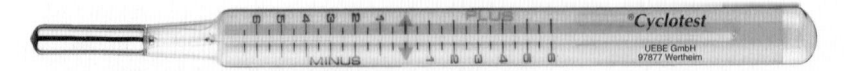

Abb. 9.2 Das Cyclotest® Frauenthermometer. Uebe
▶ Siehe auch Tafel VII

die Ermittlung der Basaltemperatur eine höhere Messgenauigkeit erforderlich ist als beim Fiebermessen. Frauenthermometer, welche nicht die absolute Temperatur, sondern nur die Temperaturdifferenz zu einem statistischen Mittelwert angeben, wie das Cyclotest® Frauenthermometer, erschweren die selbstständige Beurteilung der Temperaturkurve (s. Abb. 9.2).

Zu Punkt 10: Da auch bei geeichten Thermometern die Quecksilbersäule innerhalb der ersten halben Stunde nach dem Messen um etwa 0,1 °C sinkt, ist es wichtig, immer zur gleichen Zeit abzulesen, um vergleichbare Ergebnisse zu erhalten.

Zu Punkt 11: Sämtliche Abweichungen vom gewohnten Rhythmus sollten auf dem Kurvenblatt vermerkt werden. Auch wechselnde Arbeitszeiten, Reisen, Klimawechsel, sehr kurze Nachtruhe, psychische Probleme, Alkoholgenuss, Einnahme von Medikamenten wie Schlafmittel, abendlicher Sport oder Partys bis spät in die Nacht und natürlich Krankheiten können die Körpertemperatur beeinflussen. Bei gewissenhafter Aufzeichnung kann die Anwenderin nach einiger Zeit leicht beurteilen, welche Messwerte wahrscheinlich sind und welche sie als „Ausreißer" ansehen muss. Unwahrscheinliche Werte werden auf dem Kurvenblatt eingeklammert und bei der Auswertung nicht berücksichtigt.

Abbildung 9.3 zeigt, wie sich ein Störfaktor, hier das Messen nach dem Aufstehen am 8. August 2003, auf die Temperaturkurve auswirkt. Außerdem wurde am 13. August eine Messung vergessen.

Kurvenblätter sind in der Apotheke erhältlich (Cyclotest® Kurvenblatt) oder bei Beratungsstellen für Familienplanung. Die Arbeitsgruppe „Natürliche Familienplanung" der Malteser Werke e.V. Köln bietet Zyklusblätter an, die mehr Platz für weitere Symptome vorsehen (http://www.nfp-online.de). Auch von der Website von pro familia (http://www.profamilia.de) können ausführlichere Kurvenblätter heruntergeladen werden, die sich von denen der Malteser Werke geringfügig unterscheiden.

Temperaturmethode **137**

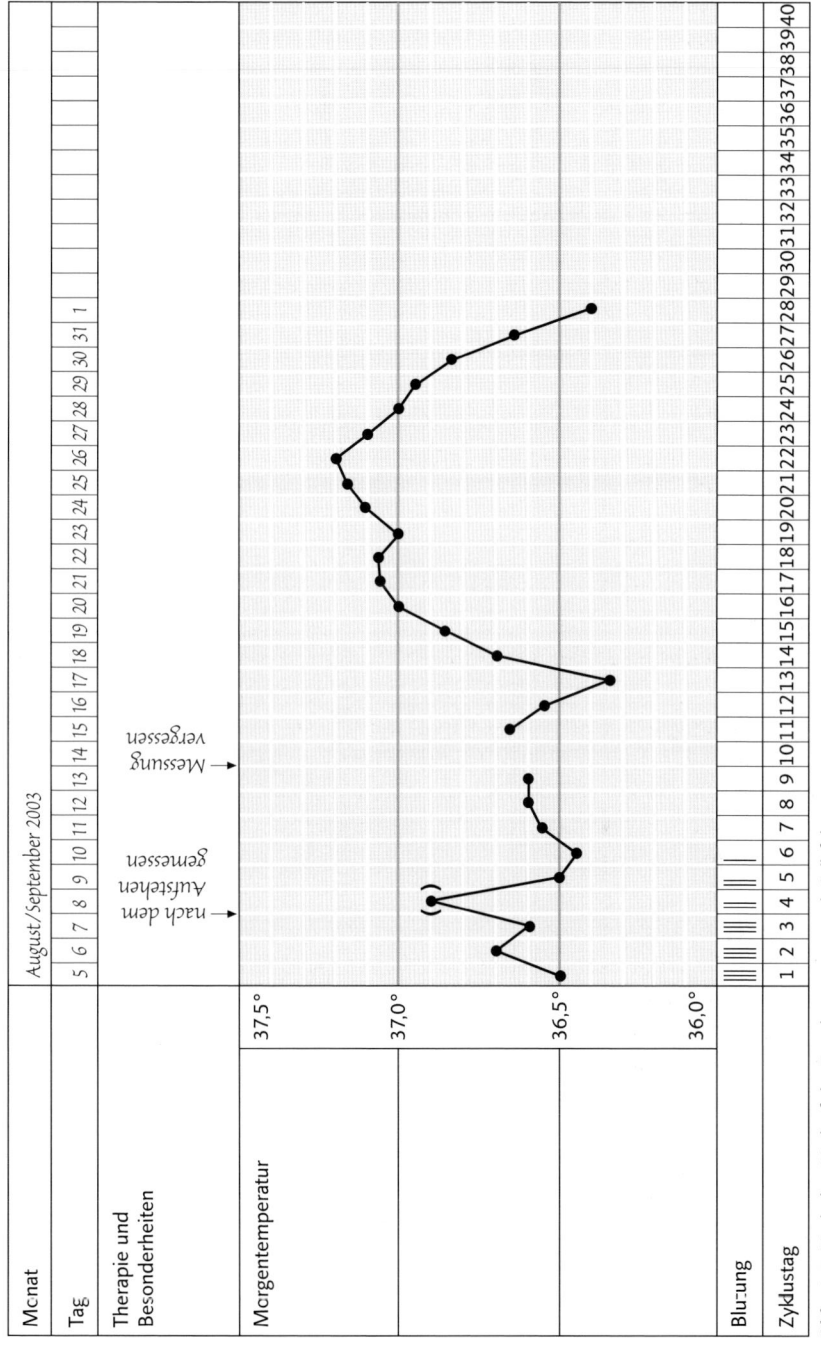

Abb. 9.3 Typischer Verlauf der Basaltemperatur mit Störfaktoren

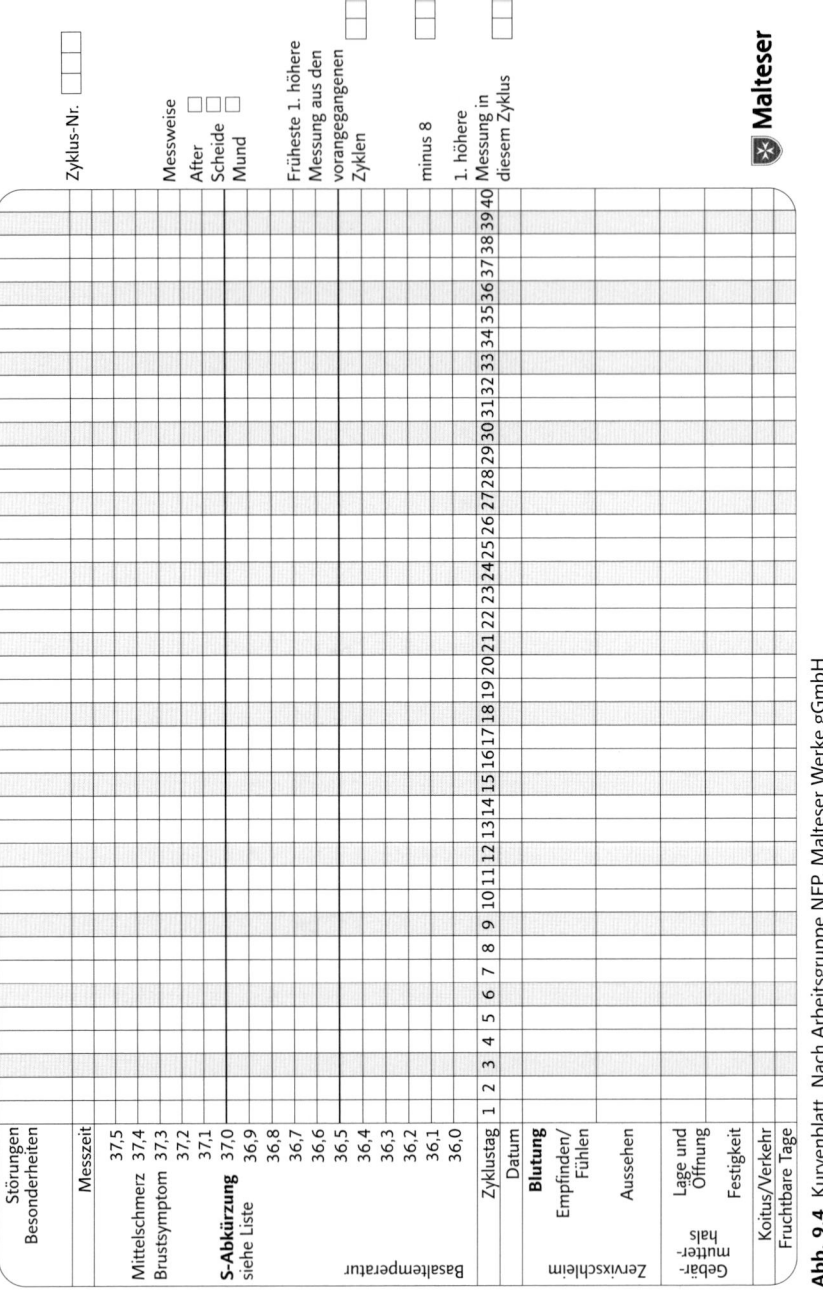

Abb. 9.4 Kurvenblatt. Nach Arbeitsgruppe NFP, Malteser Werke gGmbH

Beschreibungsmöglichkeiten des Zervixschleims und die entsprechenden Abkürzungen:

Abkürzung	Empfinden/Fühlen	Aussehen
t	trocken trockenes, raues, juckendes, unangenehmes Gefühl	nichts gesehen, kein Schleim am Scheideneingang
∅	nichts gefühlt, keine Feuchtigkeit, keine Empfindung am Scheideneingang	nichts gesehen, kein Schleim am Scheideneingang
f	feucht	nichts gesehen, kein Schleim am Scheideneingang
s	feucht	dicklich, weißlich, trüb, cremig, klumpig, gelblich, klebrig, etwas zäh-elastisch, nicht ziehbar
+ s	feucht	glasig, glasklar, glasig durchscheinend, wie rohes Eiweiß (glasig, mit weißlichen Fäden durchsetzt), dehnbar, spinnbar, Fäden ziehend, flüssig, so flüssig, dass er „wegrinnt wie Wasser", rötlich, rotbraun, gelblich-rötlich
+ s	nass, schlüpfrig, rutschig, glitschig, wie eingeölt, weich, glatt	glasig, glasklar, glasig durchscheinend, wie rohes Eiweiß (glasig, mit weißlichen Fäden durchsetzt), dehnbar, spinnbar, Fäden ziehend, flüssig, so flüssig, dass er „wegrinnt wie Wasser", rötlich, rotbraun, gelblich-rötlich

Abb. 9.4 Kurvenblatt. Nach Arbeitsgruppe NFP, Malteser Werke gGmbH (Fortsetzung)

9.2.2 Beurteilung der Temperaturkurve

Für die Beurteilung der Temperaturkurve ist nicht die absolute Höhe der einzelnen Temperaturwerte entscheidend, sondern vielmehr die Differenz zwischen den einzelnen Messwerten. Das Temperaturniveau insgesamt kann von Frau zu Frau unterschiedlich sein. Abweichungen von einigen Zehntel Grad Celsius sind durchaus möglich. Der Anstieg der Aufwachtemperatur zeigt nur an, dass sich die Frau in der Eisprungphase befindet, jedoch nicht den genauen Zeitpunkt der Ovulation. Dieser liegt irgendwann in der Zeitspanne von drei Tagen vor der ersten höheren Temperaturmessung bis zum Tag der zweiten höheren Messung. Leider steigt die Morgentemperatur bei den meisten Frauen nicht so steil und schnell an wie der idealtypische Temperaturverlauf in Abbildung 9.1. Oft nimmt die Basaltemperatur einen treppenförmigen Verlauf oder sie steigt an und fällt am nächsten Tag wieder um 0,1–0,2 °C. Das Erkennen des durch Progesteron induzierten Temperaturanstiegs wird dadurch erschwert. Es sind jedoch einige Regeln entwickelt worden, um auch solche unregelmäßigen Temperaturverläufe interpretieren zu können.

Grundregel. Um den Temperaturanstieg aufgrund des Eisprungs festzustellen, wird der tägliche Messwert mit den sechs vorangegangenen Werten verglichen. Liegt er höher als jeder der sechs Werte, handelt es sich möglicherweise um den Beginn des Temperaturanstiegs. Man kann sich das Ablesen erleichtern, wenn man durch den höchsten der sechs niedrigen Werte eine Hilfslinie zieht. Erhöhte Temperaturwerte, die wahrscheinlich auf einen Störfaktor zurückzuführen sind, werden dabei ausgeklammert und nicht berücksichtigt. Wenn auch die nächsten zwei Werte über den sechs niedrigen liegen und überdies der dritte erhöhte Wert mindestens 0,2 °C höher ist als der höchste der sechs niedrigen Werte, handelt es sich um den gesuchten Temperaturanstieg. Die drei erhöhten Werte werden auf dem Kurvenblatt mit einem Kreis markiert.

In Abbildung 9.5 beginnt der Temperaturanstieg am 15. Zyklustag, d.h. am 16. September 2003. Der dritte erhöhte Wert liegt mit 37,1 °C um 0,4 °C höher als der höchste der sechs niedrigen Werte (in diesem Fall die beiden höchsten Temperaturwerte, nämlich Nr. 1 und Nr. 3).

Ausnahmeregel 1. Bei manchen Frauen, die einen treppenförmigen, aber nur geringfügigen Anstieg der Basaltemperatur zeigen (weniger als 0,2 °C Differenz zwischen den Messwerten), ist die Grundregel nicht anwendbar. Sie müssen noch einen vierten Tag abwarten. Bei ihnen gilt der Temperaturanstieg als erreicht, wenn sie an vier aufeinander folgenden Tagen Aufwachtemperaturen messen, die jeweils über dem höchsten Wert der sechs vorangegangenen Tage liegen. Dabei kann der Anstieg von Tag zu Tag auch weniger als 0,2 °C betragen.

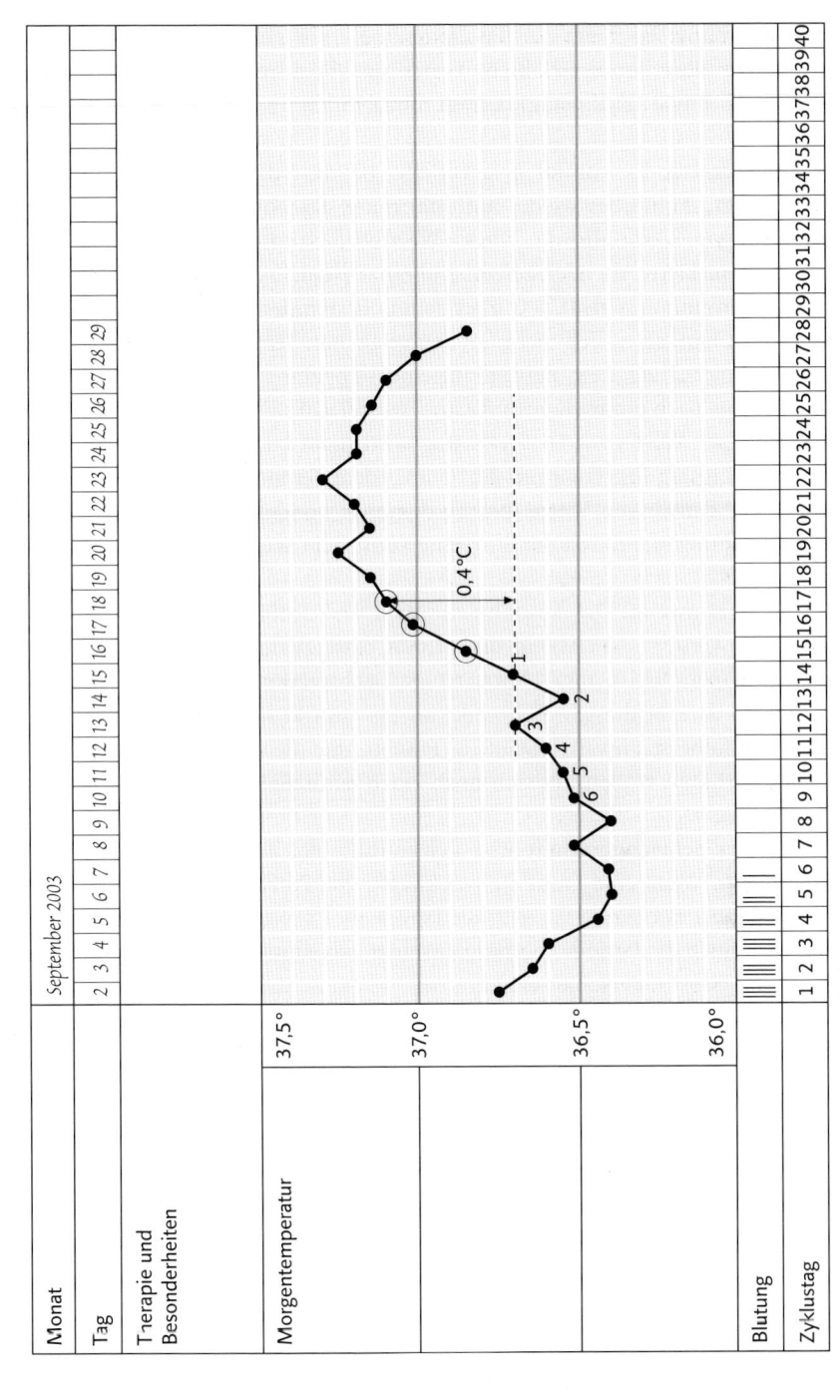

Abb. 9.5 Grundregel zur Temperaturmethode

In Abbildung 9.6 steigt die Basaltemperatur nur gelinde an. Die Temperaturdifferenz des vierten erhöhten Wertes zum höchsten der sechs niedrigen Werte (Nr. 2 am 11. Zyklustag) beträgt nur 0,15 °C.

Ausnahmeregel 2. Es kommt gelegentlich vor, dass die Aufwachtemperatur zwar ansteigt, dann aber wieder auf oder unter das Niveau des höchsten der sechs niedrigen Werte absinkt. Dieser Wert wird dann einfach ignoriert, also auch nicht markiert. Am nächsten oder übernächsten Tag muss die Basaltemperatur aber um mindestens 0,2 °C über dem höchsten der sechs niedrigen Werte liegen, sonst handelt es sich nicht um den gesuchten Temperaturanstieg.

Abbildung 9.7 zeigt ein Beispiel für eine Temperaturkurve, bei der die Basaltemperatur nach anfänglichem Anstieg wieder auf das Niveau der Hilfslinie absinkt. Dieser Wert vom 16. Zyklustag wird nicht berücksichtigt. Der Wert vom 18. Zyklustag liegt aber um 0,2 °C über dem Temperaturniveau des höchsten der sechs niedrigen Werte (Nr. 2); demnach handelt es sich um die Temperaturerhöhung, die durch den Eisprung verursacht wird.

Zusätzliche Hinweise. Die Ausnahmeregeln 1 und 2 dürfen nicht miteinander kombiniert werden. Am Abend des dritten bzw. vierten Tages mit erhöhter Aufwachtemperatur ist ungeschützter Geschlechtsverkehr möglich, denn eine Empfängnis ist von diesem Zeitpunkt an bis zum Zyklusende, d. h. der Regelblutung, äußerst unwahrscheinlich. Frauen, die allein mit der Temperaturmethode verhüten wollen, müssen noch einen zusätzlichen Tag zur Sicherheit enthaltsam sein.

Auch eine **Schwangerschaft** lässt sich mithilfe der Temperaturmethode diagnostizieren. Wenn eine Frau, die regelmäßig ihre Aufwachtemperatur misst, eine Temperaturhochlage feststellt, die länger als 18 Tage andauert, und wenn dabei auch noch die Periodenblutung ausbleibt, so ist mit größter Wahrscheinlichkeit eine Schwangerschaft eingetreten.

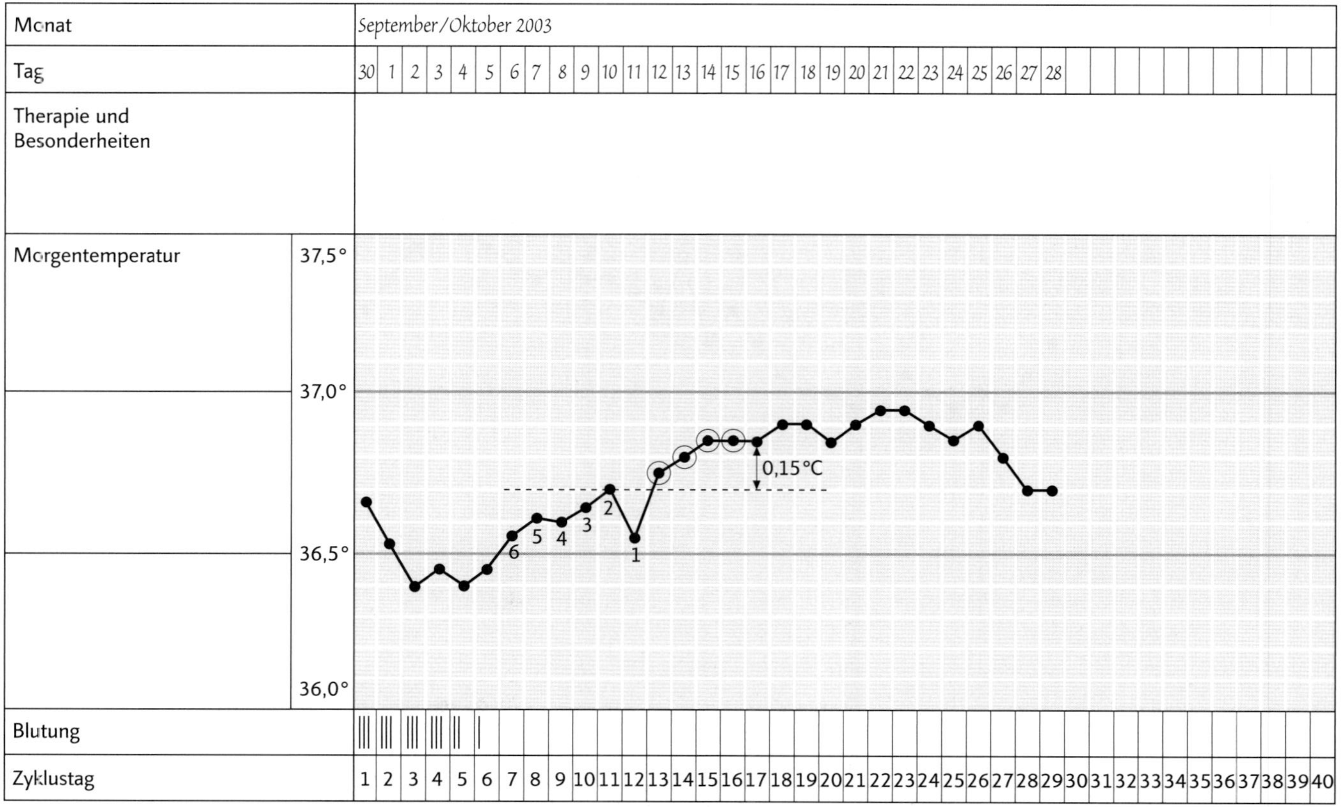

Abb. 9.6 Ausnahmeregel 1 zur Temperaturmethode

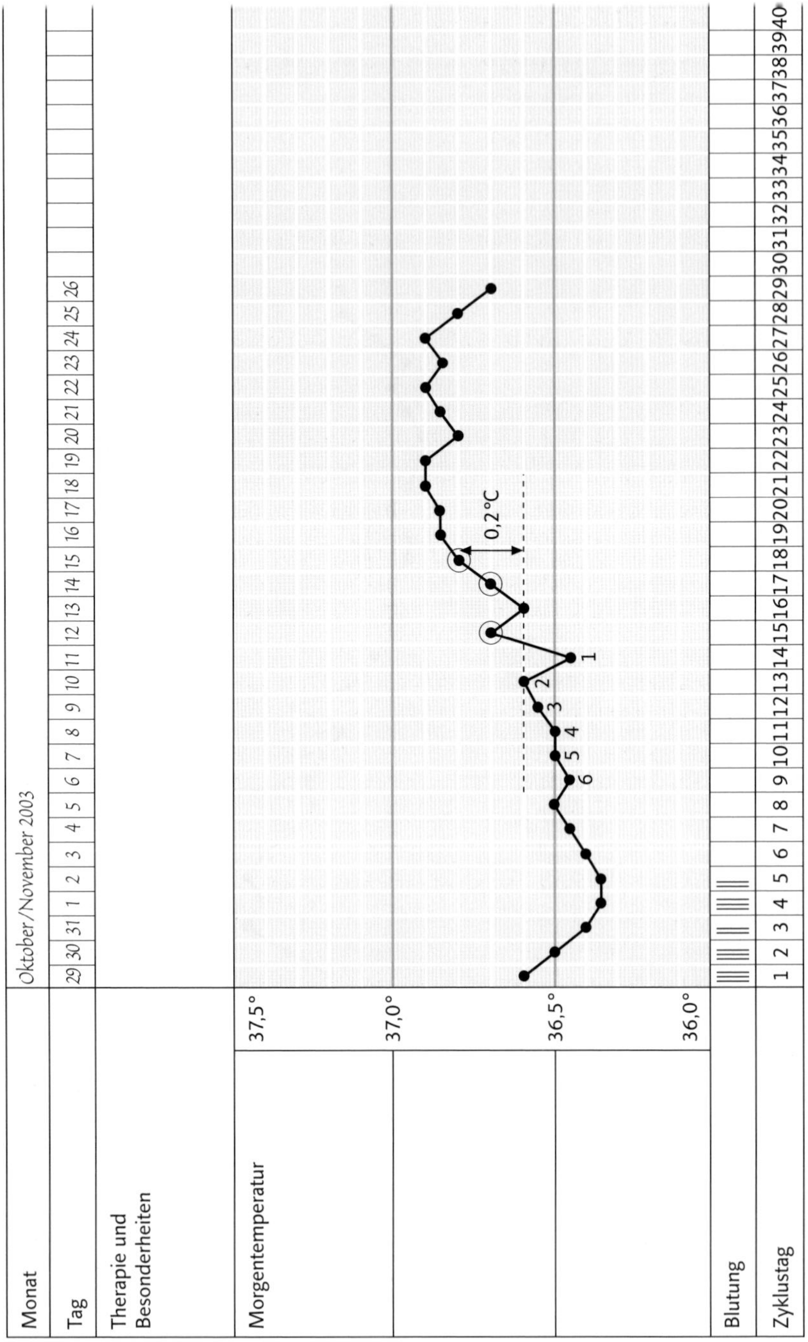

144 Natürliche Familienplanung (Zeitwahlmethoden)

Abb. 9.7 Ausnahmeregel 2 zur Temperaturmethode

9.3 Schleimstrukturmethode (Billings-Methode, Mucusmethode)

Im Jahr 1964 veröffentlichte das australische Ärzteehepaar Evelyn und John Billings die Entdeckung, wie eine Frau durch die Beobachtung ihres Zervixschleims feststellen kann, in welcher Zyklusphase sie sich gerade befindet. Nach ihnen wird die Schleimstrukturmethode auch Billings-Methode genannt.

9.3.1 Zyklische Veränderungen des Zervixschleims

Der Zervixschleim verändert sich im Laufe des Zyklus. Kurz nach der Monatsblutung ist er zäh und dickflüssig und verschließt den Muttermund wie ein Pfropf. Einige Tage vor dem Eisprung lockert sich der Schleim auf. Er ist undurchsichtig, erscheint weißlich oder gelblich oder bildet Klumpen. Kurz vor dem Eisprung löst sich der Schleimpfropf im Gebärmutterhals auf. Der Schleim ist jetzt durchsichtig, dünnflüssig und glasig. Der Scheideneingang fühlt sich feucht an aufgrund des Schleims, den die Zervikaldrüsen reichlich produzieren. Manche Frauen können ihren Zervixschleim zwischen Daumen und Zeigefinger zu einem „Faden" auseinanderziehen. Das nennt man **„Spinnbarkeit"** und gilt als Schleimhöhepunkt. Bei anderen Frauen zeigt der Zervixschleim um den Eisprung herum das sogenannte **„Farnkrautphänomen"**. Wenn sie den Schleim auf eine Glasplatte, z. B. einen Objektträger, ausstreichen und mit Hilfe einer Lupe betrachten, so kristallieren die in ihm enthaltenen Mineralien zu Farnkraut- oder Eisblumen-artigen Strukturen aus (s. auch Kap. 9.7). Nicht bei allen Frauen sind die Veränderungen des Zervixschleims so ausgeprägt und so einfach auszuwerten. Das ist für den Erfolg der Methode auch nicht entscheidend. Wichtig ist, dass die Anwenderin lernt, ihr individuelles Schleimmuster zu interpretieren. Bei vielen Frauen verändert sich die Beschaffenheit des Zervixschleims in Verlauf des Zyklus nur minimal oder das veränderte Schleimmuster tritt nur kurzzeitig auf. Es erfordert dann einige Übung, bis sie diese sehr diskreten Veränderungen ihrer Schleimqualität sicher beurteilen können.

Auf dem Zyklusblatt von pro familia ist eine Zeile vorgesehen für Eintragungen zur Schleimbeschaffenheit. Als Hilfestellung zur Beurteilung des Schleims sind einige Buchstaben und Zahlensymbole vorgegeben:

- 0 (Null) bedeutet: Es wurde weder Schleim gesehen noch gefühlt.
- F bedeutet: Schleim wurde zwar nicht gesehen, aber die Frau hatte ein feuchtes Gefühl am Scheideneingang.
- s bedeutet: Es wurde Feuchtigkeit gespürt und weißer, klumpiger, cremiger, dicklicher oder klebriger Schleim gesehen.

■ S bedeutet: Der Schleim sieht aus wie rohes Hühnereiweiß, lässt sich ggf. spinnen und hinterlässt eine feuchte oder sogar nasse Empfindung am Scheideneingang.

Die Kästchen mit den Schleimsymbolen werden durch eine Linie miteinander verbunden. Bei den meisten Frauen zeigt sich im Laufe des Zyklus eine Kurve, die in der Zyklusmitte ansteigt und dann wieder abfällt.

9.3.2 Interpretation der Schleimbeschaffenheit

So wie die Basaltemperatur ihren Anstieg hat, so gibt es auch einen Höhepunkt der Schleimbeschaffenheit. Allerdings ist dieser deutlich schwieriger festzustellen als die Körpertemperatur. Als Schleimhöhepunkt gilt der Tag, an dem sich die Schleimqualität wieder abschwächt und schließlich verschwindet. Dieser Tag lässt sich also nur im Nachhinein feststellen. Der Tag des Schleimhöhepunkts wird im Kurvenblatt mit einem Sternchen markiert. Die unfruchtbare Phase nach dem Eisprung beginnt am Abend des dritten Tages nach dem Schleimhöhepunkt.

Fehlinterpretationen des Schleimhöhepunkts sind möglich durch Entzündungen der Scheide oder des Gebärmutterhalses, durch Samenflüssigkeit oder vermehrte Vaginalsekretion aufgrund sexueller Erregung, durch die Verwendung von Lubrikativa oder Spermiziden und schließlich durch die Einnahme von Sekretolytika wie Ambroxol oder Acetylcystein.

9.4 Veränderungen des Muttermundes und andere Körperzeichen

9.4.1 Muttermundbeobachtung

Seit Anfang der achtziger Jahre des vergangenen Jahrhunderts ist die Muttermundbeobachtung bekannt. Diese Selbstuntersuchung des Gebärmutterhalses ist eine Alternative zur Schleimbeobachtung für Frauen, die nur wenig oder schwer interpretierbaren Schleim produzieren. Auch wenn die Schleimbeobachtung durch Ausfluss oder Medikamenteneinnahme verfälscht wird, ist das Ertasten des Muttermundes zu empfehlen.

Auch der Gebärmutterhals verändert seine Lage und Festigkeit im Laufe des Zyklus. Unmittelbar nach der Regelblutung ist er fest geschlossen und ragt tief in die Vagina hinein. Er ist relativ hart und fühlt sich ungefähr wie der Nasenknorpel an. Um die Zeit der Ovulation wird der Muttermund weicher, öffnet sich ein wenig, um Spermien durchzulassen, und rückt nach oben. Manchmal ist er dann kaum mit den Fingern zu ertasten. In der Zyklusmitte fühlt er sich eher wie die Lippen oder die Ohrläppchen an. Nach dem Eisprung schließt sich die Zervix wieder, um eine weitere Befruchtung unmöglich zu machen.

Praktisches Vorgehen bei der Selbstuntersuchung

Wer mit der Selbstuntersuchung des Gebärmutterhalses beginnen will, sollte dies unmittelbar nach der Menstruation und einmal täglich tun. Am besten lässt sich die Untersuchung durchführen, wenn man im Stehen ein Bein auf einen Hocker o. ä. stellt, oder im Hocken. Die Frau führt einen oder zwei Finger in die Vagina ein und ertastet den Muttermund mit kreisenden Bewegungen. Dieser fühlt sich wie ein glatter Zapfen an im Gegensatz zu den faltigen Scheidenwänden. Sie versucht, die Öffnung des Muttermundes zu befühlen und die Weite der Öffnung zu beurteilen. Bei Nulliparae ist diese Öffnung meist rund oder oval, bei Parae schlitzförmig und stets leicht geöffnet. Wenn die Zervix nur schwer zu tasten ist, kann die Frau mit einer Hand auf den Unterleib drücken. Dadurch senkt sich die Gebärmutter nach unten und ist mit dem Finger leichter zu erreichen. Wenn die Frau am Scheidenausgang nur wenig Schleim entnehmen kann, kann sie diesen auch direkt vom Muttermund entnehmen. Sie sollte sich jedoch für die eine oder andere Möglichkeit entscheiden.

Nicht alle Frauen können sämtliche Veränderungen des Muttermundes erfühlen. Im Allgemeinen reicht es aus, Öffnungsgrad und Festigkeit unterscheiden zu können.

Eintragung ins Kurvenblatt

Die Tastbefunde werden im Zyklusblatt unter der Rubrik „Muttermund" wie folgt eingetragen:

- **Öffnung:**
    - geschlossen •
    - teilweise geöffnet ○
    - vollständig geöffnet ○

- **Lage:**
In der gleichen Spalte wird angegeben, ob der Muttermund höher oder tiefer steht, und zwar durch Platzierung des Symbols für den Öffnungsgrad unten, in der Mitte oder oben in der Zelle.

- **Festigkeit:**
Sie wird mit den Buchstaben „h" für „hart" bzw. „w" für „weich" angegeben.

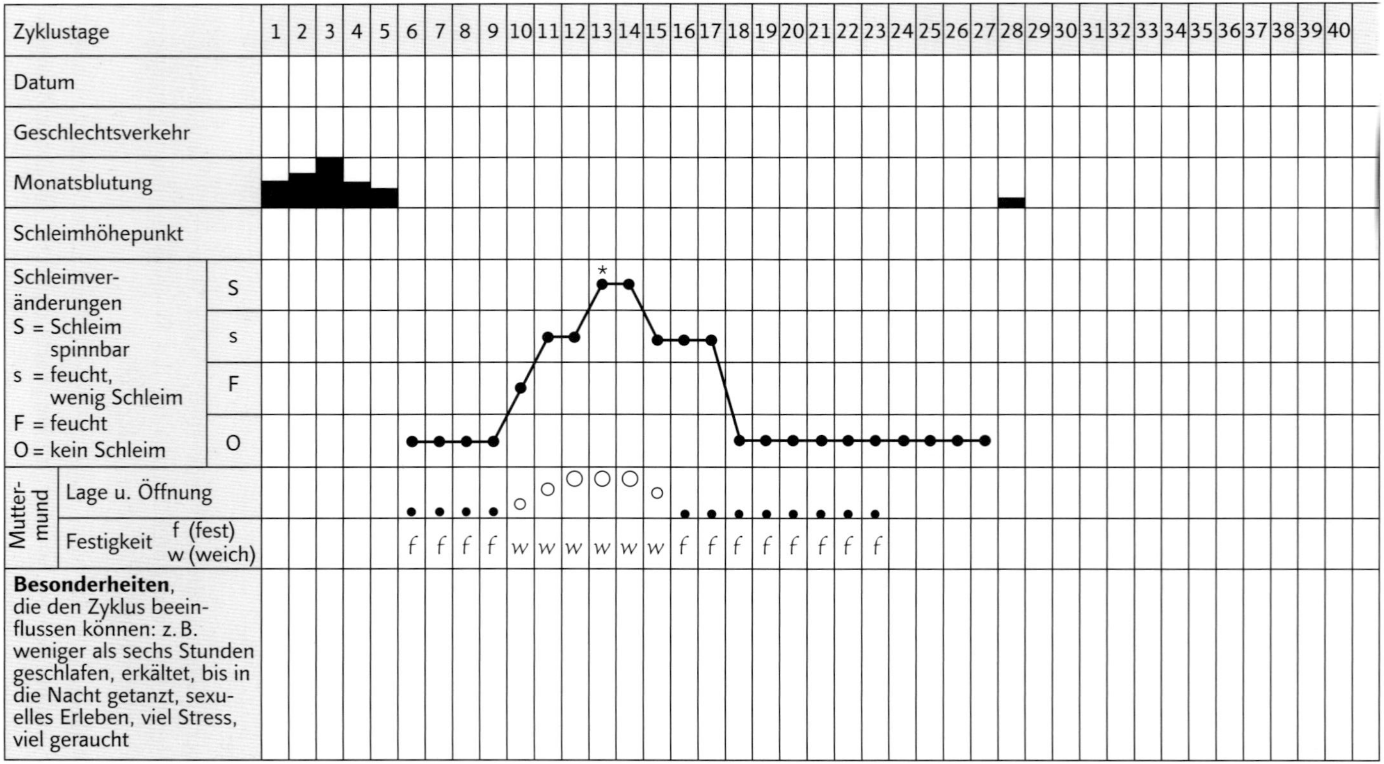

148 Natürliche Familienplanung (Zeitwahlmethoden)

Abb. 9.8 Veränderung von Schleimqualität und Beschaffenheit des Muttermundes im Verlauf eines Zyklus. Ab dem Abend des 17. Zyklustages kann die Frau mit Unfruchtbarkeit rechnen.

In Analogie zur Beobachtung des Zervixschleims kann man den „Zervixhöhepunkt" mit der größten Öffnung und Weichheit des Muttermundes im Zyklusblatt markieren. Auch hier kann die Frau am Abend des dritten Tages nach der maximalen Ausprägung des Symptoms mit Unfruchtbarkeit rechnen.

Zervixindex (Zervixfaktor)
Ein Summenscore aus den Parametern

- Menge des Zervixschleims,
- Spinnbarkeit,
- Farnkrautbildung und
- Weite des Muttermundes

wird als Zervixindex oder Zervixfaktor bezeichnet. Je höher der Zervixindex ist, desto näher liegt der Zeitpunkt der Ovulation.

Tab. 9.1 Der Zervixindex. Aus Teichmann 1991

Parameter	Bemessung			
	0	1	2	3
Schleim	Kein	Wenig	Mäßig viel	Reichlich
Spinnbarkeit	Keine	1–3 cm	4–6 cm	8 cm
Farnbildung	Fehlt	Gering	Stark verzweigt	Kräftig
Muttermundsweite	Geschlossen	Fraglich geöffnet	Leicht geöffnet	Weit gestellt
Beurteilung	**Estrogenwirkung**			
0– 3 =	Fehlend			
4– 6 =	Gering			
7– 9 =	Mittelstark			
10–12 =	Voll ausgeprägt			

9.4.2 Mittelschmerz

Ein relativ sicheres Zeichen für die Ovulation ist der sogenannte Mittelschmerz. Dabei handelt es sich um einen mehr oder weniger gut lokalisierbaren Schmerz im Unterbauch, der nur einige Sekunden oder Minuten, bei manchen Frauen jedoch auch Stunden oder sogar Tage dauern kann. Dieses Symptom tritt jedoch nur bei wenigen Frauen auf und auch bei diesen nicht immer in jedem Zyklus. Die genaue Ursache des Mittelschmerzes ist noch nicht bekannt. Man vermutet, dass er durch die Kapselspannung des wachsenden Follikels ausgelöst wird. Aber auch eine Reizung des Bauchfells kommt in Frage.

Wenn eine Frau den Mittelschmerz verspürt, bedeutet das nicht, dass exakt zu diesem Zeitpunkt der Eisprung stattfindet. Der Mittelschmerz kann vor, aber auch nach der Ovulation auftreten. Das Achten auf den Mittelschmerz allein ist zu unsicher, um die fruchtbaren Tage einzugrenzen. Dieses Symptom kann jedoch die anderen Körperzeichen bestätigen. Paare, die sich ein Kind wünschen, sollten möglichst beim Auftreten des Mittelschmerzes Geschlechtsverkehr ausüben, denn dann ist die Wahrscheinlichkeit einer Empfängnis am höchsten.

Im Zyklusblatt wird der Mittelschmerz mit dem Buchstaben „M" über der Temperaturkurve notiert.

9.4.3 Zwischenblutung

Während der fruchtbaren Zeit beobachten manche Frauen eine leichte rötliche bis bräunliche Verfärbung des Zervixschleims. Nur selten kommt es zu einer leichten Blutung, die u. U. mit der Menstruationsblutung verwechselt werden kann, sofern die Frau nicht ihre Aufwachtemperatur kontrolliert. Erklärt wird die Zwischenblutung mit natürlichen Hormonschwankungen. Sie wird, wie die eigentliche Periodenblutung, je nach Stärke mit Punkten oder Strichen im Zyklusblatt eingetragen.

9.4.4 Brustsymptom

Viele Frauen bemerken eine Veränderung ihrer Brüste im Zyklusverlauf. Die Brüste werden durch Wassereinlagerung voller und schwerer. Manche Frauen verspüren ein Ziehen und Kribbeln in ihren Brüsten, das sich bei einigen bis zu einem schmerzhaften Brustspannen steigern kann (PMS, prämenstruelles Syndrom). Dieses Symptom tritt in der Regel in der zweiten Zyklushälfte unter dem Einfluss des Progesterons auf und verstärkt sich zum Zyklusende hin. Sobald die Regelblutung einsetzt, verschwindet das Brustsymptom. Da es nicht bei allen Frauen und zudem nicht regelhaft auftritt, taugt es lediglich zur Bestätigung anderer Körperzeichen wie der Basaltemperatur oder des Zervixschleims.

Das Brustsymptom wird im Kurvenblatt mit dem Buchstaben „B" über der Temperaturkurve gekennzeichnet.

9.4.5 Weitere Körperzeichen

Manche Frauen beobachten im Verlauf ihres Zyklus regelmäßige Veränderungen ihres Körpers wie verstärkte Akne, rasches Nachfetten der Haare, Gewichtszunahme, Ödeme, Blähungen, Verstopfung oder Durchfall, depressive Verstimmungen, verstärkter Antrieb oder Antriebslosigkeit, Veränderungen der Libido usw. Mit einer gewissen Erfahrung können sie diese Symptome bestimmten Zyklusphasen zuordnen. Solche Körperzeichen sind zu unregelmäßig, als dass man aus ihnen die fruchtbare Zeit sicher ablesen könnte. Trotzdem sollten sie im Kurvenblatt als „Besonderheiten" festgehalten werden.

9.5 Symptothermale Methode (Rötzer-Methode)

Die symptothermale Methode ist eine Kombination aus der Temperaturmethode und der Billings-Methode. Ihr Name rührt von Symptom (Zervixschleim) und (Basal-)Temperatur her. Sie wird nach ihrem Entdecker, einem österreichischen Frauenarzt, auch Rötzer-Methode genannt. Die symptothermale Methode arbeitet nach dem Prinzip der doppelten Kontrolle und ist deshalb deutlich sicherer als die Temperatur- bzw. Billings-Methode für sich allein.

> **Prinzip der doppelten Kontrolle**
>
> „Doppelte Kontrolle" bedeutet:
> Es zählt immer das Körperzeichen, welches zuletzt (nach dem Eisprung) bzw. zuerst (vor dem Eisprung) kommt.

Ein **Beispiel**: Beobachtet die Frau glasigen Zervixschleim und hat sie ein feuchtes Gefühl am Scheideneingang, obwohl ihre Basaltemperatur noch nicht angestiegen ist, so muss sie sich ab sofort als fruchtbar betrachten.

9.5.1 Sicherheit der symptothermalen Methode

Für die strenge Form der symptothermalen Methode, bei der Geschlechtsverkehr nur an den sicher unfruchtbaren Tagen nach dem Eisprung erlaubt ist, liegt der Pearl-Index unter 1 und damit in der Größenordnung der oralen Kontrazeptiva. Dies kann jedoch u. U. einen langen Verzicht auf den Koitus bedeuten. Bei der erweiterten Form der Rötzer-Methode kann Geschlechtsverkehr auch an den wahrscheinlich unfruchtbaren Tagen zu Zyklusbeginn ausgeübt werden. Da sich der Eisprung jedoch niemals ganz genau vorhersagen lässt, ist diese Form mit einer höheren Versagerquote behaftet. Für die erweiterte Form der Rötzer-Methode wurde ein Pearl-Index von 2,3 bzw. 2,1 ermittelt. Die meisten unbeabsichtigten Schwangerschaften waren darauf zurückzuführen, dass das Paar es zu Beginn der fruchtbaren Zeit „darauf ankommen ließ" in der Annahme, die Wahrscheinlichkeit einer Empfängnis sei zu diesem Zeitpunkt äußerst gering. Der Pearl-Index von 2,1 bezieht sich auf NFP-Anwenderinnen, die während der fruchtbaren Phase zusätzlich verhüteten, z. B. mit Kondomen. Der Unterschied in der Gebrauchssicherheit ist nicht statistisch signifikant.

9.5.2 Ermittlung der unfruchtbaren Zeit <u>nach</u> dem Eisprung

Die Bestimmung der sicher unfruchtbaren Zeit mit der symptothermalen Methode erfolgt nach der Hauptregel.

> **Hauptregel**
>
> Die unfruchtbare Zeit nach dem Eisprung beginnt entweder am Abend des dritten Tages nach dem Schleimhöhepunkt oder am Abend des dritten Tages mit höherer Temperatur, je nachdem, welches der beiden Zeichen <u>zuletzt</u> kommt. Bei Anwendung der Ausnahmeregeln muss man den vierten Tag abwarten.

Symptothermale Methode

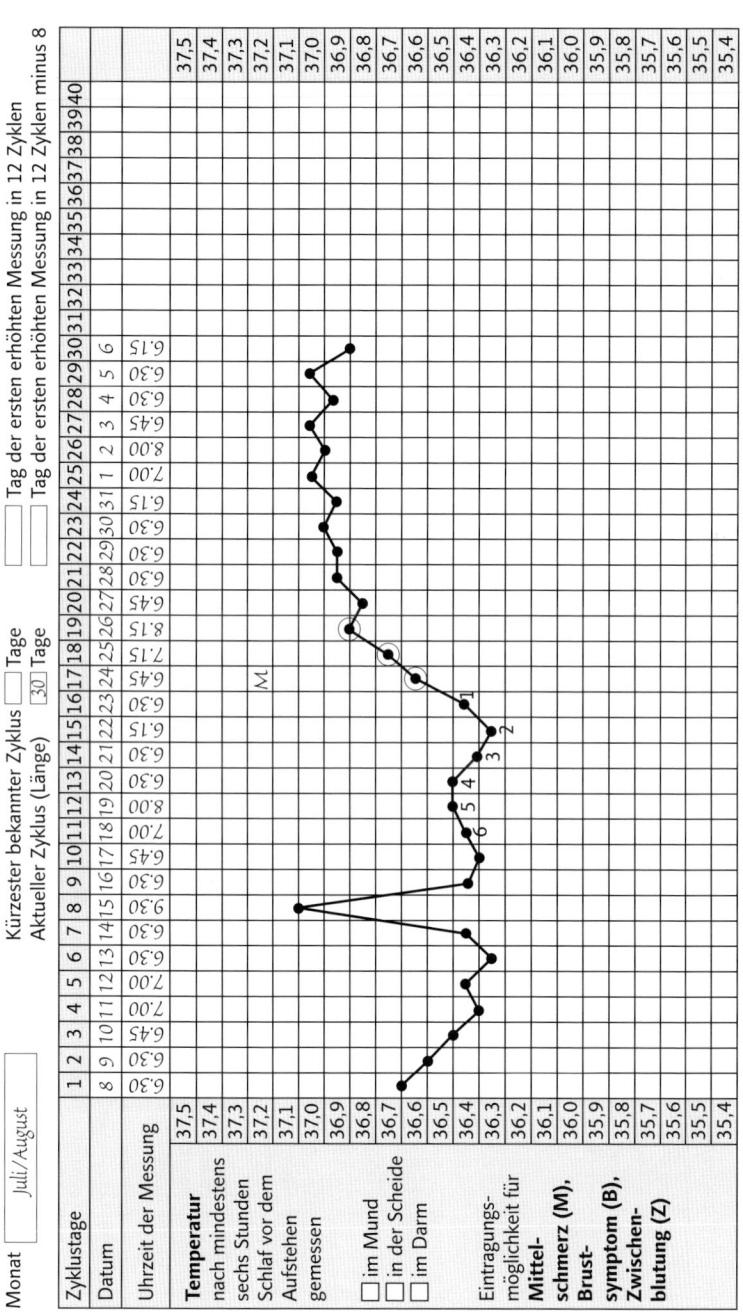

Abb. 9.9a Kurvenblatt zur symptothermalen Methode (nach pro familia). Die Anwenderin hat die Körperzeichen Basaltemperatur, Beschaffenheit des Zervixschleims, Beschaffenheit des Muttermundes und Menstruationsstärke eingetragen. Der erhöhte Temperaturwert am 8. Zyklustag ist ein Ausreißer, bedingt durch eine Erkältung. In diesem Fall kommt der Schleimhöhepunkt nach dem Temperaturanstieg, also kann die Frau erst ab dem Abend des 22. Zyklustages mit Unfruchtbarkeit rechnen.

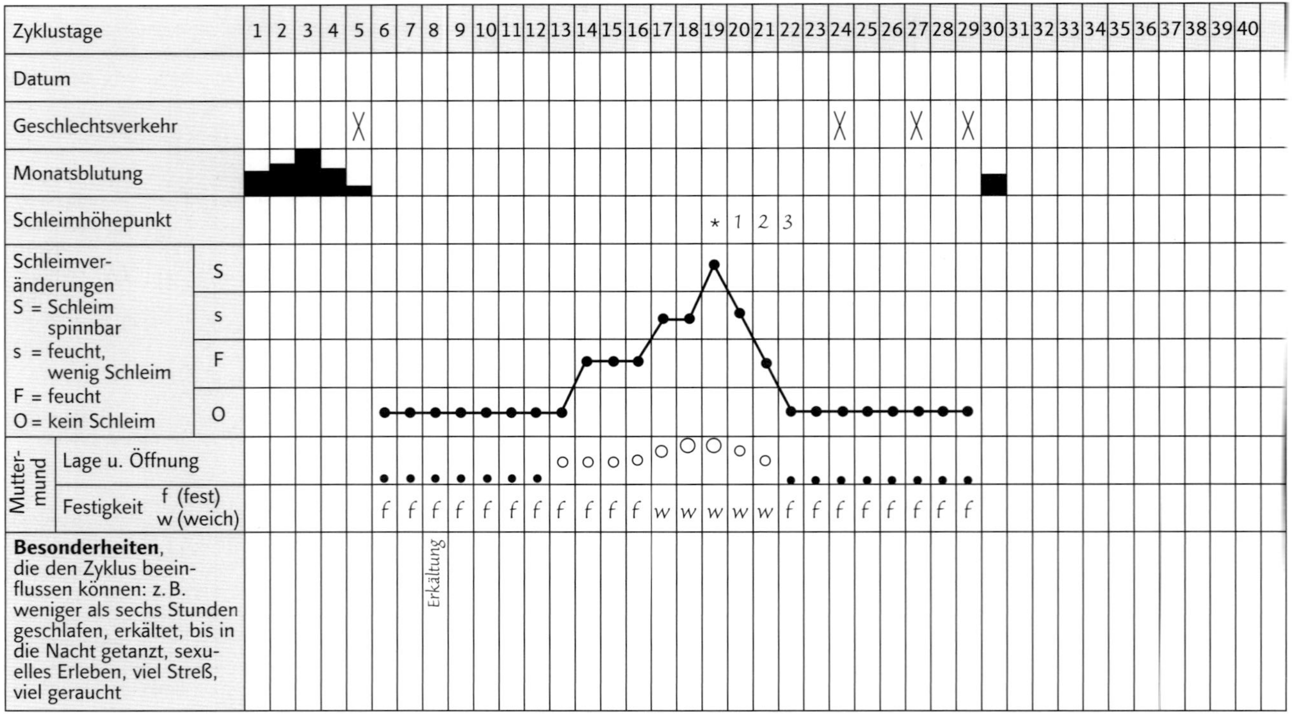

Abb. 9.9b Kurvenblatt zur symptothermalen Methode (nach pro familia). Die Anwenderin hat die Körperzeichen Basaltemperatur, Beschaffenheit des Zervixschleims, Beschaffenheit des Muttermundes und Menstruationsstärke eingetragen. Der erhöhte Temperaturwert am 8. Zyklustag ist ein Ausreißer, bedingt durch eine Erkältung. In diesem Fall kommt der Schleimhöhepunkt nach dem Temperaturanstieg, also kann die Frau erst ab dem Abend des 22. Zyklustages mit Unfruchtbarkeit rechnen.

9.5.3 Ermittlung der unfruchtbaren Zeit <u>vor</u> dem Eisprung

Von einer unfruchtbaren Zeit am Zyklusanfang darf man nur ausgehen, wenn im Zyklus davor eine Temperaturhochlage bestand, d. h. es wurden an mindestens drei aufeinanderfolgenden Tagen erhöhte Aufwachtemperaturen gemessen.

Für die Ermittlung der wahrscheinlich unfruchtbaren Tage vor dem Eisprung gelten folgende Regeln:

1. Wenn eine Frau zum ersten Mal die NFP-Methoden anwendet, sollte sie im ersten Zyklus auf ungeschützten Verkehr verzichten. Im ungünstigsten Fall könnte sie den Beginn ihrer Menstruation mit einer starken Mittelblutung verwechseln.
2. Sofern die NFP-Einsteigerin noch keine Zyklusaufzeichnungen besitzt, also z. B. noch keinen Menstruationskalender geführt hat, kann sie davon ausgehen, dass sie ab dem zweiten Zyklus die ersten fünf Tage unfruchtbar ist. Eine Ausnahme ist zu beachten: Sobald die Frau am 12. Zyklustag eine erhöhte Aufwachtemperatur feststellt, muss sie sich bereits ab dem fünften Tag ihres Zyklus als fruchtbar betrachten.
3. Wenn Temperaturaufzeichnungen über mindestens zwölf Zyklen vorliegen, kann das Paar die wahrscheinlich unfruchtbare Zeit zu Zyklusbeginn noch weiter ausdehnen, und zwar mithilfe der Minus-8-Regel.
4. Auch hier gilt das Prinzip der doppelten Kontrolle: Einigermaßen verlässlich ist die Minus-8-Regel nur, wenn auch die anderen Körperzeichen wie Qualität des Zervixschleims und/oder Tastbefund des Muttermundes Merkmale der unfruchtbaren Zeit tragen. Sobald die Veränderungen des Zervixschleims auf „fruchtbar" hinweisen, sollte die Frau sofort Fruchtbarkeit annehmen, selbst wenn noch kein Temperaturanstieg erfolgt ist.

Minus-8-Regel. Mit dieser Rechenregel lässt sich der Beginn der fruchtbaren Phase eingrenzen, sofern Temperaturaufzeichnungen über mindestens zwölf Zyklen vorhanden sind. Man geht dabei folgendermaßen vor:

> **Minus-8-Regel**
>
> Zunächst wird derjenige Zyklus aus zwölf vorangegangenen Zyklen ermittelt, in dem der Temperaturanstieg am frühesten erfolgt ist. Vom Zyklustag mit der ersten erhöhten Messung zieht man acht Tage ab – das ist dann der letzte noch unfruchtbare Zyklustag.

Ein **Beispiel** zur Verdeutlichung: Im vergangenen Jahr war der erste Tag mit erhöhter Temperatur der 14. Zyklustag. Zieht man von 14 acht ab, so erhält man den sechsten Zyklustag als letzten wahrscheinlich noch unfruchtbaren Tag.

5-Tage-Regel. NFP-Einsteigerinnen, die noch nicht über ausreichend lange Temperaturaufzeichnungen verfügen, sollten sich an die 5-Tage-Regel halten.

> **5-Tage-Regel**
>
> Die ersten fünf Zyklustage können als unfruchtbar angesehen werden, sofern keine Körperzeichen auf die fruchtbare Phase hinweisen. Wenn jedoch innerhalb der ersten zwölf Zyklen ein Temperaturanstieg am 12. Tag oder früher gemessen wird, gilt ab sofort die Minus-8-Regel.

Minus-20-Regel. Frauen, die einen Menstruationskalender geführt haben, können die unfruchtbare Zeit zu Zyklusbeginn noch etwas ausdehnen, und zwar nach der Minus-20-Regel.

> **Minus-20-Regel**
>
> Der letzte unfruchtbare Tag am Zyklusanfang berechnet sich aus der Dauer des kürzesten Zyklus aus zwölf vorangegangenen Zyklen minus 20.

Ein **Beispiel**: Aus dem Menstruationskalender ergibt sich, dass der kürzeste Zyklus der letzten zwölf Monate 26 Tage dauerte. Demnach darf sich die NFP-Einsteigerin bis einschließlich zum sechsten Zyklustag als unfruchtbar ansehen – selbstverständlich in doppelter Kontrolle mit dem Schleimsymptom.

9.5.4 Die symptothermale Methode in verschiedenen Lebensphasen

Junge Mädchen, deren Zyklus noch sehr unregelmäßig ist, können die symptothermale Methode erlernen, um sich mit den Abläufen in ihrem Körper vertraut zu machen. Wenn die Zykluslängen zwischen wenigen Tagen und mehreren Monaten schwanken, ist es schwierig, die fruchtbare Phase vorauszusagen. Andererseits ist die Wahrscheinlichkeit einer Schwangerschaft bei solchen Zyklen sehr gering, aber eben nicht gleich Null.

Auch stillende Mütter und Frauen in der Perimenopause können die Rötzer-Methode anwenden. Allerdings gelten für sie besondere Regeln, ebenso für

Frauen, die nach dem Absetzen der Pille „natürlich" verhüten wollen. Frauen in diesen Lebenssituationen, die noch keine NFP-Erfahrung haben, sollten sich unbedingt durch geschulte Beraterinnen in die Methode einweisen lassen, denn die Interpretation einiger Körperzeichen kann bei ihnen erschwert sein gegenüber anderen Frauen.

9.6 Hormonmessmethode (Persona®)

Seit einigen Jahren wird von der Firma Unipath ein Mini-Computer vertrieben, mit dem die Anwenderin die Konzentration von zwei Hormonen im Urin bestimmen und dadurch die fruchtbare Phase eingrenzen kann. Bei den Hormonen handelt es sich um das Luteinisierende Hormon (LH), das ungefähr 24 bis 36 Stunden vor dem Eisprung seine Maximalkonzentration erreicht, sowie um Estron-3-Glucuronid (E3G), einen Metaboliten des Estradiols. Der E3G-Gipfel wird im Allgemeinen einen Tag vor der Ovulation erreicht. Er markiert den Beginn der fruchtbaren Zeit. Persona® errechnet das Ende der fruchtbaren Phase auf der Basis des gemessenen LH-Anstiegs unter Berücksichtigung der Zeitspanne bis zur Ovulation und der maximalen Lebensdauer der Eizelle.

9.6.1 Praktische Anwendung von Persona®

Die Anwendung der Hormonmessmethode ist denkbar einfach. Die Frau muss lediglich den Beginn ihrer Menstruation durch Drücken des M-Knopfes eingeben und dann jeden Morgen nach dem Aufwachen als Erstes einen Blick auf den Monitor werfen. Das Gerät zeigt grünes Licht an den wahrscheinlich unfruchtbaren Tagen, rotes Licht an den wahrscheinlich fruchtbaren Tagen und gelbes Licht an den Tagen, an denen es sich nicht sicher ist. Wenn „Gelb" aufleuchtet, muss die Anwenderin einen Urintest durchführen. Dazu muss sie eines der Teststäbchen in den Urinstrahl halten und in den dafür vorgesehenen Schlitz des Gerätes stecken. Persona® wertet die Hormonkonzentrationen innerhalb von fünf Minuten photometrisch aus und gibt dann grünes oder rotes Licht. Im ersten Zyklus verlangt das Gerät 16 Hormonmessungen, in jedem weiteren Zyklus nur acht. Am sechsten Zyklustag verlangt es grundsätzlich einen Urintest. Die Hormonspiegel dieses Tages werden als Referenzwerte für die Hormonspiegel im laufenden Zyklus verwendet. Im ersten Anwendungszyklus werden weitere Tests an den Tagen 9 bis 23 angefordert. Ab dem zweiten Anwendungszyklus wird der Beginn der Hormonmessung aus den Daten der vorangegangenen Zyklen individuell bestimmt. Innerhalb eines Zyklus sollten

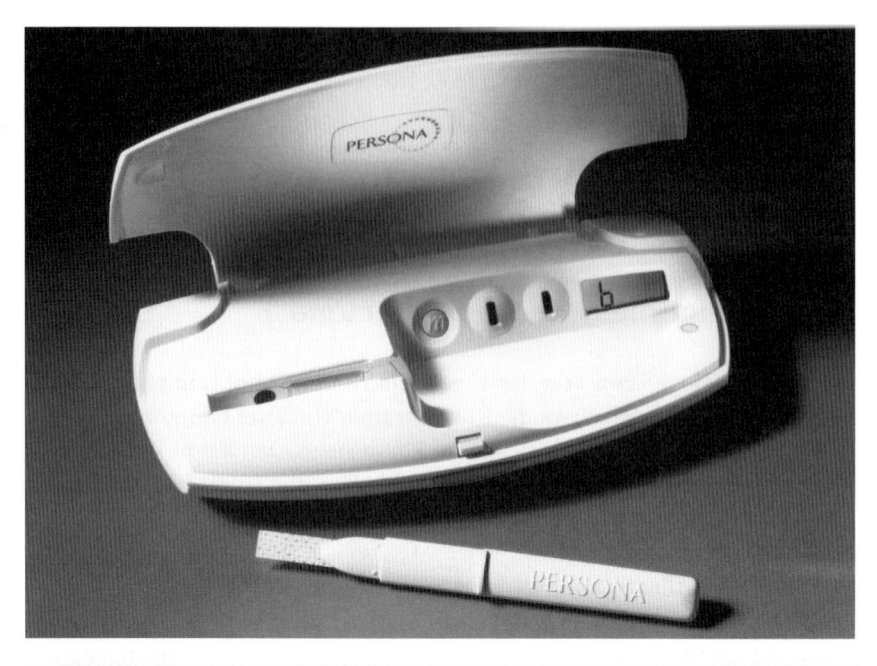

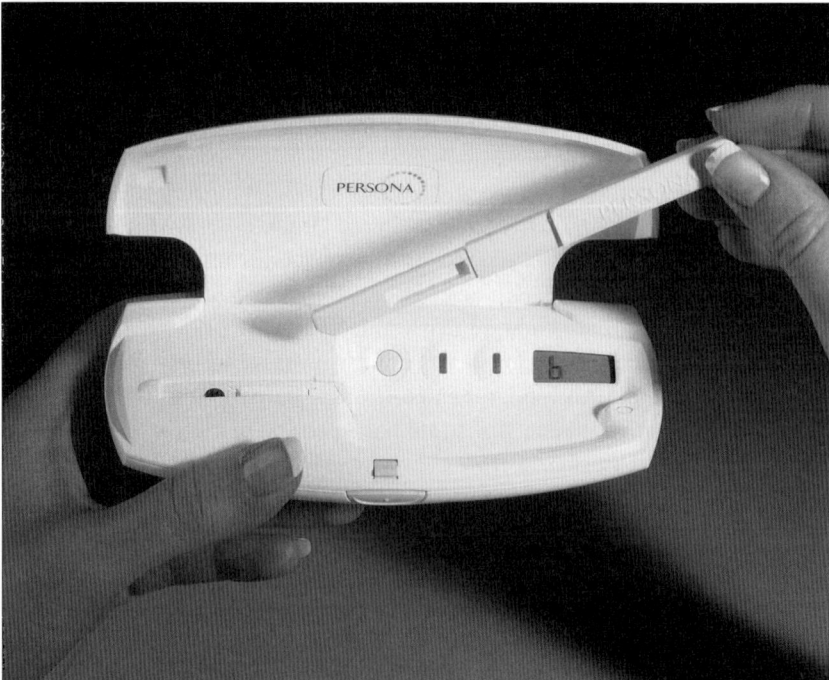

Abb. 9.10 Der Persona®-Monitor. Unipath Diagnostics GmbH
▶ Siehe auch Tafel VI

die Tests zur gleichen Uhrzeit durchgeführt werden mit einer Abweichung von höchstens drei Stunden früher oder später. Persona® wertet die Daten der vorangegangenen sechs Anwendungszyklen aus; die Daten älterer Zyklen werden gelöscht.

Die Anzahl der „roten" Tage pro Zyklus ist von Anwenderin zu Anwenderin unterschiedlich. Zu Beginn der Hormonmessmethode sind es naturgemäß relativ viele, denn das Gerät muss erst Daten über den individuellen Zyklusverlauf der Anwenderin sammeln. Anfangs sind 10–15 „rote" Tage normal, bei sehr langen oder unregelmäßigen Zyklen können es aber auch bis zu 22 sein. Nach einigen Monaten pendelt sich die Anzahl der „roten" Tage pro Zyklus auf 6–12 ein. Wenn eine Anwenderin angeforderte Tests versäumt, werden im folgenden Zyklus mehr „rote" Tage angezeigt.

9.6.2 Funktionsprinzip von Persona®

Die Hormonmessmethode funktioniert nach dem Prinzip des einstufigen Immunoassays. Das Teststäbchen besteht aus einer Nitrozellulosemembran, die mit monoklonalen Antikörpern beschichtet ist.

Die LH-Bestimmung erfolgt nach dem Sandwich-Prinzip und ist nicht kompetitiv. Am Übergang von Testspitze zur Testmembran sind mobile LH-Antikörper aufgetragen, die mit einem blauen Farbstoff markiert sind. Wenn die Testspitze mit Urin befeuchtet wird, diffundieren diese Antikörper mit dem Urin in Richtung Testmembran. Auf dieser Membran sind unmarkierte LH-Antikörper in Form einer Linie fixiert. Enthält der Urin LH-Moleküle, so binden diese zunächst mit einer Untereinheit an die mobilen und anschließend mit der zweiten Untereinheit an die fixierten Antikörper. Es bildet sich ein Antigen-Antikörper-Komplex auf der Testlinie. Die Testlinie erscheint umso dunkler, je mehr LH im Urin vorhanden ist (1. Linie in Laufrichtung).

Ebenfalls am Übergang von Testspitze zur Testmembran befinden sich mobile, blau markierte Antikörper gegen E3G. Für die E3G-Bestimmung besteht die Testlinie nicht aus Antikörpern, sondern aus fixierten E3G-Molekülen. Wird der Test mit Urin durchgeführt, der sehr wenig E3G enthält, so binden die mobilen Antikörper an das auf der Testlinie fixierte E3G und färben die Testlinie dunkel. Ist im Urin viel E3G enthalten, so wird E3G umgehend von den mobilen Antikörpern gebunden. Der gefärbte E3G-Antikörper-Komplex diffundiert über die Testlinie (2. Linie in Laufrichtung) hinweg und diese bleibt hell. Hier handelt es sich um einen kompetitiven Antikörpertest.

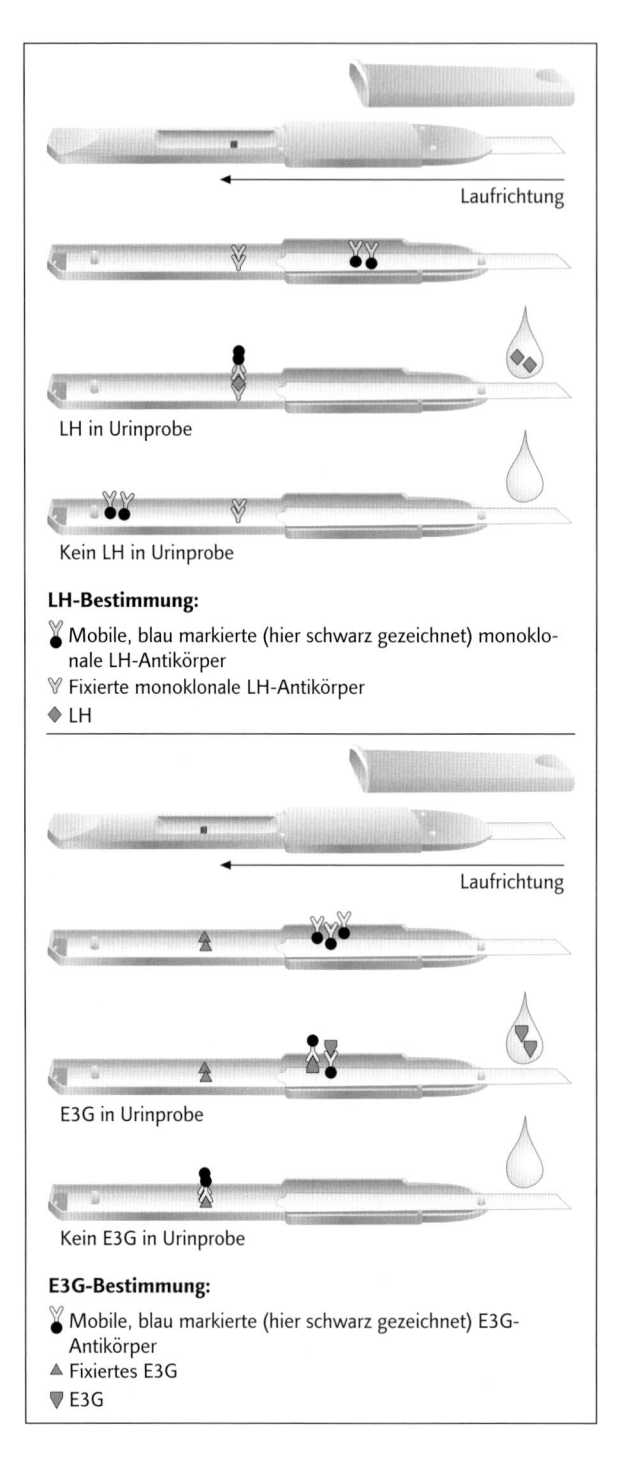

160 Natürliche Familienplanung (Zeitwahlmethoden)

Abb. 9.11
Prinzip der LH- und E3G-Bestimmung. Unipath Diagnostics GmbH

Laufrichtung

LH in Urinprobe

Kein LH in Urinprobe

LH-Bestimmung:
- ● Mobile, blau markierte (hier schwarz gezeichnet) monoklonale LH-Antikörper
- Y Fixierte monoklonale LH-Antikörper
- ◆ LH

Laufrichtung

E3G in Urinprobe

Kein E3G in Urinprobe

E3G-Bestimmung:
- Y Mobile, blau markierte (hier schwarz gezeichnet) E3G-Antikörper
- ▲ Fixiertes E3G
- ▼ E3G

9.6.3 Sicherheit der Hormonmessmethode

Für Persona® wurde ein Pearl-Index von 6,5 ermittelt. Dieser Wert gilt nur, wenn an den „roten" Tagen Abstinenz geübt wird.

Wer von einer hormonellen Verhütungsmethode auf Persona® umsteigen möchte, sollte abwarten, bis sich der Zyklus normalisiert hat. Diese Frau sollte mindestens zwei natürliche, aufeinander folgende Regelblutungen gehabt haben, bevor sie mit der Hormonmessmethode beginnt. Auch nach einer Entbindung, Abtreibung oder Fehlgeburt muss entsprechend gewartet werden.

Persona® ist nicht geeignet für Frauen, die sich einer Behandlung mit Sexualhormonen unterziehen. Dazu zählen hormonelle Kontrazeptiva ebenso wie Präparate zur Hormonersatztherapie und Arzneimittel, die bei weiblicher Infertilität eingesetzt werden. Auch können stillende Frauen oder solche mit Wechseljahresbeschwerden Persona® nicht verwenden. Gleiches gilt für Frauen, deren Zyklen kürzer als 23 oder länger als 35 Tage sind.

Frauen mit eingeschränkter Leber- oder Nierenfunktion sollten auf die Verwendung von Persona® verzichten, weil die Biotransformation von Estradiol zu E3G aufgrund der eingeschränkten Organfunktion nicht oder nicht vollständig ablaufen könnte und dadurch Fehlmessungen möglich sind. Auch während einer Antibiotikatherapie, vor allem mit Tetrazyklinen (cave Aknetherapie!) ist die Hormonmessmethode mitunter unzuverlässig. Durch Breitbandantibiotika wird die Darmflora geschädigt und der enterohepatische Kreislauf des Estradiols unterbrochen. Somit kann auch die E3G-Bestimmung im Urin unsicher sein. Frauen mit PCO (polyzystisches Ovarialsyndrom) können Persona® ebenfalls nicht verwenden.

Am ehesten geeignet ist diese Verhütungsmethode mit mittlerer Sicherheit für Frauen, die früher oder später einmal Kinder bekommen wollen. Übrigens lässt sich der Persona®-Monitor auch „umgekehrt" einsetzen zur Zeugung eines Wunschkindes. Für diesen Zweck bietet der Hersteller inzwischen den **Clearplan®-Fertilitätsmonitor** an.

9.7 Geräte zur Zervixschleimbeobachtung

Auf dem Markt werden zwei verschiedene Typen von Geraten angeboten, welche die Beobachtung des Zervixschleimes erleichtern sollen, nämlich Minimikroskope und Rovumeter.

9.7.1 Minimikroskope zur Betrachtung von Speichel und Zervixschleim

Der **PG/53 Fertility Tester** ist ein Miniaturmikroskop, mit dem die Anwenderin täglich ihren Speichel bzw. Zervixschleim betrachten konnte. Seit dem 1. 10. 2005 ist es jedoch nicht mehr erhältlich. Vergleichbare Geräte sind unter den Namen „PC 2000" und „Maybe Baby" im Handel. In der periovulatorischen Phase enthält der Zervixschleim reichlich Wasser, das leicht verdunstet, wobei gelöste Bestandteile, wie Proteine und Mineralstoffe, auskristallisieren können und Farnkraut- oder Eisblumen-artige Strukturen ausbilden. Während der unfruchtbaren Zeit können die gelösten Anteile nicht auskristallisieren. Die trüben, dickschleimigen Bestandteile verhindern dies. Unter dem Mikroskop sind nur Schlieren oder klumpige bzw. Kieselstein-artige Gebilde zu erkennen. Bei dem PG/53 Fertility Tester handelt es sich also um ein Hilfsmittel, das auf der Billings-Methode basiert (siehe Kap. 9.3).

1969 veröffentlichte Dr. Biel von der „Real Academia de Medicina de Barcelona" seine Entdeckung, dass sich die Konsistenz des weiblichen Speichels im Laufe des Menstruationszyklus ebenso verändert wie die Konsistenz des Zervixschleimes. Auch Speichel kristallisiert um die Zeit der Ovulation herum in ähnlicher Weise wie Gebärmutterhalsschleim. Das Farnkrautphänomen ist 3–4 Tage vor bis 3–4 Tage nach dem Eisprung zu beobachten.

Praktische Anwendung des PG/53 Fertility Testers

Das Minimikroskop besteht aus zwei runden Kunststoffscheiben, die durch einen Stift verbunden und gegeneinander drehbar sind. In die untere Scheibe ist

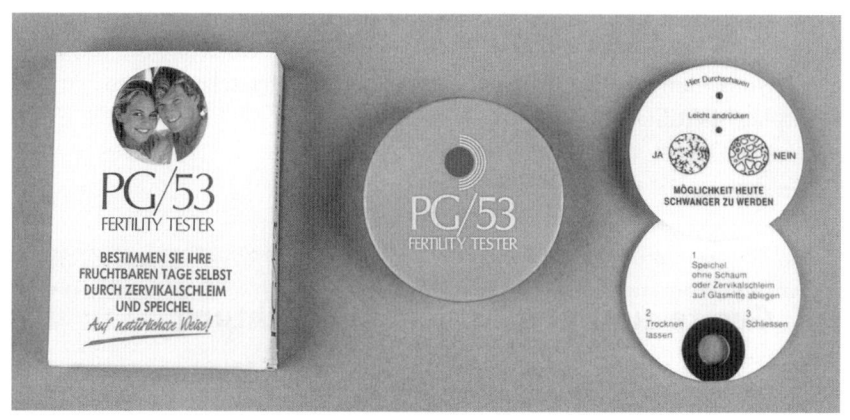

Abb. 9.12 Der PG/53 Fertility Tester. Isi-Tech Vertriebsgesellschaft mbH
▶ Siehe auch Tafel VII

ein gläserner runder Objektträger eingelassen, auf den die Anwenderin einen Tropfen blasenfreien Speichel bzw. etwas Zervixschleim aufbringt. Sie lässt die Probe trocknen, schließt dann das Mikroskop und hält es zwischen Daumen und Zeigefinger gegen eine Lichtquelle. Das Okular mit 100-facher Vergrößerung ist in einer kleinen Bohrung in der oberen Scheibe angebracht. Durch leichten Druck auf die obere Scheibe kann die Anwenderin das Bild scharf stellen. Nach dem Test wird der Objektträger mit einem feuchten Tuch gereinigt.

Sicherheit und Kontraindikationen der Minimikroskope
Der Vertreiber empfiehlt, anfangs sowohl Speichel als auch Zervixschleim zu beobachten, bis die Anwenderin die Methode sicher beherrscht. Ebenso sollten Frauen, die keinesfalls schwanger werden wollen, zu Beginn zusätzlich mechanisch oder mit NFP-Methoden zu verhüten. Bei Scheideninfektionen oder wenn wenige Stunden vorher Geschlechtsverkehr ausgeübt wurde, sollte der Test nur mit Speichel durchgeführt werden. Wird Speichel getestet, sollte die Anwenderin mindestens eine Stunde vorher nichts gegessen und auch nicht geraucht haben. Nach Alkoholgenuss muss sie mindestens zwei Stunden warten. Auch sollte sie den Test nicht unmittelbar nach dem Aufstehen durchführen, weil der Kreislauf erst in Schwung kommen muss. Mundspülungen verdünnen die Konzentration der Estrogene im Speichel und können das Testergebnis verfälschen.

Der Vertreiber gibt für sein Gerät keine Daten zur Anwendungssicherheit an. Prof. Freundl, ein anerkannter NFP-Experte, testete kürzlich drei dieser Minimikroskope. Alle drei schnitten dabei schlecht ab: Sie lieferten zwischen 50–75 % falsch negative Ergebnisse, zeigten also „unfruchtbar" an, obwohl die Frau sich in der fruchtbaren Phase befand (siehe auch Tab. 9.3). Als Verhütungsmethode ist der PG/53 Fertilitätstester daher nicht zu empfehlen, sondern eher zur Bestimmung der besonders fruchtbaren Tage. In den USA dürfen vergleichbare Geräte nur an Frauen mit Kinderwunsch verkauft werden.

9.7.2 Rovumeter

In den USA ist ein Gerät erhältlich, mit dem die Anwenderin ihren Schleim tief in der Vagina absaugen und dessen Menge bestimmen kann: das Rovumeter. Diese Schleimmengenmesser sind allerdings sehr unhandlich, sodass sie nicht viele Benutzerinnen finden dürften.

9.8 Zykluscomputer

Der Handel bietet eine Reihe von Zykluscomputern an, welche die Auswertung der Basaltemperatur erleichtern sollen. Es handelt sich dabei um besonders genaue und messwertstabile Digitalthermometer, die mit einem Kleincomputer verbunden sind. Die gemessenen Temperaturwerte werden nach den üblichen Regeln (siehe Kap. 9.2) automatisch ausgewertet. Bei einigen Geräten kann die Anwenderin zusätzlich weitere Körperzeichen eingeben wie z. B. die Beschaffenheit des Zervixschleims oder die Konzentration des luteinisierenden Hormons im Urin, die durch Teststäbchen ermittelt wird. Diese Minicomputer unterscheiden sich im Bedienungskomfort, in der Größe des Messwertspeichers und in der Möglichkeit, weitere Vorkommnisse einzugeben. Alle Hersteller bieten einen Service- und Beratungsdienst an, wenn Unklarheiten oder Schwierigkeiten auftreten. Einen Vergleich verschiedener Zykluscomputer (ohne Anspruch auf Vollständigkeit) zeigt Tabelle 9.2.

9.8.1 Bioself-SymptoTherm

Der Zykluscomputer Bioself-SymptoTherm des Schweizer Herstellers Bioself® AG ist – in verschiedenen Versionen – seit 1986 auf dem Markt. Er ist sehr einfach zu handhaben und kombiniert die Temperatur- und die Kalendermethode. Bioself® akzeptiert eine Zykluslänge von 18 bis 39 Tagen. Das Gerät zeigt die unfruchtbaren, fruchtbaren und hochfruchtbaren Tage an.

9.8.2 Baby-Comp® und Lady-Comp®

Diese beiden Kleincomputer funktionieren nach demselben Prinzip. Ihnen liegt die Basaltemperaturmethode zugrunde. Baby-Comp® ist vorgesehen für Paare, die sich ein Kind wünschen, Lady-Comp® dient der Empfängnisverhütung. Lady-Comp® kann aufgerüstet werden zum Familienplanungscomputer Baby-Comp®, falls die Anwenderin sich schließlich doch ein Kind wünscht. Die Anwenderin kann ihr Geburtsdatum, Gewicht und Größe eingeben sowie die Daten zurückliegender Menstruationen.

Lady-Comp® zeigt folgende Informationen an:

- rote, grüne oder gelbe Leuchtdiode für fruchtbare und unfruchtbare Tage bzw. Lern- und Übergangsbereich oder fehlende Eingaben,

- den vermutlichen Tag der Ovulation,
- bei Werten über 37,8 °C ein „F" im Display für „Fieber",
- ab dem 15. Tag nach der Empfängnis eine wahrscheinliche Schwangerschaft,
- ab dem 18. Tag nach der Empfängnis Bestätigung der Schwangerschaft,
- Prognose der Fruchtbarkeit an den kommenden sechs Tagen,
- Zyklusstatistik: Anzahl der gespeicherten Zyklen, durchschnittliche Zykluslänge, durchschnittlicher Temperaturanstieg nach der Ovulation, Ovulationsschwankungsbreite.

Baby-Comp® verfügt *zusätzlich* über folgende Funktionen:

- Schwangerschaftsplanung: Anzeige der beiden wahrscheinlich hochfruchtbaren Tage, optimaler Tag, um ein Mädchen bzw. einen Jungen zu zeugen,
- Konzeptionsanzeige: Im laufenden Zyklus blinkt das Datum am optimalen Konzeptionszeitpunkt,
- Eingabe des Geschlechtsverkehrs am Morgen danach,
- Schwangerschaftsanzeige: 4–5 Tage nach dem Geschlechtsverkehr mögliche, 15 Tage danach wahrscheinliche und 18 Tage danach bestätigte Schwangerschaft,
- Geschlechtsprognose „Mädchen/Junge",
- Anzeige des voraussichtlichen Geburtstermins,
- Zyklus- und Planungsstatistik mit Angabe der Dauer der Temperaturhochlagen, Anzahl der monophasischen Zyklen und der Zyklen mit Corpusluteum-Insuffizienz unter den letzten 20 Zyklen.

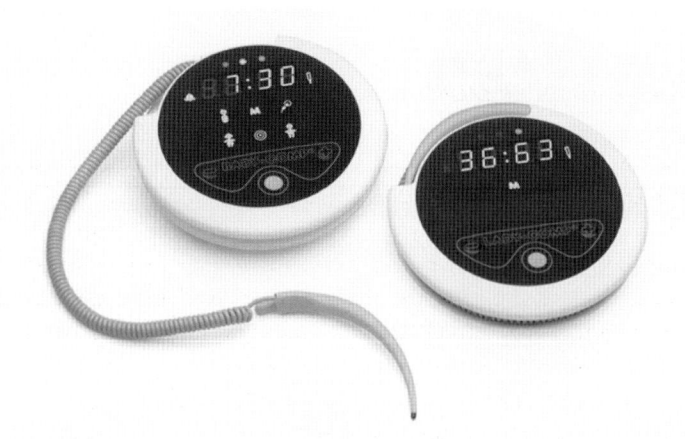

Abb. 9.13 Die Zykluscomputer Baby-Comp® **(links)** und Lady-Comp® **(rechts)**. Valley Electronics GmbH
▶ Siehe auch Tafel VII

9.8.3 Cyclotest®-Geräte

Die Geräte Cyclotest® BASIC und Cyclotest® 2 Plus der UEBE GmbH zeigen nicht die absolute Temperatur an, sondern die Differenz zur individuellen Durchschnittestemperatur. Im ersten Zyklus kennen sie diese noch nicht, deshalb gehen sie hier von einer Durchschnittstemperatur von 36,75 °C aus. Cyclotest® BASIC ist als Verhütungscomputer konzipiert, Cyclotest® 2 Plus kann wahlweise zur Verhütung oder bei Kinderwunsch benutzt werden. Bei ihm können zusätzlich Informationen über die Konsistenz des Zervixschleimes (zur Verhütung) oder die LH-Konzentration, die mittels der Teststreifen Cyclotest® LH-Sticks gemessen wird (bei Kinderwunsch), eingegeben werden, jedoch nur das eine oder das andere.

Die Cyclotest®-Geräte zeigen für den aktuellen Zyklustag an:

- ein Balkendisplay zur Darstellung des Zyklus,
- die Abweichung der Basaltemperatur zur Durchschnittstemperatur,
- unfruchtbare, fruchtbare (blinkendes Babysymbol) oder hochfruchtbare Tage (2 Babysymbole),
- Hinweis zur LH-Bestimmung im Urin,
- Hinweis auf eine mögliche Schwangerschaft, wenn die Temperatur länger als 18 Tage erhöht bleibt.

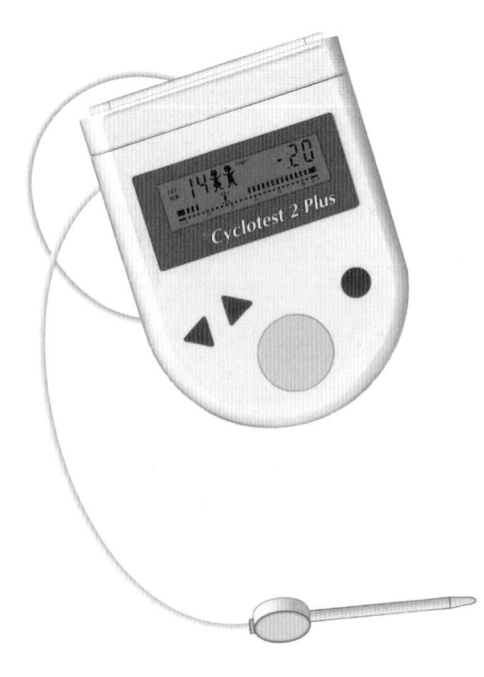

Abb. 9.14 Cyclotest® 2 Plus. Uebe
▶ Siehe auch Tafel VIII

In der Vorschau zeigen sie die voraussichtlichen fertilen und infertilen Tage des Zyklus.

Im Rückblick kann die Anwenderin die Temperaturhochlagen, Zykluslängen und LH-Nachweise der vergangenen zwölf Zyklen einsehen sowie die Temperaturwerte der vergangenen zwei Zyklen (insgesamt bis zu 99 Tagen).

9.8.4 mini sophia®

Der Zykluscomputer mini sophia® arbeitet nach der symptothermalen Methode. Die Anwenderin kann unter sechs verschiedenen Kategorien bis zu acht Körpervorkommnisse eingeben, nämlich drei Zervixschleimqualitäten, Zwischenblutung, Bauchkrämpfe, Fieber, Medikamente und Geschlechtsverkehr. Als durchschnittliche Aufwachtemperatur ist zunächst 36,5 °C einprogrammiert. Ab dem dritten Zyklus stützt sich mini sophia® auf die persönliche Durchschnittstemperatur.

mini sophia® zeigt folgende Informationen an:
- den ersten Tag der Menstruation,
- die fruchtbaren Zyklustage (ab dem dritten Zyklus),
- die Zeit des Eisprungs,
- die durchschnittliche Basaltemperatur,
- das Ausbleiben des Eisprungs,
- eine mögliche Schwangerschaft,
- den voraussichtlichen Geburtstermin,
- ein Arztsymbol, wenn Zyklusunregelmäßigkeiten erkennbar werden.

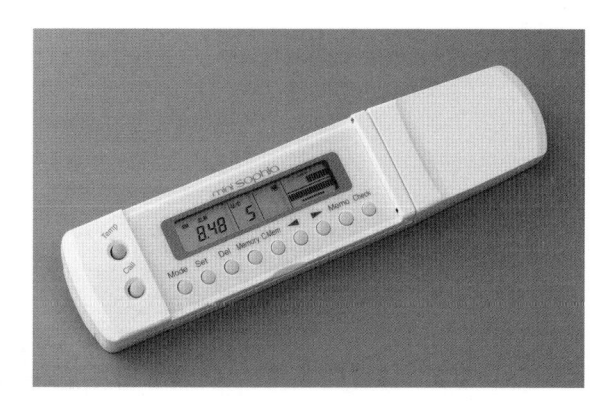

Abb. 9.15
Mini sophia®. Laboklinika-Vertriebsgesellschaft mbH
▶ Siehe auch Tafel VIII

Tab. 9.2 Vergleich verschiedener Zykluscomputer

Gerät	Hersteller/ Vertreiber	Messort	Mess- dauer [min]	Zeit- fenster [h]	Daten- speicher [Tage]	Strom- Quelle	Eingabe weiterer Körperzeichen	Zusätzliche Eigenschaften	Datenausdruck
Baby-Comp®	VE Valley Electronics GmbH	oral	1	±3	250	B N	–	Bei Erkältung etc. nicht messen! Planungssta- tistik, Anzeige Zyklen monophasisch oder CLI, Geschlechtsprognose, Geburtstermin	Einsendung an Hersteller
Bioself®- SymptoTherm	Bioself AG, CH	oral vaginal rektal	2	±2	300	B	–	–	DAFÜ per Telefon
Cyclotest BASIC/Cyclo- test® 2 Plus	UEBE GmbH	oral	2–3	±2	99	B	Zervixschleim; C. 2 Plus: bei Kinder- wunsch LH-Messung im Urin	Gerät zeigt Differenz zur Durchschnittstemperatur an, nicht die absolute Temperatur	DAFÜ per Telefon
Cyclotest® Lady	UEBE GmbH	oral vaginal rektal	3	±2	1 (bis zur nächsten Messung)	B	–	Digitalthermometer mit Speicherfunktion, manueller Eintrag ins Kurvenblatt	Datenübertragung zum PC
Lady-Comp®	VE Valley Electronics GmbH	oral	1	±3	180	B N	–	Bei Erkältung etc. nicht messen! Zyklusstatistik	Einsendung an Hersteller
mini sophia®	Laboklinika GmbH	oral	2	±2	210	B	3 Schleimqualitäten, Zwischenblutung, Krämpfe, Fieber	Eingabe von Medikamen- teneinnahme und Ge- schlechtsverkehr möglich	Kopieren der Daten auf Datenübermittlungs- gerät, Einsendung an Hersteller
pearly®	VE Valley Electronics GmbH	oral	1	±3	99	B	–	Bei Erkältung etc. nicht messen!	Einsendung an Hersteller

B: Batterie, N: Stromnetz, CLI: Corpus-luteum-Insuffizienz (Gelbkörperschwäche), monophasischer (anovulatorischer) Zyklus: Zyklus ohne Eisprung und ohne Temperaturhochlage, DAFÜ: Datenfernübertragung

9.8.5 pearly®

Der Zykluscomputer pearly® ist eine abgespeckte Version des Lady-Comp®. Er arbeitet mit drei Leuchtdioden und zeigt die Fruchtbarkeitsprognose für die folgenden sechs Tage, den voraussichtlichen Ovulationstermin und ab dem 18. Tag nach der Befruchtung eine Schwangerschaft an.

9.8.6 Zuverlässigkeit der Zykluscomputer

Der Pearl-Index für die Cyclotest®-Geräte beträgt 3, für Lady-Comp® und Baby-Comp® 0,7 und für mini sophia® 0,5 (jeweils nach Herstellerangaben). In einer vergleichenden Untersuchung von drei Zykluscomputern gegenüber der Auswertung der Basaltemperatur und der Schleimkonsistenz „von Hand", die Prof. Günter Freundl vom Städtischen Krankenhaus Düsseldorf-Benrath durchführte, erwies sich die eigenhändige Interpretation der Körperzeichen als überlegen. In dieser Studie war die Rate falsch negativer (Risiko einer ungewollten Schwangerschaft) und falsch positiver Resultate (unnötiger Verzicht auf Geschlechtsverkehr an vermeintlich fruchtbaren Tagen) wie in Tabelle 9.3 aufgeführt.

Tab. 9.3 Zuverlässigkeit verschiedener Zykluscomputer und Minimikroskope im Vergleich mit der symptothermalen Methode. Nach Freundl 2003

Gerät	Falsch negative Befunde [%]*	Falsch positive Befunde [%]
Baby-Comp®/Lady-Comp®	5	29
Bioself®-SymptoTherm	7	54
Cyclotest® 2 Plus	1,7	40
Maybe Baby®	51	23
PC 2000	58	11
PG/53 Fertility Tester	73	6,6
Persona®	21	23
Handauswertung	0	25

* Falsch negative Befunde bedeuten hier, dass die Anwenderin eine unerwünschte Schwangerschaft riskiert, weil das Gerät an einem fruchtbaren Tag fälschlicherweise „unfruchtbar" anzeigt.

9.8.7 Zykluskurvenauswertung per PC oder Internet

Für Frauen mit Kinderwunsch, die ihre Basaltemperatur mit einem gewöhnlichen Thermometer messen, gibt es seit kurzem die Möglichkeit, die Temperaturkurve mithilfe der **interaktiven Zykluskurvenauswertung Ovula** im Internet zeichnen und speichern zu lassen. Die Nutzung dieses Programmes ist kostenlos. Es ist lediglich eine Anmeldung beim Betreiber Qualimedic/9monate erforderlich. Als kostenpflichtiger Zusatzservice wird die Auswertung der Basaltemperaturkurve durch die Qualimedic-Experten angeboten.

9.9 Verhütungskette (Geburtenkontrollkette)

Gelegentlich wird in Apotheken nach der so genannten „Verhütungskette" gefragt. Diese besteht aus einer Kette mit verschiedenen farbigen Perlen, welche die fruchtbaren bzw. unfruchtbaren Tage symbolisieren. Sie wurde 1990 von der Wiener Frauenärztin Dr. Maria Hengstberger entwickelt und ist gedacht zur Basisaufklärung von Frauen in Entwicklungsländern. Sie ersetzt bei Analphabetinnen quasi den Menstruationskalender. Mit Familienplanung nach europäischen Vorstellungen hat die Verhütungskette nichts zu tun.

9.10 Stillen

Stillende Mütter können nicht erneut schwanger werden – dieses Gerücht hält sich hartnäckig, ist jedoch nur zum Teil richtig. Nach einer Entbindung verhindert das Stillen zwar eine erneute Empfängnis, aber nur, wenn die Mutter voll stillt und das Kind mindestens alle zwei bis drei Stunden an die Brust legt, auch nachts. Das bedeutet, dass das Kind nach Bedarf gestillt und keine weitere Nahrung zugefüttert wird, allenfalls etwas Flüssigkeit bei starker Hitze. Studien zur kontrazeptiven Wirkung des Stillens wurden in so genannten Entwicklungsländern durchgeführt, wo die Mütter ihre Babys ständig am Körper tragen und die Kleinen den ganzen Tag über an der Brust nuckeln können. Verantwortlich für die kontrazeptive Wirkung des Stillens ist das Peptidhormon Prolaktin, das auf den Saugreiz hin aus der Hypophyse ausgeschüttet wird. Erhöhte Prolaktinspiegel unterdrücken vermutlich den Eisprung. Bereits in den letzten Wochen der Schwangerschaft wird vermehrt Prolaktin sezerniert. Wenn die Mutter nicht oder kaum stillt, sinkt der Prolaktinspiegel rasch ab. Unter Umständen ist dann bereits vier Wochen nach der Geburt ein Eisprung, d. h. eine erneute Empfängnis, möglich. Bei Frauen, die ihr Kind ausschließlich stillen, nimmt der Prolaktinspiegel deutlich langsamer ab und die Wahrscheinlichkeit, wieder schwanger zu werden, liegt in den ersten zehn Wochen nach der Entbindung bei unter 1 %. Meistens tritt die erste Menstruation dann erst nach dem Abstillen auf. Die Frau sollte jedoch bedenken, dass bereits der erste

Eisprung nach der Geburt, noch bevor sie eine Periodenblutung beobachtet, zu einer weiteren Schwangerschaft führen kann. Bei Frauen, die nicht voll stillen oder deren Baby bereits durchschläft, tritt die erste Menstruation 6–24 Wochen nach der Geburt auf. Spätestens ab der sechsten Woche nach der Geburt eines Kindes sollten sich die Eltern also Gedanken über die zukünftige Form der Verhütung machen.

9.11 Coitus interruptus („Rückzieher", „Aufpassen")

Beim „unterbrochenen Geschlechtsverkehr", wie Coitus interruptus übersetzt heißt, wird das Glied kurz vor dem Samenerguss aus der Scheide gezogen. Er ist eine der ältesten, allerdings auch unsichersten, Verhütungsmethoden. Der Pearl-Index liegt bei 25–40. Unsicher ist er vor allem deshalb, weil schon im „Sehnsuchtstropfen" vor der eigentlichen Ejakulation genug Spermien vorhanden sind, um die Eizelle zu befruchten. Außerdem ist es für beide Partner äußerst frustrierend, aufzuhören, wenn es gerade am schönsten ist. Fazit: Der Coitus interruptus macht keinen Spaß und ist viel zu unsicher – also keine empfehlenswerte Verhütungsmethode.

10 In Erprobung befindliche Verhütungsmethoden

10.1 Gossypol

In der Volksrepublik China beobachtete man, dass Arbeiter in der Baumwollproduktion oft unfruchtbar waren. In den achtziger Jahren des vergangenen Jahrhunderts wurde das dafür verantwortliche Agens identifiziert: Gossypol ist ein toxisches Pigment, das in hohen Konzentrationen im Samen der Baumwollpflanze vorkommt. Es lässt sich mit lipophilen Lösungsmitteln extrahieren. In der Folge wurden in China Versuche mit Gossypol durchgeführt. Dabei zeigte sich bei über 99 % der mit dieser Substanz behandelten Männer eine Azoospermie oder schwere Oligospermie. Überdies waren die verbliebenen Spermatozoen häufig missgestaltet oder nicht voll funktionsfähig. Als Nebenwirkung trat regelmäßig eine Hypokaliämie auf, die das Risiko für Herzrhythmusstörungen mit sich bringt. Es stellte sich jedoch heraus, dass die kontrazeptive Wirkung von Gossypol zum Teil irreversibel war, die Substanz also zu bleibender Infertilität führte. Außerdem gab es Hinweise darauf, dass Gossypol kanzerogen ist. Deshalb gab man in China die Experimente mit dieser Substanz wieder auf. Zurzeit arbeitet ein brasilianisches Forschungsinstitut an der Weiterentwicklung von Gossypol.

10.2 Nifedipin als Hemmstoff der Kapazitation

Der Kalziumantagonist Nifedipin blockiert nicht nur Kalziumkanäle in Herzmuskel- und Gefäßwandzellen, sondern auch Kalziumkanäle in den Spermatozoen. Diese können dann keine Enzyme mehr freisetzen, welche die Eihülle „durchlöchern" und somit dem Spermatozoon den Eintritt in die Eizelle und die Befruchtung ermöglichen. In ersten Versuchen musste der Kalziumkanalblocker etwa einen Monat lang eingenommen werden, bevor seine kontrazeptive Wirkung zuverlässig war. Drei Monate nach dem Absetzen des Medikaments waren die Probanden wieder fertil. Dies ist sicherlich ein interessanter Forschungsansatz, jedoch müssen erst Derivate des Nifedipins entwickelt werden ohne dessen Wirkung auf das Herz-Kreislauf-System.

10.3 Hormonspritze für den Mann

An einer hormonellen Verhütungsmethode für den Mann wird schon seit langem geforscht, jedoch bisher ohne Erfolg. Der Hauptgrund dafür ist, dass die Spermienreifung kontinuierlich erfolgt, im Gegensatz zur Eireifung bei der Frau, die sich zyklisch vollzieht. Die Ovulation als das zentrale Ereignis der weiblichen Fruchtbarkeit lässt sich zeitlich eingrenzen und damit auch beeinflussen oder verhindern. Will man beim Mann dagegen die Zeugungsunfähigkeit herbeiführen, so muss man sicherstellen, dass entweder kein Spermium mehr sein Ziel, nämlich die Eizelle, erreicht, oder dass sämtliche produzierten Spermien funktionsunfähig sind. Eine bloße Reduktion in Menge und/oder Motilität ist nicht ausreichend. Eine weitere Schwierigkeit besteht darin, selektiv nur die Hormonwirkungen in den Keimdrüsen zu unterbinden, periphere Hormonwirkungen jedoch unbeeinflusst zu lassen. Es ist zwar ohne weiteres möglich, Infertilität durch Gabe von Antiandrogenen oder GnRH-Superagonisten herbeizuführen, allerdings um den Preis nicht akzeptabler Nebenwirkungen wie Verlust an Muskel- und Knochenmasse, Gynäkomastie, Libido- und Potenzverlust. Die Verabreichung von Androgenen allein reduziert zwar die Spermatogenese, ohne periphere Testosteronwirkungen allzu sehr zu unterdrücken, jedoch ist diese Inhibition nicht 100%ig. Es kann immer wieder zur Durchbruchspermatogenese kommen. Ein weiterer Nachteil der Verhütung mittels Androgenen ist die Tatsache, dass sie nicht oral eingenommen werden können, weil sie bei der ersten Leberpassage zu unwirksamen Metaboliten abgebaut werden, und dass sie in den hier notwendigen hohen Dosen lebertoxisch sind. Überdies ist mit einem verzögerten Wirkungsbeginn von 3–5 Monaten zu rechnen und mit einer langsamen Reversibilität der Wirkung.

Inzwischen hat man herausgefunden, dass Gestagene auch beim Mann kontrazeptiv wirken, und zwar indem sie die körpereigene Testosteronsynthese und damit auch die Spermienproduktion drosseln. Um unerwünschte Folgen des Testosteronmangels außerhalb der Geschlechtsdrüsen zu verhindern, wird zusätzlich eine Depotinjektion eines Testosteronesters verabreicht. Derzeit laufen eine Reihe von Forschungsprojekten zu dieser Kombination:

Die Firmen Schering und Organon forschen gemeinsam an einer Kombination des Gestagen-Implantats Implanon® (siehe Kap. 4.3) mit Testosteron-Undecanoat als Depotinjektion, die alle drei Monate verabreicht wird. Bis 2009 wollen sie ein marktreifes Produkt vorlegen. In den bisherigen Versuchen waren bei 75 % der Probanden nach sechs Monaten keine befruchtungsfähigen Spermien mehr vorhanden. Diese Hormonkombination befindet sich zurzeit in Phase II der klinischen Prüfung.

Ebenfalls von der Schering AG wurde eine Kombination von Testosteron als Injektion und oralem Desogestrel erprobt. In einer Pilotstudie über acht Wochen an 31 Männern stellte sich diese Kombination als effektiv und gut verträglich heraus.

An der Universität Münster wurde eine Pilotstudie durchgeführt, bei der 42 Männern alle sechs Wochen eine Kombination aus 1 g Testosteron-Undecanoat (TU) mit 200 mg Norethisteronenantat injiziert wurde. Damit konnte die Spermienproduktion praktisch zu 100 % gehemmt werden. Die Wirkung der Spritze war reversibel. Es traten nur geringfügige Nebenwirkungen innerhalb von sechs Monaten auf, insbesondere leichte Akne, verstärktes Schwitzen und Abnahme der Libido, die sich allerdings nach Aussage der Studienleiter „innerhalb des Normbereichs" bewegte. Diese Wirkstoffkombination soll in größeren multizentrischen Studien weiter untersucht werden. Außerdem will man versuchen, das Dosierungsintervall zu verlängern.

Auch australische Forscher vom Forschungsinstitut Anzac sind bei der Erprobung einer wirksamen und reversiblen hormonellen Verhütungsmethode für den Mann schon weit vorangekommen. Sie kombinierten ein Testosteron-Implantat, das alle vier Monate ausgetauscht werden muss, mit der vierteljährlichen Injektion von Depot-MPA (siehe Kap. 4.2). 55 australische Paare testeten diese Hormonkombination ein Jahr lang, wobei keine der Frauen schwanger wurde. Einige Monate nach der Beendigung der Hormonbehandlung war die Fruchtbarkeit der Männer zurückgekehrt.

10.4 Immunisierung gegenüber GnRH

Ein weiterer Forschungsansatz wird derzeit vom Population Council, einer amerikanischen Non-Profit-Organisation in Santiago de Chile erprobt. Die Forscher koppelten GnRH mit dem Tetanus-Toxin und injizierten dieses Protein Probanden, die daraufhin Antikörper gegen das körpereigene Protein GnRH entwickelten (und als Nebeneffekt solche gegen den Tetanus-Erreger). Da für die Spermienproduktion GnRH erforderlich ist, wurden diese Männer infertil. Dieser Effekt hielt ungefähr ein Jahr lang an und war in vollem Umfang reversibel. Zusätzlich wurde den Probanden Testosteron in Form eines Implantates verabreicht, um unerwünschte periphere Auswirkungen des iatrogenen Androgenmangels zu verringern.

10.5 Verhütungsspray mit Nestoron

Auch an alternativen Darreichungsformen von Sexualhormonen für die Frau wird geforscht. Seit Anfang 2004 wird in Australien ein Hautspray mit dem Wirkstoff Nestoron in einer klinischen Studie untersucht. Nestoron (16-Methylen-17a-Acetoxy-19-Norprogesteron) ist ein synthetisches Gestagen, an dem das Population Council die Rechte besitzt. Da es im Verdauungstrakt zersetzt wird, muss es parenteral oder transdermal zugeführt werden. In Gelform und als Implantat wurde Nestoron bereits getestet und erwies sich als effektives Kontrazeptivum. Das Spray soll wie ein wasserlösliches Sonnenschutzmittel funktionieren, wobei der Wirkstoff über die Haut resorbiert wird. Es soll jedoch nicht so leicht abwaschbar sein wie ein Gel. Die Vorteile der transdermalen Applikation liegen im gleichmäßigeren Wirkstoffspiegel und in der niedrigeren Dosierung des Hormons.

10.6 Mifepriston als Monatspille

Manche Frauen finden die Vorstellung verlockend, statt täglich nur noch ein Mal im Monat die Pille schlucken zu müssen. Theoretisch ist dies möglich, und zwar mit dem Antigestagen Mifepriston (RU 486, Mifegyne®), das bisher nur als Abortivum Schlagzeilen gemacht hat. In einer kleinen Studie mit 32 Frauen erreichte Mifepriston eine kontrazeptive Sicherheit von 95 %, hatte also einen Pearl-Index von 5. Für eine hormonelle Verhütungsmethode ist das ein relativ schlechter Wert. Die Schwierigkeit liegt darin, den korrekten Einnahmezeitpunkt zu finden. Mifepriston wirkt nur optimal, wenn es am Tag des Eisprungs bzw. höchstens bis zu zwei Tagen danach eingenommen wird. Der exakte Termin des Eisprungs ist bekanntermaßen schwer zu bestimmen. Außerdem gibt es ein Problem mit der Dosierung des Antigestagens. In der erforderlichen Dosis von 200 mg wirkt es nämlich auch abortiv, was die Gefahr eines Missbrauchs nach sich zieht. Zum medikamentösen Schwangerschaftsabbruch ist eine Einmaldosis von 600 mg notwendig. Deshalb soll zunächst einmal geprüft werden, ob auch niedrigere Dosierungen wirksam sind und ob die kontrazeptive Wirkung gleich oder besser ist, wenn Mifepriston einmal im Zyklus an einem bestimmten Zyklustag eingenommen wird.

10.6.1 Pharmakologie von Mifepriston

Mifepriston ist ein synthetisches Steroid mit antigestagener Wirkung. Es bindet mit höherer Affinität an die Progesteronrezeptoren im Endometrium als das natürliche Gestagen, ohne selbst Hormonwirkungen auszuüben, d.h. es hebt die Wirkungen des Progesterons auf. Da Progesteron das wichtigste schwangerschaftserhaltende Hormon ist, kann die Verabreichung von Mifepriston als Progesteronantagonisten eine Frühschwangerschaft beenden.

Nach oraler Gabe wird Mifepriston rasch resorbiert und erreicht nach weniger als 90 Minuten Spitzenkonzentrationen im Blut. Die Elimination erfolgt zweiphasisch. Die terminale Halbwertszeit von Mifepriston einschließlich seiner aktiven Metaboliten liegt bei etwa 90 Stunden. Die Bioverfügbarkeit von niedrigen Dosen des Antigestagens (20 mg oral) beträgt 69 %. Mifepriston bindet sehr stark an Plasmaeiweiße, nämlich zu 98 %. Es wird zu ca. 90 % über den Stuhl ausgeschieden.

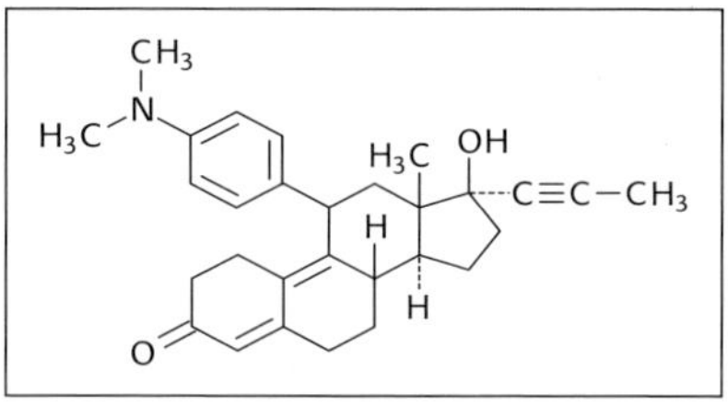

Abb. 10.1
Das Antigestagen Mifepriston (RU 486, Mifegyne®)

10.6.2 Vertriebsweg von Mifepriston

In Deutschland ist Mifepriston nur als Abortivum zugelassen in Kombination mit einem Prostaglandinderivat. Es ist nicht über öffentliche Apotheken erhältlich, sondern kann ausschließlich von registrierten Abtreibungskliniken und -praxen direkt vom Hersteller Contragest GmbH bezogen werden. Die Vorschriften dieses Sondervertriebsweges sind noch strenger als beim Verkehr mit Betäubungsmitteln. So muss der Verbleib jeder einzelnen Tablettenpackung genauestens zurückverfolgt werden können. Jede Packung ist mit einer fortlaufenden Nummer versehen. Ärzte, die Mifepriston an ihre Patientinnen abgeben, müssen darüber genau Buch führen, um Missbrauch zu vermeiden.

10.7 Kohlendioxidgehalt der Ausatemluft

Deutsche Forscher untersuchen zurzeit, ob sich die fruchtbaren Tage anhand der Ausatemluft sicher bestimmen lassen. Grundlage dafür ist die Tatsache, dass an den empfängnisbereiten Tagen der Kohlendioxidgehalt des Blutes absinkt zugunsten des Sauerstoffgehaltes, denn der Embryo, so er denn entsteht, soll optimal mit Sauerstoff versorgt werden.

In der Praxis funktioniert das so, dass die Benutzerin 15 bis 20 Mal täglich in ein kleines Gerät hinein bläst, das den CO_2-Gehalt der Ausatemluft misst. Wenig später kann sie auf einem Monitor ablesen, in welcher Zyklusphase sie sich gerade befindet, und ihr Verhalten danach ausrichten. Dies wäre eine weitere Methode der natürlichen Familienplanung. Der Vorteil der Kohlendioxidmessung liegt darin, dass die Messwerte unbeeinflusst bleiben von der Tageszeit und von Störfaktoren wie Fieber, Schlafmangel, Reisen usw. Nach einer jüngsten Untersuchung von Prof. Dr. Günter Freundl vom Städtischen Krankenhaus Düsseldorf-Benrath, einem Experten auf dem Gebiet der natürlichen Familienplanung, sind solche Geräte jedoch eher zur Planung einer Schwangerschaft geeignet. Da der Kohlendioxidpartialdruck erst kurz vor dem Eisprung abfällt, kommt diese Information möglicherweise zu spät für Paare, die am Tag zuvor noch Geschlechtsverkehr hatten.

10.8 Weitere Forschungsprojekte

An neuen Varianten der klassischen oralen Kontrazeptiva wird weiterhin geforscht. Die Schering AG hat z.B. in den USA ein niedrig dosiertes Yasmin® mit einer reduzierten Ethinylestradiol-Dosis und Drospirenon als Gestagen zur Zulassung eingereicht.

11 Empfängnisverhütung in speziellen Situationen

11.1 Verhütung bei jungen Mädchen

Gerade junge Mädchen, die den Umgang mit Sexualität und Partnerschaft erst üben müssen und die sich andererseits noch in der Schul- oder Berufsausbildung befinden, bedürfen einer besonders sicheren Verhütung. Eine ungewollte Schwangerschaft im Teenageralter hat in aller Regel erhebliche negative Auswirkungen auf die Chancen im späteren Leben und sollte deshalb möglichst vermieden werden.

Die Verhütungsmethode der Wahl ist bei dieser Personengruppe nach wie vor die Pille, und zwar wegen der hohen Akzeptanz und der Zuverlässigkeit. Überwiegend werden monophasische Mikropillen verordnet, bei noch nicht ausreichend entwickelten Genitalorganen gelegentlich auch estrogenbetonte Stufenpräparate. Befürchtungen, dass Ovulationshemmer endokrine Reifungsvorgänge stören oder das Knochenwachstum hemmen könnten, sind unbegründet. Auch die Behauptung, die großzügige Verordnung oraler Kontrazeptiva könnte die Promiskuität junger Mädchen fördern, ist nie belegt worden. Bei der Frage, ab welchem Alter sie die Pille verordnen, orientieren sich die meisten Frauenärzte nicht streng formal am Lebensalter der Patientin, sondern an ihrer Fähigkeit, Bedeutung und Konsequenzen dieser Maßnahme einzuschätzen. Es gibt kein Mindestalter für die Verordnung oraler Kontrazeptiva. Bei Teenagern unter 14 Jahren sollte nach Möglichkeit die Zustimmung der Eltern eingeholt werden, formaljuristisch erforderlich ist deren Einverständnis jedoch nicht. Vor wichtigen und folgenschweren medizinischen Maßnahmen an Minderjährigen, wie z. B. einer Operation, müssen beide Elternteile damit einverstanden sein. Ob die Verordnung der Pille in diese Kategorie fällt, darüber lässt sich streiten.

Insbesondere jungen Mädchen bietet die Einnahme der Pille außer einer zuverlässigen Empfängnisverhütung eine Reihe von weiteren Vorteilen, nämlich die günstige Beeinflussung von Beschwerden, an denen Teenager häufig leiden wie Zyklusunregelmäßigkeiten, Dysmenorrhö und Akne. Ein Problem kann allerdings die Compliance sein, weil durch die vielen Eindrücke, die in diesem

Alter auf die Jugendliche einstürmen, die regelmäßige Einnahme der Pille leicht vergessen wird.

In der „Erprobungsphase", wenn der Partner häufig gewechselt wird, ist die zusätzliche Verwendung von Kondomen sehr zu empfehlen. Es ist nämlich ein Irrtum, zu glauben, im jugendlichen Alter sei die Gefahr der Ansteckung mit sexuell übertragbaren Krankheiten zu vernachlässigen. Der Umgang mit dem Kondom sollte allerdings zunächst zu Hause in aller Ruhe geübt werden, damit er im Ernstfall dann wirklich klappt … .

In den USA werden Depot-Gestagene zur Kontrazeption bei Teenagern aus niedrigen sozialen Schichten verwendet. In Deutschland ist das nicht üblich, vor allem auch deshalb, weil sie den meist sowieso instabilen Zyklus noch weiter destabilisieren können. Aus diesem Grund und wegen der erforderlichen disziplinierten Einnahme wird auch die Minipille jungen Mädchen nur in Ausnahmefällen verordnet.

Intrauterinpessare, gleichgültig, ob kupfer- oder hormonhaltig, sind wegen des schmerzhaften Einlegens und des erhöhten Infektionsrisikos bei wechselnden Partnerschaften für junge Mädchen nicht geeignet. Eine Ausnahme ist möglicherweise die Kupferkette (siehe Kap. 7.3), jedoch ist eine abschließende Wertung wegen der geringen Erfahrung mit dieser Methode noch nicht möglich.

Theoretisch gut geeignet wären die verschiedenen Barrieremethoden und zum Teil die chemischen Verhütungsmittel, weil sie kaum Nebenwirkungen aufweisen, nicht in den Hormonhaushalt eingreifen und nur bei Bedarf verwendet werden. Jedoch ist in dieser Altersklasse die Vertrautheit mit dem eigenen Körper selten so groß, dass Diaphragma, Portiokappe oder Lea®contraceptivum richtig platziert werden. Zudem wünschen die meisten Jugendlichen eine diskrete Form der Verhütung, denn sie finden es peinlich und der Spontaneität abträglich, vor den Augen des Partners mit Diaphragma, Spermizidgel oder Scheidenzäpfchen zu hantieren. Außerdem schreckt die klebrige Konsistenz der spermiziden Mittel viele jugendliche Anwender ab.

NFP-Methoden sind für junge Mädchen nicht zu empfehlen wegen ihres oft noch unregelmäßigen Zyklus, der Notwendigkeit einer geregelten Lebensführung und der Abstimmung mit dem Partner.

11.2 Verhütung in der Stillzeit

Stillenden Müttern wird die Pille (Kombinationspräparat) nicht empfohlen, weil geringe Hormonmengen in die Muttermilch übergehen können und der Estrogenanteil in oralen Kontrazeptiva die Milchmenge vermindert. Reine Gestagenpräparate sind dagegen geeignet, wie die Minipille (siehe Kap. 4.1.7),

Depot-Gestagene (siehe Kap. 4.2) oder das Hormonimplantat (siehe Kap. 4.3). Bei der Minipille kann die zeitgenaue Einnahme zum Problem werden, wenn der gewohnte Tagesablauf durch den Nachwuchs häufig gestört wird.

Das Einlegen einer Spirale oder Hormonspirale ist möglich, allerdings frühestens sechs Wochen nach der Entbindung.

Barrieremethoden können prinzipiell in der Stillzeit verwendet werden, allerdings ohne Spermizide, die in dieser Zeit kontraindiziert sind. Als Alternative empfiehlt sich ein milchsäurehaltiges Gel. Eine Frau, die vor der Schwangerschaft mit einer Portiokappe oder dem Lea®contraceptivum verhütet hat, kann dies nach der Entbindung weiterhin tun. Ein Diaphragma muss jedoch neu angepasst werden, und das ist erst möglich, wenn sich die Gebärmutter zurückgebildet hat und der Beckenboden wieder einigermaßen fest ist, also nach etwa drei Monaten.

Nach Aussage der Arbeitsgruppe Natürliche Familienplanung der Malteser Werke ist die Durchführung der symptothermalen Methode auch in der Stillzeit möglich. Dies gilt selbstverständlich nur für Frauen, die bereits vor Eintritt der Schwangerschaft mit der Methode vertraut waren. Neueinsteigerinnen ist davon abzuraten, während der Stillzeit mit dem Erlernen der Rötzer-Methode zu beginnen. Die Temperaturmessung ist kurz nach der Entbindung oft wenig aussagekräftig, da die Basaltemperaturkurve einen sehr unruhigen, wellenförmigen Verlauf nimmt. Dieses Auf und Ab ist jedoch unabhängig davon, wie oft die Mutter nachts aufsteht, um ihr Kind zu stillen oder zu versorgen. Charakteristisch für die Stillzeit ist, dass es häufig kurz vor dem ersten Eisprung zu einer Beruhigung der Temperatur in der Tieflage kommt. Die Beschaffenheit des Zervixschleims ist in dieser Phase oft schwierig zu interpretieren, weil das Schleimmuster in der Stillzeit von dem gewohnten Muster vor der Schwangerschaft stark abweichen kann.

11.3 Verhütung in den Wechseljahren

Die Wahrscheinlichkeit einer Schwangerschaft nimmt mit zunehmendem Lebensalter ab. Bei Frauen über 45 Jahren liegt sie bei nur mehr 2–3 %. Wenig wahrscheinlich bedeutet aber nicht unmöglich. Ungeplante Schwangerschaften bei Frauen über 40 Jahren nehmen Statistiken zufolge in den Industrieländern zu. Die Folge ist häufig ein Schwangerschaftsabbruch. Ältere Frauen sollten deshalb mit ihrem Gynäkologen besprechen, welche Verhütungsmethode für sie in Frage kommt.

Grundsätzlich können auch Frauen über 40 die Pille nehmen. Voraussetzung dafür ist, das sie gesund sind, nicht rauchen, nicht übergewichtig sind und nicht unter Bluthochdruck, Varizen, Diabetes mellitus oder Fettstoffwechselstörungen leiden. Wenn ein solcher Risikofaktor vorliegt, ist das Ausweichen auf die Minipille möglich.

Besonders geeignet in dieser Lebensphase sind lang wirksame Gestagenpräparate wie die Dreimonatsspritze, das Hormonimplantat und die Hormonspirale. Dadurch, dass sie nicht selten zur Amenorrhö führen, erschweren es diese Verhütungsmittel, den Zeitpunkt der Menopause exakt festzustellen. In diesem Fall kann der Arzt nach dem Absetzen bzw. Entfernen des Verhütungsmittels eine Hormonspiegelbestimmung durchführen.

Kupferhaltige IUPs sind in der Perimenopause weniger zu empfehlen, weil sie das unregelmäßige Blutungsmuster eher verschlimmern und wegen der meist kürzeren Zyklen zu stärkeren Blutverlusten führen können. Dagegen kann die Kupferkette (Gynefix®, siehe Kap. 7.3) bei Frauen über 40 Jahren nach Angaben des Herstellers bis zum Eintritt der Menopause in der Gebärmutter belassen werden.

Barrieremethoden sind gut geeignet für ältere Frauen. Ihre geringere Zuverlässigkeit wird wettgemacht durch die herabgesetzte Fruchtbarkeit. Kondome sind bei Frauen mit Wechseljahresbeschwerden oft unbeliebt wegen der häufigen Trockenheit der Schleimhäute. Die Verwendung von reichlich Gleitmittel lindert das Problem.

Natürliche Empfängnisverhütung ist auch in den Wechseljahren möglich, entgegen der anders lautenden landläufigen Meinung. Wie in der Stillzeit sollten jedoch nur solche Frauen die Rötzer-Methode (siehe Kap. 9.5) anwenden, die sich bereits damit auskennen. Sie müssen einige Sonderregeln beachten, vor allem bezüglich des Schleimsymptoms. Zykluscomputer sind auf die physiologischen Verhältnisse jüngerer Frauen zugeschnitten und deshalb für Frauen im Klimakterium ungeeignet.

11.4 Verhütung bei Epileptikerinnen

Epileptikerinnen müssen bei der Wahl ihrer Verhütungsmethode ganz besonders sorgfältig vorgehen, denn die Spiegel von endogenen und exogenen Sexualhormonen, die Plasmakonzentrationen von Antiepileptika und die Anfallshäufigkeit beeinflussen sich gegenseitig.

11.4.1 Beeinflussung der Anfallshäufigkeit durch Sexualhormone

Die Zusammenhänge zwischen den Plasmaspiegeln von Sexualhormonen und der Anfallshäufigkeit sind inzwischen sowohl im Tierversuch als auch durch Beobachtungen von Patientinnen relativ gut erforscht.

> **Sexualhormone und Anfallshäufigkeit**
> - Estrogene wirken prokonvulsiv.
> - Gestagene wirken antikonvulsiv.

Estradiol, das wichtigste körpereigene Estrogen, hemmt die Synthese von GABA (γ-Aminobuttersäure) selbst und ebenfalls die Synthese der Proteine, die für den Aufbau des GABA-Rezeptors erforderlich sind. GABA ist der wichtigste inhibitorische Neurotransmitter im ZNS. Überdies stimuliert Estradiol vermutlich auch die exzitatorischen glutamatergen NMDA-Rezeptoren (N-Methyl-D-Aspartat-Rezeptoren) im Hippocampus und erhöht die Glutamatausschüttung. Im EEG (Elektroenzephalogramm) ist bei erhöhten Estrogenblutspiegeln eine Zunahme an epileptischen Entladungen zu beobachten.

Auch im ZNS wirkt Progesteron als Gegenspieler des Estradiols, und zwar über seinen Metaboliten Allopregnanolon. Allopregnanolon wirkt als „Bremsverstärker" für GABA und schwächt den erregenden Effekt von Glutamat ab. Offensichtlich wirkt dieser Metabolit ähnlich wie Barbiturate am GABA-Rezeptor, indem er die Öffnungswahrscheinlichkeit des Chloridkanals erhöht, sodass mehr Chloridionen in die Nervenzelle strömen können. In der Folge kommt es zu einer Hyperpolarisation der Zelle und damit zu einer verminderten Erregbarkeit.

11.4.2 Katameniale Anfälle

Bei etwa einem Drittel aller epilepsiekranken Frauen lässt sich eine Zunahme der Anfallsfrequenz in bestimmten Zyklusphasen beobachten. Solche durch Konzentrationsschwankungen der Sexualhormone ausgelösten Anfälle nennt man katameniale Anfälle. Man kann drei verschiedene Typen von katamenialen Anfällen unterscheiden:

- perimenstruelle Anfälle, d.h. solche, die drei Tage vor bis drei Tage nach der Menstruation verstärkt auftreten. Hier werden die Anfälle durch den raschen Abfall des Progesteronblutspiegels ausgelöst.
- präovulatorische Anfälle, die vor allem in der Zyklusmitte, etwa vom 10.–13. Zyklustag, auftreten und durch den starken Anstieg des Estradiol-Blutspiegels kurz vor dem Eisprung getriggert werden.
- Häufung der Anfälle in der zweiten Zyklushälfte bei Frauen mit Lutealphaseninsuffizienz (Gelbkörperschwäche). Sie werden durch eine ungenügende Progesteronsekretion verursacht, sodass die prokonvulsive Wirkung der endogenen Estrogene nicht ausreichend antagonisiert wird.

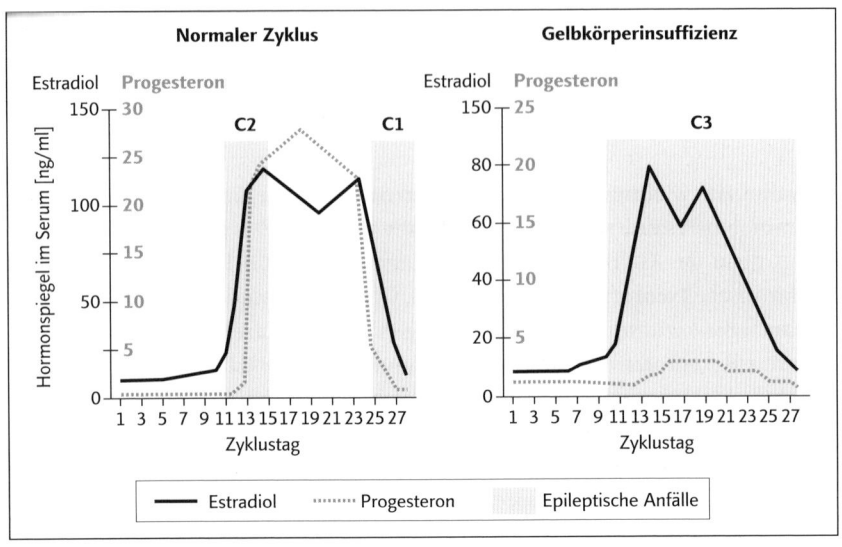

Abb. 11.1 Zeitliches Muster katamenialer Anfälle.
C1: normaler Zyklus, Anfall perimenstruell (Tag -3 bis 3),
C2: normaler Zyklus, Anfall periovulatorisch (Tag 10 bis 13),
C3: Gelbkörperinsuffizienz, Anfall in der zweiten Zyklushälfte (Tag 10 bis 3).
Nach Herzog et al. 1997

Wenn Verdacht auf eine zyklusbedingte Anfallshäufung besteht, sollte die Patientin zunächst für mehrere Monate einen Menstruations- und Anfallskalender führen. Vermutet der Arzt eine Gelbkörperschwäche, so trägt die Aufzeichnung der Basaltemperaturkurve zur diagnostischen Abklärung bei. Bei unklaren Befunden kann der Arzt die Hormonspiegel im Verlauf des Zyklus bestimmen.

Von katamenialen Anfällen spricht man erst, wenn sich die Anfallshäufigkeit in diesen Zyklusphasen mindestens verdoppelt.

Auch Antikonvulsiva können zyklusabhängige Anfälle triggern, vor allem solche, die über den Cytochrom-P-450-Enzymkomplex abgebaut werden. Es kann zur Konkurrenz um die abbauenden Enzyme zwischen den Arzneimitteln und endogenen Sexualsteroiden mit dem gleichen Metabolisierungsweg kommen. Sinken dann kurz vor der Menstruation die Sexualhormonspiegel plötzlich ab, werden die Antiepileptika verstärkt metabolisiert und ausgeschieden, wodurch ein Krampfanfall ausgelöst werden kann.

11.4.3 Anfallshäufigkeit in verschiedenen Lebensphasen

Nicht nur im Verlauf des Zyklus, sondern auch im Laufe des Lebens kann sich die Anfallsfrequenz verändern. Bekannte Triggerfaktoren für epileptische Anfälle sind die Menarche, Schwangerschaften und das Klimakterium. In der Perimenopause, einige Jahre vor dem endgültigen Erlöschen der Ovarialfunktion, kommt es häufig zu anovulatorischen Zyklen bzw. Corpus-luteum-Insuffizienz (siehe Kap. 2.1.5). Aufgrund der Estrogendominanz kann es zu vermehrten Krampfanfällen kommen, selbst bei Frauen, die früher gut medikamentös eingestellt waren. Hier bietet sich als Therapie die gezielte Substitution von Gestagenen an. Insbesondere Progesteron-Kapseln (Utrogest®) sind für diesen Zweck gut geeignet. Sie können oral oder vaginal angewandt werden.

Für Epileptikerinnen mit Wechseljahresbeschwerden gelten die gleichen Regeln für die Hormonersatztherapie (HRT) wie für andere Frauen auch. Bei Frauen mit katamenialer Epilepsie sollten Pro- und Contra-Argumente für die HRT besonders sorgfältig abgewogen werden.

Bis zu einem Drittel der Epileptikerinnen erleidet während der Schwangerschaft häufiger Anfälle als davor. Ursachen dafür können sein:

- Hormonumstellung. Vermutlich ist auch die zunehmende Synthese von humanem Choriongonadotropin (HCG) in der Plazenta zum Teil dafür verantwortlich (siehe Kap. 13.2);
- Abfall der Antiepileptika-Konzentration im Blut aufgrund schwangerschaftsbedingter Veränderung der Pharmakokinetik (vergrößertes Verteilungsvolumen) bzw. aufgrund von Erbrechen;
- schlechte Compliance aus Angst vor teratogenen Effekten der eingesetzten Arzneimittel.

Ob gelegentliche epileptische Anfälle dem Ungeborenen schaden oder das Risiko für Früh- und Fehlgeburten erhöhen, ist noch unklar. Auf jeden Fall aber sollten Schwangere länger andauernde Anfälle (Status epilepticus) oder Stürze in der Spätschwangerschaft vermeiden.

11.4.4 Hormonelle Kontrazeption bei Epileptikerinnen

Wechselwirkungen von Antikonvulsiva mit hormonellen Kontrazeptiva wurden erstmals in den siebziger Jahren bekannt. Damals senkten die Hersteller die Ethinylestradiol-Dosis ihrer Pillen von 100 µg auf 50 µg. Eine Reihe von Pillenanwenderinnen, die unter Epilepsie litten, beobachteten darauf hin häufiger Zwischenblutungen, bei einigen kam es zu ungewollten Schwangerschaften. In der Folge wurden solche Interaktionen systematisch untersucht. Inzwischen ist gut belegt, dass insbesondere ältere Antikonvulsiva wie Barbiturate, Phenytoin, Barbexaclon und Primidon den Abbau von Sexualhormonen beschleunigen (siehe Tab. 4.1). Auch bei Felbamat, Oxcarbazepin und Topiramat sind Wechselwirkungen mit der Pille zu erwarten, vor allem bei höherer Dosierung. Neuere Wirkstoffe wie Valproinsäure, Gabapentin, Levetiracetam, Tiagabin und Vigabatrin zeigen häufig weniger Interaktionen (siehe Tab. 11.1).

Jüngst führte der Hersteller GlaxoSmithKline eine Studie zu Lamotrigin (Lamictal®) durch, die aufzeigte, dass auch dieses neuere Antiepileptikum mit oralen Kontrazeptiva interagiert.

Bei gleichzeitiger Einnahme von 300 mg/Tag Lamotrigin und einer Pille mit 30 µg Ethinylestradiol und 150 µg LNG waren die Lamotrigin-Serumspiegel durch das orale Kontrazeptivum erheblich verringert und stiegen in der „pillenfreien" Woche wieder an. Daraus lässt sich auf eine Beeinträchtigung der Lamotrigin-Wirksamkeit durch orale Kontrazeptiva schließen, auf die bei Lamotrigin-Patientinnen mit entsprechender Dosisanpassung bzw. Dosiswahl bei Neueinstellung reagiert werden muss. Umgekehrt beeinflusst auch Lamotrigin die Wirksamkeit der Kombinationspille: während Lamotrigin den Estrogenspiegel nicht verändert, wurde in der Studie eine Verringerung des LNG-Plasmaspiegels beobachtet. Eisprünge wurden jedoch bei keiner der Probandinnen beobachtet. Dennoch können möglicherweise hohe Dosen von Lamotrigin die Sicherheit niedrig dosierter hormoneller Kontrazeptiva herabsetzen.

Der Wirkmechanismus dieser Interaktionen ist meist die Induktion von Enzymen der Cytochrom-P-450-Familie in der Leber. Zum Teil werden aber auch Phase-II-Reaktionen wie Kopplungsreaktionen mit Glucuronsäure beeinflusst. Die maximale Enzyminduktion ist in der Regel zwei bis drei Wochen nach Therapiebeginn erreicht, hält aber mindestens vier Wochen nach Absetzen des Arzneimittels an. Ärzte sollten dies bei Neueinstellungen und Therapieumstellungen beachten, indem sie während dieser Zeit häufige Blutspiegelkontrollen vornehmen. Zwischenblutungen sind oft ein erstes Zeichen für eine unzureichende kontrazeptive Wirkung. Die Patientin sollte sie deshalb unbedingt ernst nehmen.

Tab. 11.1 Einfluss von Antiepileptika auf die Plasmaspiegel von Estrogenen (Estradiol) und Gestagenen aus Kontrazeptiva. Nach Frey 2001

Antiepileptikum	Estrogene	Gestagene
Phenobarbital und Primidon	−38,1 %	Nicht signifikant
Phenytoin	−49,0 %	−42,0 %
Carbamazepin	−42,2 %	−39,7 %
Oxcarbazepin	−47,0 %	−36,0 %
Topiramat	−14,7 bis −29,4 %	Nicht signifikant
Valproinsäure	Nicht signifikant	Nicht signifikant
Lamotrigin	Nicht signifikant	−19 %
Gabapentin	Nicht signifikant	Nicht signifikant

Orale Kontrazeptiva

Geeignet für Epileptikerinnen sind ältere Kombinationspillen mit einem Gehalt an Ethinylestradiol von 50 µg, die jedoch inzwischen kaum noch erhältlich sind. Wenn Zwischenblutungen auftreten, sollte zusätzlich verhütet werden, z.B. mit Barrieremethoden, und ggf. die Estrogendosis auf 75–100 µg täglich erhöht werden. Bei dieser hohen Estrogendosis sollte man das erhöhte Risiko für venöse Thromboembolien im Auge behalten. Da andererseits die Ovulation insbesondere durch den Gestagenanteil der oralen Kontrazeptiva gehemmt wird, sind Pillen mit einem hohen Gestagenanteil zu bevorzugen.

Epileptikerinnen, welche die Pille nehmen, sollten generell das Langzyklus-Schema wählen, d.h. die kontinuierliche Einnahme eines monophasischen oralen Kontrazeptivums ohne die übliche einwöchige Einnahmepause. Auf diese Weise wird die Eierstockfunktion zuverlässiger verhindert und ein Eisprung wirksamer unterdrückt als beim üblichen Einnahmeschema.

Um das Risiko von Wechselwirkungen zu minimieren, sollten Patientinnen orale Kontrazeptiva und Antiepileptika in einem möglichst großen zeitlichen Abstand einnehmen, z.B. das Antiepileptikum morgens, die Pille abends. Wenn die jeweiligen Arzneistoff-Blutspiegel bereits abgesunken sind, ist die Gefahr von signifikanten Interaktionen deutlich geringer.

Minipillen (z.B. 28 mini®, Microlut®) sind wegen der viel zu niedrigen Hormondosis für Epileptikerinnen nicht geeignet.

Andere hormonelle Kontrazeptiva

Depot-MPA (siehe Kap. 4.2) kann von Epileptikerinnen zur Empfängnisverhütung verwendet werden, jedoch sollte das Dosierungsintervall auf ein Drittel verkürzt werden, Depo-Clinovir® also statt alle zwölf Wochen einmal im Monat injiziert werden. In der Literatur sind Interaktionen von Barbituraten, Hydantoinen, Rifampicin und Ampicillin mit MPA beschrieben worden. Depot-MPA ist besonders für Frauen mit katamenialen Anfällen eine empfehlenswerte Option, denn man kann damit gleichzeitig Schwangerschaften verhüten und die Häufigkeit von epileptischen Anfällen reduzieren.

Für das Hormonimplantat Implanon® liegt eine Kasuistik zur Wechselwirkung mit Phenobarbital vor. In einer Studie mit neun Frauen wurde beobachtet, dass Phenytoin den LNG-Spiegel senkt. Zwei dieser Frauen wurden ungewollt schwanger. Frauen, die mit enzyminduzierenden Antiepileptika behandelt werden, sollten daher auf diese Verhütungsmethode verzichten.

Dagegen dürften Interaktionen des Intrauterinsystems Mirena® mit Antiepileptika, gleich welcher Art, kaum eine Rolle spielen, da Mirena® nur lokal wirkt und äußerst geringe systemische Plasmakonzentrationen von Levonorgestrel freisetzt. Eine erste Pilotstudie bestätigte diese Vermutung.

11.4.5 Familienplanung bei Epileptikerinnen

Nichthormonelle Verhütungsmethoden sind für epilepsiekranke Frauen ebenso geeignet wie für gesunde Frauen, soweit nicht sonstige Kontraindikationen dagegen sprechen. Es sollten jedoch möglichst zuverlässige Verhütungsmethoden gewählt werden wie Kupfer-IUPs oder die strenge Form der symptothermalen Methode, denn ungeplante Schwangerschaften bei Epileptikerinnen sind mit einigen Risiken behaftet.

Gemäß Statistik bringen über 90 % aller Epileptikerinnen gesunde Kinder zur Welt. Direkt erblich sind nur einige wenige, seltene Formen von Epilepsien. Ansonsten gibt es keine Belege dafür, dass die Krankheit der Mutter (oder des Vaters) zu bleibenden körperlichen oder geistigen Störungen der Nachkommen führt. Jedoch ist das Risiko für Missbildungen jeder Art gegenüber der Normalbevölkerung um den Faktor 1,5–2,5 erhöht. Nach einer ersten statistischen Erhebung aus dem Jahr 2001 ist dieses Risiko vor allem der Medikation, weniger der Krankheit selbst, zuzuschreiben. Antiepileptika-Kombinationen weisen das höchste Risiko für Fehlbildungen auf. Die „klassischen" Antiepileptika Phenytoin, Valproinsäure, Carbamazepin und Barbiturate sind erwiesenermaßen teratogen. Unter Valproinsäure wird die Erhöhung des Risikos für Neuralrohrdefekte auf 1–2 % (bei Tagesdosen über 1000 mg), unter Carbamazepin auf 0,5–1 % geschätzt. Auch Fehlbildungen des Herzens und der Harnwege sowie Lippen-, Kiefer- und Gaumenspalten kommen bei Müttern, die mit Antiepileptika behandelt werden, etwa doppelt so häufig vor wie bei gesunden Müttern. Für neuere Antiepileptika liegen noch nicht genügend aussagekräftige Daten vor. Eine gesicherte Datenbasis soll das Europäische Schwangerschaftsregister für Schwangerschaften unter Antiepileptika (EURAP) liefern, dessen Auswertung in den nächsten Jahren erwartet wird.

> **EURAP (European Registry of Antiepileptic Drugs and Pregnancy)**
>
> Alle Ärzte, die Frauen mit Antikonvulsiva behandeln – unabhängig davon, ob die Indikation eine Epilepsie oder eine andere Erkrankung ist – sind aufgerufen, sich an EURAP zu beteiligen. Der Aufwand ist gering, denn die Erhebungsbögen gehen nicht wesentlich über das hinaus, was ohnehin bei der Betreuung von Schwangeren erfragt und kontrolliert werden muss. Wichtig ist die frühzeitige Meldung der Schwangerschaft – spätestens vor der 16. Gestationswoche und immer vor dem ersten aussagekräftigen Ultraschallbefund. Weitere Informationen und die Erhebungsbögen gibt es beim EURAP-Büro Deutschland, das von Privatdozentin Dr. Bettina Schmitz geleitet wird. (Neurologische Klinik der Charité, Augustenburgerplatz 1, 13353 Berlin, Telefon: 030/45060022, Fax: 030/45060901, E-Mail: eurap.germany@charite.de)

Aus den bisherigen Erkenntnissen lassen sich folgende Empfehlungen für Epileptikerinnen mit Kinderwunsch herleiten:

- Bereits im Vorfeld der Schwangerschaft sollte eine intensive Zusammenarbeit zwischen dem behandelnden Neurologen und dem Gynäkologen stattfinden.
- Eine Schwangerschaft sollte möglichst geplant sein.
- Zur Anfallsprophylaxe sollte ein niedrig dosiertes Antiepileptikum als Monotherapie verwendet werden, falls irgend möglich.
- Eine retardierte Arzneiform ist vorzuziehen oder die Tagesdosis ist auf mehrere kleine Dosen aufzuteilen, um Serumspitzenspiegel zu vermeiden.
- Schon vor der Konzeption sollte die Frau täglich 4–5 mg Folsäure substituieren, um Neuralrohrdefekten und Lippen-/Gaumenspalten vorzubeugen. Da eine Reihe von Antiepileptika Folat-antagonistisch wirken, ist die übliche Folsäuredosis von 400 µg täglich zu niedrig.
- Zwei bis vier Wochen vor dem Geburtstermin sollte die Schwangere 10–20 mg Vitamin K pro Tag einnehmen, vor allem, wenn sie mit enzyminduzierenden Antiepileptika behandelt wird. Der Grund dafür ist, dass diese Arzneimittel kompetitiv den Prothrombin-Umwandlungsfaktor hemmen, sodass sie das Risiko von Vitamin-K-Mangelblutungen, das generell bei allen Neugeborenen besteht, noch weiter erhöhen. Auch die Babys von Epileptikerinnen sollten gegebenenfalls mit einer höheren Vitamin-K-Dosis behandelt werden als die Kinder gesunder Frauen, je nach ihrer Gerinnungssituation. Die parenterale Gabe ist in diesem Fall wegen des schnelleren Wirkungseintritts zu bevorzugen.
- Generell sollten schwangere Epileptikerinnen auf einen gleichmäßigen Tagesablauf achten und vor allem ausreichend schlafen, da Schlafmangel oder unregelmäßige Schlafenszeiten epileptische Anfälle triggern können.
- Rechtzeitig vor der Entbindung sollte die Wohnung so vorbereitet werden, dass der Säugling bei einem Anfall der Mutter nicht zu Schaden kommen kann: Stillen und Wickeln auf dem Boden oder auf dem Bett, Baden des Kindes nur mit einer speziellen Sitzbadewanne oder in Anwesenheit einer dritten Person, Kinderwagen mit automatischer Bremse.

11.5 Verhütung bei geistig Behinderten

Trotz der offensichtlichen sexuellen Freizügigkeit in vielen Bereichen ist die Sexualität einiger Bevölkerungsgruppen immer noch ein gesellschaftliches Tabu, so z. B. die Sexualität alter oder behinderter Menschen. Viele gesunde

Menschen können sich nicht vorstellen, dass geistig Behinderte Wünsche nach Partnerschaft, Liebe und Zärtlichkeit hegen können. Auch für geistig Behinderte ist es wichtig, dass sie diese Bedürfnisse artikulieren und ausleben können, um seelischen Verbiegungen, Aggressionen und Depressionen vorzubeugen. Je nach Art und Ausmaß der Behinderung ist bei ihnen der Wunsch und die Fähigkeit zu intimen Kontakten unterschiedlich stark ausgeprägt. Menschen mit geistiger Behinderung sind in der Jugend oft „Spätzünder" und lange Zeit mit Kuscheln, Streicheln und Austausch von Zärtlichkeiten zufrieden. Bevor sie aber die ersten sexuellen Kontakte haben, sollten sie sich wie auch ihre Eltern oder Betreuer Gedanken über Schwangerschaftsverhütung gemacht haben.

11.5.1 Sterilisation von geistig Behinderten

Bis in die 80er Jahre des vergangenen Jahrhunderts hinein war die Sterilisation von geistig Behinderten gängige Praxis. Öffentlich wurde jedoch wenig darüber gesprochen, schon um keine Assoziationen an den Umgang der Nationalsozialisten mit Behinderten aufkommen zu lassen. Vor allem junge Frauen wurden sterilisiert. Begründet wurden diese Sterilisationen mit dem Wohl der behinderten Mutter, die durch einen Säugling überlastet wäre, oder mit dem Wohl des Kindes, das womöglich ebenfalls behindert zur Welt käme. Meist stand hinter dem Wunsch nach Sterilisation der Behinderten die Angst von Eltern und Betreuungspersonen vor den Folgen einer möglichen Schwangerschaft. Zum Teil wurde der Eingriff ohne das Wissen der Betroffenen durchgeführt und als Blinddarmoperation etc. getarnt.

Seit der Einführung des Betreuungsgesetzes am 1. Januar 1992 ist dieses Vorgehen nicht mehr erlaubt. Der Wille des/der Betreuten hat höchste Priorität. Dieses Gesetz regelt unter anderem die Voraussetzungen für die Sterilisation **einwilligungsunfähiger** Betreuter sehr genau. Für eine legale Sterilisation eines geistig behinderten Menschen müssen **sämtliche** der unten aufgeführten Bedingungen zutreffen. Ein besonderer Betreuer muss bestellt werden, dessen einzige Aufgabe es ist, anstelle des betroffenen einwilligungsunfähigen Behinderten in den Eingriff einzuwilligen.

Im Einzelnen regelt § 1905 BGB, Absatz 1 die Sterilisation von geistig Behinderten und bestimmt, dass der Betreuer in den Eingriff nur einwilligen darf, wenn

- die Sterilisation dem Willen des Betreuten nicht widerspricht,
- der Betreute auf Dauer einwilligungsunfähig bleiben wird,
- anzunehmen ist, dass es ohne Sterilisation zu einer Schwangerschaft kommen würde,

- infolge dieser Schwangerschaft eine Gefahr für das Leben oder die Gefahr einer schwerwiegenden Beeinträchtigung des körperlichen oder seelischen Gesundheitszustandes der Schwangeren zu erwarten wäre, die nicht auf zumutbare Weise abgewendet werden könnte, und
- die Schwangerschaft nicht durch andere zumutbare Mittel verhindert werden kann.

Absatz 2 führt weitere Voraussetzungen auf:
- Die Einwilligung bedarf der Genehmigung des Vormundschaftsgerichtes.
- Die Sterilisation darf erst zwei Wochen nach Wirksamkeit der Genehmigung durchgeführt werden.
- Bei der Operation ist diejenige Methode zu bevorzugen, die eine Refertilisierung zulässt (z. B. Tubensterilisation mittels Clips).

Die Genehmigung für die Sterilisation von Einwilligungsunfähigen darf erst erteilt werden, wenn mindestens zwei Gutachten vorliegen, die den Eingriff befürworten. Die Gutachten sollen sämtliche relevanten Gesichtspunkte berücksichtigen, nicht nur medizinische und soziale, sondern auch psychologische und pädagogische.

Die Sterilisation von Minderjährigen ist grundsätzlich verboten.

Die Hürden für eine Sterilisation von geistig Behinderten sind also deutlich erhöht worden. Vor allem muss das konkrete Risiko einer Schwangerschaft gegeben sein, eine vorsorgliche Sterilisation ist nicht gerechtfertigt. Das zeigt sich auch in der relativ geringen Zahl gerichtlicher Genehmigungen. Nach Angaben des Bundesjustizministeriums werden durchschnittlich 100 Sterilisationen pro Jahr bei geistig behinderten Menschen durchgeführt. Die Dunkelziffer dürfte höher liegen, denn die Fälle, in denen Eltern, Pflegepersonen oder Ärzte die Behinderten überreden, dem Eingriff zuzustimmen, ohne dass sie die Folgen dieser Entscheidung überblicken, werden von der Statistik nicht erfasst.

11.5.2 Geeignete Verhütungsmethoden für geistig Behinderte

Früher wurden geistig behinderte Mütter unmittelbar nach der Geburt von ihren Kindern getrennt, weil man vermutete, dass diese Mütter sich nicht ausreichend um ihre Kinder kümmern würden. Inzwischen weiß man aus Erfahrung, dass das nicht der Fall sein muss. Auch geistig behinderte Mütter und Väter können mit ihren Kindern zusammenleben und sie großziehen, sofern sie dabei genügend Unterstützung bekommen.

Trotzdem wird man in der Regel bei geistig Behinderten besonders zuverlässigen Verhütungsmethoden den Vorzug geben, weil eine Schwangerschaft unerwunscht ist. Die geeignete Methode sollten Angehörige oder Betreuer und Arzt möglichst zusammen mit den Betroffenen individuell auswählen. Besonders zu beachten sind hier Auswirkungen einer laufenden Medikation, z. B. mit Antikonvulsiva, auf die Sicherheit der Kontrazeption, und gegebenenfalls krankheitsbedingte Kontraindikationen. Zur Langzeitverhütung eigenen sich insbesondere bei Frauen unter 20 Jahren die Dreimonatsspritze und bei Frauen zwischen 20 und 40 Jahren kupfer- oder hormonhaltige Intrauterinpessare. Weniger empfehlenswert ist das Hormonimplantat, und zwar wegen der hohen Kosten und der häufigen Dauerblutungen.

Doch können auch geistig Behinderte fähig sein, Verhütungsmittel eigenverantwortlich anzuwenden, vorausgesetzt, sie wurden rechtzeitig aufgeklärt und in der Handhabung dieser Mittel geschult. So sind z. B. Menschen mit Down-Syndrom (Trisomie 21) oft sehr zuverlässig, wenn sie eine bestimmte Handlung in ihren Tagesablauf integriert haben. Viele dieser Behinderten nehmen Jodtabletten ein und würden sie niemals vergessen. Auch den Umgang mit einem Kondom können sie durchaus erlernen.

Geistig Behinderte haben oft größere Fähigkeiten und Möglichkeiten, als ihnen allgemein zugestanden wird. Sofern sie individuell gefördert werden, können sie durchaus in der Lage sein, mit ihrer Sexualität verantwortungsvoll umzugehen.

12 Notfallverhütung

Die so genannte Notfallverhütung (Notfallkontrazeption, postkoitale Interzeption) ist ethisch umstritten, weil sie **erst nach einer möglichen Befruchtung** durchgeführt wird. Schwangerschaftsverhütung im strengen Sinn zielt darauf ab, die Verschmelzung von Ei- und Samenzelle zu verhindern. Alle Methoden, die in diesem Kapitel vorgestellt werden, wirken unter anderem über eine Nidationshemmung, d.h. sie verhindern, dass sich das befruchtete Ei (so denn überhaupt eine Befruchtung erfolgt ist) im Endometrium einnisten kann. Nach der Nidation ist eine Schwangerschaftsbeendigung mittels Sexualhormonen nicht mehr möglich. Neuere wissenschaftliche Erkenntnisse lassen den Schluss zu, dass die Gestagenpräparate hauptsächlich die Ovulation hemmen bzw. verzögern und außerdem die Lutealphase stören. Auch eine Hemmung der Befruchtung wird diskutiert. Die Notfallverhütung gilt nicht als Abtreibung im juristischen Sinn, denn § 218 Abs. 1 StGB, der die Straffreiheit von Schwangerschaftsabbrüchen regelt, bezieht sich auf die Zeit nach dem Abschluss der Implantation der befruchteten Eizelle.

Sämtliche Hormonpräparate zur Notfallkontrazeption können übrigens eine weitere Schwangerschaft im aktuellen Zyklus nicht verhüten. Es ist also für den Rest des Zyklus ein zusätzlicher Konzeptionsschutz erforderlich. Hierfür sind besonders Barrieremethoden geeignet. Frauen, die bisher mit oralen Kontrazeptiva verhütet haben, können diese weiter einnehmen, damit ihr Zyklus stabil bleibt. Bis zum Beginn der Abbruchblutung müssen sie jedoch Abstinenz üben oder weitere, nicht hormonelle Verhütungsmittel anwenden. Aus Sicherheitsgründen sollte die Patientin drei Wochen nach der Einnahme des Gestagenpräparates zur Nachuntersuchung ihren Arzt aufsuchen.

Indikationen für die Notfallverhütung sind:

- ungeschützter, weil nicht geplanter Geschlechtsverkehr,
- Reißen oder Abrutschen eines Kondoms,
- vergessene oder verspätete Einnahme von oralen Kontrazeptiva,
- ein verschobenes oder ausgestoßenes IUP,
- verrutschte/s oder zu früh entfernte/s Diaphragma oder Portiokappe,

- Anwendung der Coitus-Interruptus-Methode,
- bei Verhütung mittels NFP-Methoden Verkehr an den fruchtbaren Tagen,
- Vergewaltigung.

12.1 Gestagenpräparate

Heutzutage wird weltweit ein reines Gestagenpräparat am häufigsten zur Notfallverhütung eingesetzt. Diese **„Pille danach"** (**Postkoitalpille**) ist in Deutschland seit dem Jahr 2000 unter dem Namen duofem® (Hexal AG) auf ärztliches Rezept erhältlich. Seit 2002 bietet die Schering AG eine weitere Postkoitalpille unter dem Namen Levogynon® an. Beide Präparate enthalten je zwei Tabletten zu 0,75 mg Levonorgestrel, unterscheiden sich aber im Dosierungsschema. Von duofem® werden beide Tabletten gleichzeitig eingenommen, und zwar vorzugsweise innerhalb von 12 Stunden, höchstens jedoch 72 Stunden nach der Verhütungspanne. Bei Levogynon® empfiehlt der Hersteller, die erste Tablette innerhalb von 3 Tagen nach dem ungeschützten Geschlechtsverkehr zu nehmen, die zweite exakt 12 Stunden nach der ersten, d.h. gegebenenfalls auch nachts (Wecker stellen!).

12.1.1 Zuverlässigkeit der Notfallverhütung mittels Gestagen

In einer Studie der WHO aus dem Jahr 1998 wurden nach dem Gebrauch von 1,5 mg Levonorgestrel als Notfallkontrazeptivum nur noch ungefähr 1 % der Frauen schwanger, d.h. die Sicherheit dieses Regimes liegt bei ca. 99 %. Die Effektivität, mit der das Gestagenpräparat vor einer zu erwartenden Schwangerschaft schützt (wenn also der Geschlechtsverkehr im Zeitraum von 5 Tagen vor bis zu einem Tag nach dem Eisprung stattgefunden hat), ist innerhalb von 24 Stunden nach dem Verkehr am höchsten. Dann verhindert Levonorgestrel 95 % der Schwangerschaften. Wenn es innerhalb von 24–48 Stunden nach dem Verkehr eingenommen wird, liegt die Wirksamkeit bei 85 %. Verzögert sich die Anwendung des Präparates dagegen um 48–72 Stunden, so verhindert Levonorgestrel nur noch 58 % der zu erwartenden Schwangerschaften. Die Effektivität einer späteren Einnahme ist nicht bekannt. Die Tabletten können zu jedem beliebigen Zeitpunkt im Zyklus angewandt werden.

> **Begriffsbestimmungen: Empfängniswahrscheinlichkeit, Sicherheit und Effektivität der Notfallkontrazeption**
>
> Die **Empfängniswahrscheinlichkeit** hängt von der Zyklusphase ab. Sie ist am höchsten im Zeitraum fünf Tage vor bis zu einem Tag nach dem Eisprung. Hier beträgt sie 0,1–0,33 % nach einmaligem Geschlechtsverkehr, d. h. von tausend Frauen werden eine bis drei in diesem Zeitfenster schwanger.
>
> Die **Sicherheit** der Notfallkontrazeption ist der Prozentsatz der Frauen, die trotz Anwendung eines Notfallkontrazeptivums schwanger werden. Dieser Prozentsatz bezieht sich auf alle Zyklusphasen, schließt also auch jene Frauen ein, die – auch ohne jegliche kontrazeptive Maßnahme – sowieso nicht schwanger geworden wären, weil sie an einem unfruchtbaren Tag des Zyklus Verkehr hatten (siehe Kap. 9.2).
>
> Die **Effektivität** der Notfallkontrazeption entspricht dem Anteil verhinderter Schwangerschaften. Sie errechnet sich aus dem Verhältnis der Anzahl eingetretener Schwangerschaften zur Anzahl theoretisch erwarteter Schwangerschaften, gewichtet die Zuverlässigkeit der Methode also nach der Empfängniswahrscheinlichkeit.

Tritt innerhalb von 3 Stunden nach Einnahme der „Pille danach" Erbrechen auf, so soll sich die Patientin vergewissern, dass die Tablette(n) Bestandteil des Erbrochenen ist/sind. Nur wenn dies der Fall ist, muss sie unverzüglich eine weitere Dosis einnehmen.

Falls die Methode versagt und eine Schwangerschaft eintritt, so ist nach heutigem Kenntnisstand keine Schädigung der Leibesfrucht zu erwarten. Schädigungen des Ungeborenen sind sowohl bei Anwendung der alten (siehe Kap. 12.2) als auch der neuen Form der postkoitalen hormonellen Verhütung bisher nicht bekannt geworden.

12.1.2 Nebenwirkungen des Gestagenregimes

Das Gestagenregime ist deutlich besser verträglich als das ältere Yuzpe-Regime (siehe Kap. 12.2). Unerwünschte Wirkungen sind als Reaktion des Körpers auf die innerhalb kurzer Zeit zugeführte hohe Hormondosis zu verstehen. Zwei Stunden nach der Einnahme von 1,5 mg Levonorgestrel als Einmaldosis wurden im Einzelnen folgende Nebenwirkungen beobachtet:

- Übelkeit trat bei 14–24 % der Patientinnen auf,
- Schmerzen im Unterbauch und Müdigkeit bei ca. 14 %,
- Kopfschmerzen bei 10–21 %,

- Schwindelgefühl bei 10–13 %,
- Brustspannen bei 8–13 %.
- Erbrechen und Durchfall traten nur selten auf (< 10 %).
- Blutungsunregelmäßigkeiten und Schmierblutungen kamen bei bis zu 30 % der Anwenderinnen vor.
- Die nächste Menstruationsblutung verzögerte sich bei 5–20 % der Probandinnen.

Die meisten dieser Beschwerden bessern sich innerhalb von zwei Tagen nach der Tabletteneinnahme. Lediglich Spannungsgefühle oder Schmerzen in den Brüsten sowie Schmier- und Zwischenblutungen können bis zur nächsten Regelblutung andauern. Bei über der Hälfte aller Anwenderinnen trat die nächste Menstruation am erwarteten Termin ein. Falls die Periodenblutung länger als 5 Tage nach dem errechneten Termin ausbleibt oder wenn sie ungewöhnlich schwach ist, sollte die Patientin einen Arzt aufsuchen, um eine mögliche Schwangerschaft abklären zu lassen.

Die Auswirkungen des Levonorgestrel-Präparates auf die Reaktions- und Konzentrationsfähigkeit im Straßenverkehr oder bei der Bedienung von Maschinen wurden nicht untersucht. Aus allgemeinen Erwägungen heraus ist eine gewisse Vorsicht geboten, wenn Nebenwirkungen wie Schwindel, Müdigkeit oder Übelkeit auftreten.

Einflüsse auf die Blutgerinnung, den Kohlenhydrat- oder Lipidstoffwechsel sind nicht zu erwarten.

12.1.3 Wechselwirkungen des Gestagenregimes

Wechselwirkungen des Gestagenregimes sind insbesondere mit Induktoren von Leberenzymen (Cytochrom-P-450-Familie) zu erwarten. Dazu gehören: Barbiturate (einschließlich Primidon), Phenytoin, Carbamazepin, Rifampicin, Rifabutin, Ritonavir, Griseofulvin sowie höher dosierte johanniskrauthaltige Arzneimittel. Bei Einnahme dieser Medikamente kann die Wirksamkeit des Gestagens herabgesetzt sein. Levonorgestrel kann die Toxizität von Ciclosporin verstärken, indem es dessen Abbau hemmt.

12.1.4 Kontraindikationen des Gestagenregimes

Das Gestagenpräparat sollte nicht an Schwangere verabreicht werden; es führt nicht zum Abbruch einer bestehenden Schwangerschaft.

Die Anwendung in der Stillzeit ist möglich. Levonorgestrel tritt zwar in die Muttermilch über, negative Auswirkungen auf die Entwicklung des Kindes sind allerdings nicht bekannt. Aus Gründen der Vorsicht sollte jedoch unmittelbar vor der Einnahme des Gestagens gestillt und das Kind erst sechs Stunden nach Einnahme der Tablette(n) wieder an die Brust gelegt werden. Nach dieser Zeit ist der LNG-Serumspiegel so weit abgesunken, dass der Säugling keine nennenswerten Hormonmengen zu sich nimmt, denn maximale LNG-Serumspiegel werden innerhalb von $1,6 \pm 0,7$ Stunden erreicht.

Bei schweren Leberfunktionsstörungen sollten keine hoch dosierten Sexualhormone eingenommen werden.

Malabsorptionssyndrome wie Morbus Crohn und Kurzdarmsyndrom können aufgrund unzureichender Absorption des Wirkstoffs durch die Darmschleimhaut zu einer verringerten Wirksamkeit der postkoitalen Verhütung führen.

Die mehrmalige Einnahme der Gestagen-Tabletten im gleichen Zyklus ist abzulehnen, weil die hohe Hormondosis zu schweren Zyklusstörungen führen kann.

Als dauerhafte Verhütungsmethode ist das Gestagenpräparat nicht zu empfehlen, auch nicht bei seltenem Geschlechtsverkehr. Es gibt inzwischen genügend besser verträgliche (und preisgünstigere) Methoden.

Frauen, die bereits in der Vergangenheit eine Extrauteringravidität durchgemacht haben oder bei denen das Risiko für eine ektope Schwangerschaft erhöht ist (z. B. nach einer Salpingitis), sollten auf die Anwendung des Gestagenregimes verzichten, denn es ist nicht bekannt, ob es die Implantation einer ektopen Schwangerschaft verhindert.

12.1.5 Rezeptfreie Abgabe der „Pille danach"

In einigen europäischen Ländern wie Frankreich, Großbritannien, Schweden, Finnland, Norwegen, Portugal oder der Schweiz sind Gestagenpräparate zur Notfallkontrazeption inzwischen in Apotheken ohne ärztliches Rezept erhältlich. Begründet wird dies damit, dass ihr Wirkungsoptimum innerhalb von 24 Stunden nach dem ungeschützten Verkehr liegt, eine Zeitspanne, in der es manchmal für die betroffenen Frauen schwierig ist, einen Arzt zu kontaktieren (Wochenende). Apotheken dagegen sind flächendeckend vertreten und haben im Notdienst rund um die Uhr geöffnet. Außerdem besitzt Levonorgestrel in dieser Dosierung fast keine Kontraindikationen und nur wenige und gelinde Nebenwirkungen, sodass vor seiner Anwendung keine gynäkologische Untersuchung erforderlich ist. Verhütungspannen kommen nicht nur bei Teenagern vor. Auch bei Paaren, die lange Jahre hindurch erfolgreich verhütet haben, kann die bewährte Methode einmal versagen. Von Behördenseite erhofft man sich durch den niederschwelligen Zugang zur „Pille danach" einen Rückgang von Schwangerschaftsabbrüchen.

Als Argumente gegen die rezeptfreie Abgabe der „Pille danach" durch Apotheken führen Frauenärzte an, dass die betroffene Frau, wenn sie das Notfallkontrazeptivum benötigt, sich in einer Ausnahmesituation befindet und einer intensiven Beratung und Betreuung bedarf, die durch Apotheken nicht zu leisten ist. Der Besuch beim Frauenarzt, um ein Rezept für die Gestagenpille zu erhalten, bietet zudem die Gelegenheit, die Frau ausführlich über sichere Verhütungsmöglichkeiten zu beraten. Auch die häufig mangelnde Diskretion in Apotheken wird gerügt. Wenn der Geschlechtsverkehr während eines Urlaubs im Ausland stattgefunden hat, muss neben der Schwangerschaftsverhütung auch eine mögliche Ansteckung mit sexuell übertragbaren Krankheiten bedacht werden. Dazu sollte bekannt sein, welche Krankheitserreger im Urlaubsland verbreitet sind. Nach einer Vergewaltigung ist zusätzlich die Gabe von Antibiotika notwendig, um Infektionen vorzubeugen, außerdem natürlich psychologische Betreuung. Ebenso sollte die Patientin auch nach der Einnahme des Präparates nachbetreut werden, um eine Eileiterschwangerschaft rechtzeitig zu erkennen. Manche fürchten auch, dass der leichtere Zugang zur „Pille danach" Frauen dazu verführt, „es einmal darauf ankommen zu lassen" und weniger vorsorgliche Verhütungsmethoden zu praktizieren.

Erfahrungen aus Frankreich und Schweden zeigen, dass die Entlassung des Levonorgestrel-Präparates aus der Verschreibungspflicht ein echtes Bedürfnis der Frauen befriedigt. In Frankreich wenden etwa 85 000 Frauen pro Monat das Präparat an. Trotzdem wurde bisher keine größere Komplikation beobachtet. Auch hat die Nachverhütung vorsorgliche Verhütungsmethoden nicht verdrängt, denn die Verkaufszahlen von oralen Kontrazeptiva steigen in Frankreich. Dort registriert man seit dem Jahr 2000 einen leichten Rückgang der Abtreibungen. Ob das an der leichten Verfügbarkeit der „Pille danach" liegt, lässt sich zurzeit noch nicht abschließend beurteilen. Anwenderinnen des Präparates kritisierten bei einer Befragung, dass sie zuviel „moralisierende Hinweise" vom Apotheker erhalten hätten.

In Deutschland hat der Sachverständigenausschuss für Verschreibungspflicht im Bundesinstitut für Arzneimittel und Medizinprodukte (BfArM) empfohlen, Levonorgestrel zur Notfallkontrazeption aus der Rezeptpflicht zu entlassen. Auch einige Apothekerkammern und -organisationen wie der Deutsche Pharmazeutinnen Verband fordern die Freigabe des Notfallkontrazeptivums aus der Rezeptpflicht. Allerdings wollen sie gewisse Bedingungen daran geknüpft wissen wie eine Schulung des abgebenden Apothekenpersonals, die Formulierung bestimmter verbindlicher Beratungsinhalte vor der Abgabe und eine anonyme Meldung der Abgabe an eine zentrale Stelle, um Fälle von Missbrauch entdecken zu können. Der Apotheker sollte bei der Abgabe der „Pille danach" eine unvoreingenommene Haltung an den Tag legen, auf Moralpredigten verzichten und lediglich Erklärungen zur korrekten Anwendung des Präparates geben.

Tab. 12.1 Notfallverhütung mittels einer normalen Minipille
(Dosierung: 2 x 0,75 mg LNG bzw. 1 x 1,5 mg LNG)

Handelsname	Pillen-Anzahl
28 Mini Jenapharm	2 x 25 bzw. 1 x 50
Microlut	2 x 25 bzw. 1 x 50
Mikro-30 Wyeth	2 x 25 bzw. 1 x 50

Noch wenig bekannt ist die Möglichkeit, mit einer normalen Minipille eine Notfallkontrazeption durchzuführen. Allerdings muss die Anwenderin zu diesem Zweck fast alle Dragees eines Blisters auf einmal schlucken. Mögliche Dosierungsschemata führt die oben stehende Tabelle auf.

12.2 Kombinationspräparat (Yuzpe-Schema)

Vor der Einführung der reinen Gestagenpräparate war das so genannte **Yuzpe-Regime** die gebräuchlichste Form der Notfallkontrazeption. Benannt ist es nach dem kanadischen Arzt, der die Methode erprobte und 1972 erstmals darüber berichtete. Er verabreichte Frauen nach ungeschütztem Geschlechtsverkehr eine Estrogen-Gestagen-Kombination. Die Gesamtdosis an Hormonen lag bei 200 μg Ethinylestradiol und 1,0 mg Levonorgestrel bzw. 2,0 mg dl-Norgestrel, die auf zwei Einzeldosen aufgeteilt wurde. Die erste Dosis musste innerhalb von 48 Stunden nach dem Verkehr, die zweite zwölf Stunden später eingenommen werden.

12.2.1 Zuverlässigkeit und Nebenwirkungen des Yuzpe-Regimes

Der effektive Konzeptionsschutz des Yuzpe-Regimes liegt bei 57 %, bezogen auf die erwartete Anzahl von Schwangerschaften. Die Nebenwirkungsrate ist allerdings deutlich höher als beim Levonorgestrel-Regime. So ist bei etwa der Hälfte der Anwenderinnen mit Übelkeit zu rechnen, und knapp 19 % erbrechen tatsächlich. Weitere Nebenwirkungen liegen bezüglich Art und Häufigkeit in der Größenordnung des Gestagenpräparates (siehe Kap. 12.1.2).

In Deutschland war bis vor kurzem das Präparat Tetragynon® mit vier Tabletten zu je 250 μg Levonorgestrel und 50 μg Ethinylestradiol im Handel. Da die neueren Gestagenpräparate effektiver und besser verträglich sind, stellte der Hersteller, die Schering AG, den Vertrieb von Tetragynon® zum 1. Januar 2004 ein.

12.2.2 Kontraindikationen des Yuzpe-Regimes

Für die Notfallverhütung mit dem Kombinationspräparat gelten die gleichen Kontraindikationen wie für das reine Gestagenpräparat (siehe Kap. 12.1.4), jedoch zusätzlich: bestehende Thrombosen oder die Neigung dazu, Mamma- und Endometriumkarzinome, auch in der Anamnese, gut- und bösartige Lebertumoren sowie Herpes gestationis in der Anamnese. Als relative Kontraindikationen wurden in der Gebrauchsinformation von Tetragynon® genannt: Schwangerschaftspruritus, Schwangerschaftsikterus, Venenentzündungen mit Blutpfropfbildung sowie ein fortgeschrittener Diabetes mellitus mit Gefäßveränderungen. Frauen, die an zyklusabhängiger Migräne leiden, sollten das Yuzpe-Regime ebenfalls nicht anwenden.

Auch mit manchen normalen Kombinations-Pillenpräparaten lässt sich eine Notfallverhütung durchführen. Die erforderlichen Dosierungen sind in Tabelle 12.2 aufgeführt. Diese Methode ist jedoch weniger zu empfehlen, da mit erheblichen Nebenwirkungen gerechnet werden muss.

Tab. 12.2 Notfallverhütung mittels einer normalen Kombinationspille

Handelsname	Pillen-Anzahl	Dosis Gestagen	Dosis Ethinylestradiol
Femigoa	2 x 4	+	+
Femranette mikro	2 x 4	+	+
Gravistat 125	2 x 4	=	+
Leios	2 x 5	=	=
Microgynon 21	2 x 4	+	+
Minisiston	2 x 4	=	+
Miranova	2 x 5	=	=
Monostep	2 x 4	=	+
Nova Step	2 x 4*	=	+
Triette	2 x 4*	=	+
Trigoa	2 x 4*	=	+
Trinordiol 21 (Reimport)	2 x 4*	=	+
Triquilar	2 x 4*	=	+
Trisiston	2 x 4*	=	+

= Dosierung entspricht genau dem Yuzpe-Schema [2 x (100 µg EE + 0,5 mg LNG)]
+ überhöhte Dosierung
* Bei Mehrstufenpräparaten Stufe mit der höchsten Dosierung an Levonorgestrel nehmen (ockerfarbene Dragees), d. h. Stufe 2 bei Zweistufenpräparaten bzw. Stufe 3 bei Dreistufenpräparaten

Bei Einnahme einer überhöhten Dosis Ethinylestradiol ist mit verstärkten Estrogen-Nebenwirkungen, besonders Übelkeit und Erbrechen, zu rechnen. Dies betrifft vor allem das Präparat Gravistat 125®.

12.3 „Spirale danach"

Durch das Einlegen eines kupferhaltigen Intrauterinpessars bis zu fünf Tagen nach dem Geschlechtsverkehr kann eine unerwünschte Schwangerschaft verhindert werden. Damit kann man in über 99 % der Fälle die Nidation der befruchteten Eizelle verhindern. Demnach ist dieses Verfahren noch wirksamer als die hormonelle Notfallkontrazeption. Sinnvoll ist ein solches Vorgehen natürlich nur bei Frauen, die ohnehin eine Langzeitverhütung wünschen.

Auch die Kupferkette (Gynefix®, siehe Kap. 7.3) kann nach Angaben des Herstellers eine Schwangerschaft verhindern, wenn sie innerhalb von 5 Tagen nach dem Geschlechtsverkehr eingesetzt wird.

12.4 Mifepriston als Notfallkontrazeptivum

Eine multinationale Studie der WHO verglich drei verschiedene Schemata der Notfallverhütung miteinander, und zwar eine Einzeldosis von 1,5 mg Levonorgestrel, zwei Dosen Levonorgestrel zu je 0,75 mg im Abstand von 12 Stunden und eine Einzeldosis von 10 mg Mifepriston (siehe Kap. 10.6). Die erste Dosis wurde jeweils innerhalb von 5 Tagen nach dem ungeschützten Verkehr eingenommen. An der Studie nahmen über 4000 Frauen aus zehn Ländern teil. Als Ergebnis hielten die Studienleiter fest, dass alle drei Regime gleich gut wirksam waren. Für Mifepriston wurde die Rate verhinderter Schwangerschaften, d.h. das Verhältnis aus eingetretenen zu erwarteten Schwangerschaften mit 81 % berechnet. Auch die Nebenwirkungsrate war ähnlich: Übelkeit und Unterleibsschmerzen traten bei etwa 14 % der Probandinnen auf, Müdigkeit bei 15 %, Brustspannen bei 8 % und Erbrechen bei 1 %. Die nächste Menstruation setzte unter Mifepriston häufig später ein als unter Levonorgestrel. Bei ungefähr 9 % der Frauen verzögerte sie sich um mehr als eine Woche. Zwischenblutungen kamen dagegen unter Mifepriston mit einer Häufigkeit von 9 % deutlich seltener vor als unter den beiden Levonorgestrel-Regime mit 16 %.

Für die Indikation „Notfallkontrazeption" ist Mifepriston allerdings in der EU nicht zugelassen. Es ist auch nicht zu erwarten, dass dies in absehbarer Zeit geschehen wird, denn man befürchtet, dass das Antigestagen als Abortivum missbraucht werden könnte.

13 Schwangerschaftstests

13.1 Geschichte der Schwangerschaftstests

Bereits im Altertum suchte man nach Mitteln und Wegen, um eine Schwangerschaft möglichst frühzeitig zu erkennen. Schon die alten Ägypter mischten Wassermelonensaft mit der Muttermilch einer Frau, die einen Sohn geboren hatte. Wenn eine andere Frau von dieser Mischung trank und ihr davon übel wurde, nahm man an, sie sei schwanger.

Eine weitere Testmethode bestand darin, den Urin einer möglicherweise schwangeren Frau über Getreidekörner zu gießen. Keimten die Körner aus, hielt man die Schwangerschaft für bestätigt.

Grundlage aller modernen Schwangerschaftstests ist der Nachweis des Schwangerschaftshormons HCG (humanes Choriongonadotropin). HCG und seine Funktion wurden erst 1927 entdeckt. Damit waren erstmals wissenschaftlich fundierte Schwangerschaftstests möglich.

In den vierziger Jahren des vergangenen Jahrhunderts wurden biologische Tests auf HCG eingeführt. Man hatte entdeckt, dass die Injektion von Schwangerenurin (der eine hohe Konzentration an HCG enthält) bei verschiedenen Tierarten eine Ovulation auslösen kann. Zunächst verwendete man Mäuse für diesen Test. Da es bei dieser Spezies jedoch ungefähr 5 Tage dauerte, bis das Ergebnis feststand, ging man zu Kaninchen über. Bei ihnen erhielt man das Resultat innerhalb von 24–48 Stunden. Als man schließlich die Kaninchen durch Kröten oder Frösche ersetzte, verkürzte sich die Testzeit auf 6–10 Stunden. Wenn man männlichen Kröten HCG-haltigen Urin injizierte, reagierten sie mit willkürlichem Samenfluss. Bis etwa 1970 wurden diese biologischen Testverfahren durchgeführt.

1960 waren die ersten immunologischen In-vitro-Schwangerschaftstests verfügbar. Sie beruhen auf einer Antigen-Antikörper-Reaktion von HCG (Antigen) mit Antikörpern gegen HCG. Die ersten dieser Tests waren jedoch nicht besonders spezifisch. Es gab häufig Kreuzreaktionen, vor allem mit LH, aber auch mit FSH und TSH, weil diese Hormone eine ähnliche chemische Struktur wie HCG aufweisen. Um eine sichere Unterscheidung von HCG und anderen tropen Hormonen zu gewährleisten, mussten die Tests auf eine geringere Empfindlichkeit eingestellt werden. Damit war der Nachweis einer Schwangerschaft erst rund zwei Wochen nach Ausbleiben der Regel möglich.

Der entscheidende Durchbruch zu sensitiven und selektiven immunologischen Tests gelang erst mithilfe monoklonaler Antikörper. Das Herstellungsverfahren für diese Antikörper wurde erstmals im Jahr 1975 von Köhler und Milstein beschrieben.

1972 wurde von Chefaro mit Predictor® der erste Heimschwangerschaftstest in den deutschen Markt eingeführt. Er konnte ab dem 14. Tag nach dem Ausbleiben der Regel durchgeführt werden und benötigte Morgenurin. Die Empfindlichkeit von Predictor® lag bei 1000 I.E. HCG/l Urin, also um den Faktor 20 niedriger als bei modernen Tests. Das Testprinzip beruhte auf der Agglutination von Antikörpern, die mit Goldpartikeln beladen waren, bei Anwesenheit von HCG. Eine Schwangerschaft wurde durch die Ausbildung eines braunen Rings in einem Reagenzglas angezeigt. Dieser Test war extrem erschütterungsempfindlich.

1984 kam mit Femtest® color der erste Farbtest auf den Markt, der unempfindlich gegenüber Erschütterungen war, und 1987 der erste Stäbchentest. Die heutigen Heimschwangerschaftstests beruhen auf einer immunochemischen Reaktion nach dem Sandwich-Prinzip. Sie benötigen keinen Morgenurin mehr.

13.2 HCG-Produktion in der Schwangerschaft

HCG ist ein Glykoprotein-Hormon, das etwa eine Woche nach der Konzeption von der Blastozyste (befruchtete Eizelle) gebildet wird. Nach der Nidation übernehmen die Chorionzotten der sich bildenden Plazenta die HCG-Produktion. HCG stimuliert im Gelbkörper wiederum die Progesteron- und die Estrogensynthese. Dadurch verhindert es die Abstoßung des Endometriums mit dem eingenisteten Keim und sorgt so indirekt für die Aufrechterhaltung der Schwangerschaft. Mit Beginn der Fetalperiode, d. h. ab der neunten Schwangerschaftswoche, übernimmt die Plazenta die Synthese von Progesteron und von Estriol, sodass die Schwangerschaft unabhängig wird von der Funktion des Gelbkörpers.

Im mütterlichen Blut lässt sich HCG bereits 6–10 Tage, im Urin 14 Tage nach der Empfängnis nachweisen. Die Syntheserate von HCG steigt in den ersten drei Schwangerschaftsmonaten steil an. Am Tag der erwarteten Menstruation liegt die Hormonkonzentration im Urin bei ca. 50–100 I.E./l. Sie verdoppelt sich etwa alle zwei Tage. In der zehnten Schwangerschaftswoche erreicht die HCG-Konzentration einen Maximalwert von über 100 000 I.E./l (Internationale Einheiten pro Liter Blut oder Urin), um danach steil auf eine Konzentration von 10 000–20 000 I.E./l abzufallen. Bis zur Entbindung bleiben die HCG-Werte in diesem Bereich. HCG wird überwiegend hepatisch eliminiert. Nur ca. 10 % werden über die Nieren ausgeschieden.

Tab. 13.1 HCG-Konzentration im Urin in Abhängigkeit vom Termin der erwarteten Menstruation

Tage vor oder nach der erwarteten Menstruation	HCG-Konzentrationen [I.E./l Urin] (Durchschnittswerte)
Erwachsene Frauen (nicht schwanger)	< 5
-7	20
-2	50
0	50–100
2	100–200
4	200–400
6	400–800
8	800–1 600
10	1 600–3 200
12	3 200–6 400
50–90	100 000–250 000 (Höchstwerte)
Ca. 7 Tage nach der Geburt	0

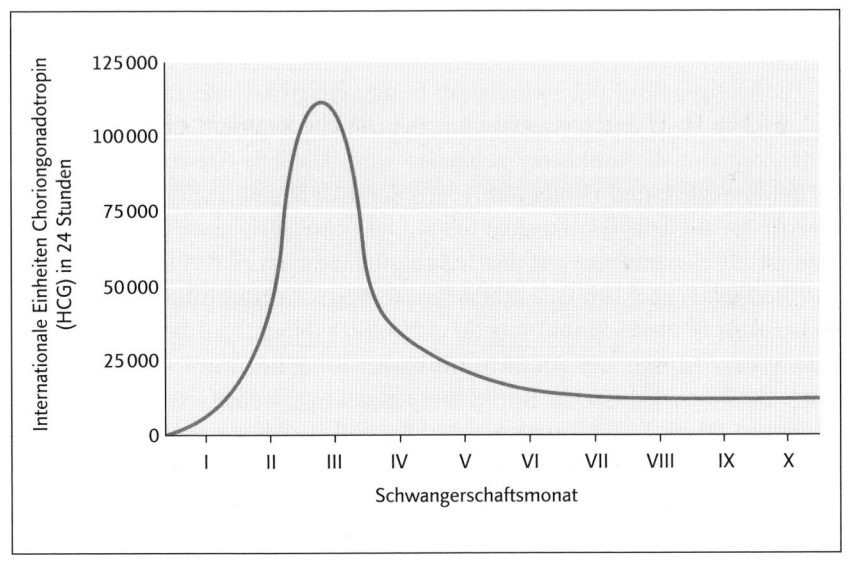

Abb. 13.1 HCG-Ausscheidung in der Schwangerschaft. Nach Stegner 1989

HCG besteht aus zwei Peptidketten, der α- und der β-Kette. Die α-Ketten aller tropen Hormone (HCG, FSH, LH, TSH) umfassen 89 bis 92 Aminosäuren und sind von sehr ähnlicher Struktur. Die β-Ketten dagegen unterscheiden sich sowohl in der Aminosäuresequenz als auch im Kohlenhydratanteil. Sie verleihen dem jeweiligen Hormon seine Spezifität. Die β-Kette von HCG (β-HCG) ist mit ihrem hohen Kohlenhydratanteil und einer Peptidkette aus 145–150 Aminosäuren die größte ihrer Art. Sie verfügt über ein hohes antigenes Potenzial.

13.3 Funktionsprinzip der Heimschwangerschaftstests

Für den Nachweis von HCG benötigt man **monoklonale Antikörper**. Diese erhält man, indem man einem Tier, meistens einer Maus, HCG injiziert. Das Tier reagiert auf die Verabreichung artfremden Eiweißes ganz normal, nämlich indem es spezifische Antikörper gegen HCG bildet. Aus dem Blut der Maus werden die Plasmazellen isoliert, welche die Antikörper synthetisieren, und mit Myelom-Zellen (Zellen eines Tumors des Knochenmarks) verschmolzen. Diese Zellfusion führt zu Hybrid-Zellen (Hybridome). Hält man diese Hybridome in Zellkultur, so bilden sich Klone (Zellkolonien mit identischem Erbgut), die fähig sind, chemisch reine und identische Antikörper zu bilden. Da die Hybrid-Zellen unsterblich sind, können sie beliebig oft in Zellkultur vermehrt werden.

Die heutigen Schwangerschaftstests funktionieren nach dem **Sandwich-Prinzip**, bei dem HCG durch eine immunmochemische Reaktion an zwei verschiedene monoklonale Antikörper gebunden wird. Die eine Art von Antikörpern ist frei beweglich und richtet sich gegen die α-Untereinheit des HCG, die andere Art ist auf dem Teststäbchen fixiert und richtet sich gegen β-HCG. Damit man sie mit bloßem Auge erkennen kann, sind die α-HCG-Antikörper an einen Farbstoff gebunden. Beim Clearblue® Schwangerschaftstest sind dies blaue Latexpartikel. Femtest® beruht auf der **SPIA-Technologie** (Sol particle immuno assay). Hier reagiert der Antigen-Antikörper-Komplex gegen α-HCG an der Spitze des Teststäbchens mit Antikörpern gegen Anti-α-HCG, die mit Goldpartikeln von 50 nm Durchmesser beschichtet sind (Goldkonjugat). Goldpartikel dieser Größe haben, wenn sie in einem Sol gelöst sind, die Eigenschaft, bei der Agglutination rosafarbenes Licht zu reflektieren.

Der Teststab ist mit einer Saugspitze versehen, die den Urin aufsaugt und weiterleitet. Wenn HCG im Urin vorhanden ist, reagiert seine α-Kette mit den monoklonalen Antikörpern gegen α-HCG am unteren Ende des Teststäbchens. Im Ergebnisfenster des Teststäbchens sind β-HCG-Antikörper fest an das Trägermaterial gebunden. Wenn Urin mit dem gefärbten HCG/α-Antikörper-Komplex vorbeidiffundiert, binden die fixierten β-HCG-Antikörper an die β-Untereinheit des Schwangerschaftshormons. HCG ist damit von zwei Seiten gebunden („Sandwich") und kann sich nicht mehr weiter bewegen. Ein gefärbter Strich (oder Punkt etc., je nach Hersteller) wird im Ergebnisfenster sichtbar. Als

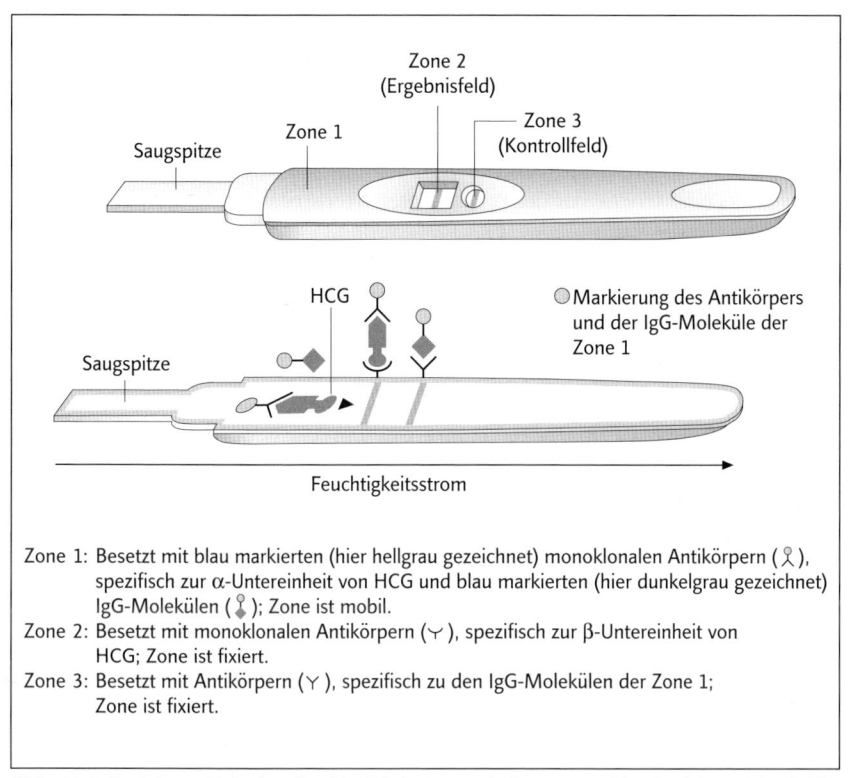

Abb. 13.2 Funktionsprinzip des Clearblue® Schwangerschaftstests: positive Reaktion. Unipath Diagnostics GmbH

Zone 1: Besetzt mit blau markierten (hier hellgrau gezeichnet) monoklonalen Antikörpern ( ), spezifisch zur α-Untereinheit von HCG und blau markierten (hier dunkelgrau gezeichnet) IgG-Molekülen ( ); Zone ist mobil.
Zone 2: Besetzt mit monoklonalen Antikörpern ( ), spezifisch zur β-Untereinheit von HCG; Zone ist fixiert.
Zone 3: Besetzt mit Antikörpern ( ), spezifisch zu den IgG-Molekülen der Zone 1; Zone ist fixiert.

zusätzliche Kontrolle auf korrekte Durchführung des Tests haben die meisten Hersteller am oberen Ende des Teststäbchens ein Kontrollfenster angebracht. Hier befindet sich eine dritte Art von fixierten und markierten monoklonalen Antikörpern, die mit weiteren Urinbestandteilen, jedoch nicht mit β-HCG, reagiert. Beim Clearblue® sind dies Anti-IgG-Antikörper, also Antikörper gegen eine Fraktion der Immunglobuline. Femtest® verwendet Antikörper gegen die überschüssigen, mit Goldpartikeln beschichteten Antikörper gegen Anti-HCG.

13.4 Zuverlässigkeit der Heimschwangerschaftstests

Die Zuverlässigkeit der modernen Tests beträgt über 99 %. Ein **Prozoneneffekt**, das ist das Ausbleiben der Immunkomplexbildung aufgrund einer extrem hohen Antigenkonzentration, tritt nicht auf. Medikamente wie orale Kontrazeptiva, Antibiotika, Ascorbinsäure und Genussmittel wie Coffein und Alkohol haben keinen Einfluss auf das Testergebnis. Einzige Ausnahme sind Arzneimittel, welche HCG enthalten und bei der Therapie der weiblichen Infertilität eingesetzt werden.

Mit so genannten **Schwangerschafts-Frühtests** (z. B. Pré Test®) kann eine Frau bereits eine Woche vor dem errechneten Menstruationstermin das Schwangerschaftshormon nachweisen. Die Empfindlichkeit dieser Tests liegt bei etwa 20 I.E. HCG/l Urin. Technisch sind solche Tests ausgereift. Falsch negative Resultate können mit 99%iger Wahrscheinlichkeit ausgeschlossen werden. Falsch positive Ergebnisse sind meist auf den vorzeitigen Abbruch der Nidation oder einen Spontanabort in den ersten zwei bis drei Schwangerschaftswochen zurückzuführen. Die Häufigkeit von spontanen Aborten variiert zwischen 30–78 % aller Befruchtungen, je nach Autor. Die Verlässlichkeit eines positiven Ergebnisses der Frühtests ist abhängig vom Zeitpunkt der Testdurchführung. Der Hersteller von Pré Test® gibt für seinen Test eine Sicherheit von 98 % an, wenn der Test 2–3 Tage vor dem Regeltermin durchgeführt wird. Bei der Testdurchführung 4–5 Tage vor dem Termin beträgt die Sicherheit noch ca. 95 %, bei Durchführung 6–7 Tage vorher lediglich etwas über 90 %.

Deshalb sollte man eher von einem positiven oder negativen Ergebnis des Schwangerschaftstests sprechen anstelle von einem sicheren Nachweis bzw. Ausschluss einer Schwangerschaft.

Die gebräuchlichsten Heimschwangerschaftstests, die über Apotheken vertrieben werden, sind die Marken Clearblue® (Unipath Diagnostics GmbH), B Test® (Altana Pharma Deutschland GmbH/OTC), Femtest® (Deutsche Chefaro Pharma GmbH), Hilary® direkt (Dolorgiet GmbH & Co. KG), Pregnatest® (STADA GmbH), Pré Test® (Rentschler Arzneimittel GmbH) und Schwangerschaftstest ratiopharm® (Ratiopharm GmbH).

Literatur

Arbeitsgruppe Natürliche Familienplanung Malteser Werke e. V. (Hrsg.): Natürlich und sicher. Natürliche Familienplanung. Ein Leitfaden. 14. Aufl., Ehrenwirth Verlag GmbH, München (1999)
Berger, R.: Geregelt und vernetzt. Hormone im Wechselspiel untereinander und mit Umwelt und Psyche. PTA heute 15 (4), 20–28 (2001)
Beyer, H., Walter, W.: Lehrbuch der organischen Chemie. 24. Aufl., S. Hirzel Verlag, Stuttgart (2004)
Bruhn, C.: Johanniskrautextrakt: Mögliche Wechselwirkungen beachten. Dtsch. Apoth. Ztg. 144 (36), 38–39 (2004)
Ditzel, P.: Kondome – alles, was Sie darüber wissen wollen ... Dtsch. Apoth. Ztg. 129 (16), 812–815 (1989)
Ecker-Schlipf, B.: Notfallkontrazeption: Levonorgestrel besser als eine Kombinationstherapie. Med. Monatsschr. Pharm. 22 (6), 188–189 (1999)
Edmonds, D.K., Lindsay, K.S., Miller, J.F., Williamson, E., Wood, P.J., Fertil. Steril. 38, 447 (1983)
Fessler, B.: Minipille. Nur mit einem Gestagen verhüten? Dtsch. Apoth. Ztg. 139 (47), 48–50 (1999)
Fitz, R., Iglseder-Hesz, P.: Empfängnisverhütung. Methoden – Zuverlässigkeit – Probleme. 1. Aufl., Verlagshaus der Ärzte GmbH, Wien (2003)
Freundl, G., Gynäkologie 36, 1099–1110 (2003)
Frey, O.R.: Kontrazeptiva für Epileptikerinnen? Welche Methoden der hormonalen Kontrazeption sind für Epilepsiepatientinnen geeignet? Med. Monatsschr. Pharm. 24 (11), 379 (2001)
Gensthaler, B.M.: Kontrazeption: Die Pille als Ring. Pharm. Ztg. 147 (33), 32 (2002)
Gensthaler, B.M.: Sexualhormone. Wenn Sicherheit an erster Stelle steht. PTA-Forum 1, Beilage der Pharm. Ztg. 146 (7), 14–16 (2001)
Grospietsch, G.: Die Pille im Jahre 1993 – bequem, aber riskant? PTA heute 7 (9), 666–668 (1993)
Grospietsch, G.: Pille und Empfängnisverhütung. Tips und Tricks rund um die Pilleneinnahme. PTA heute 8 (10), 894–895 (1994)
Hauer, U.: Die „Pille" in der Spirale. PTA heute 8 (3), 271–272 (1999)
Hellwig, B. (Hrsg.): Mifepriston (RU 486). In: Neue Arzneimittel 47, 26–29 (2000)
Hennemann, A.: Hormontherapien für Frauen. Bericht über die Fortbildungsveranstaltung des Deutschen Pharmazeutinnen Verbandes und des Deutschen Ärztinnenbundes am 12. März 2005 in Stuttgart. Dtsch. Apoth. Ztg. 145 (12), 76–77 (2005)
Herzog, A.G.: Three patterns of catamenial epilepsy. Epilepsia 38, 1082–1088 (1997)
Hohmann, Ch.: Hormone im Fokus. Bericht über den Fortbildungskongress der Sächsischen Landesapothekerkammer am 12. April 2003 in Lichtenwalde. Pharm. Ztg. 148 (17), 64–67 (2003)
Hoffmann, K. O. K.: Wie sicher ist das Kondom? Z. Allgemeinmedizin 7 (1988) (Sonderdruck)
Holzgrabe, U., Schmidt, P.-Ch. (Hrsg.): Estrogene. Pharm. Unserer Zeit 33 (5) (2004)

Jinniate, S., Tatschl, S., Salzer, H.: Erste Ergebnisse mit dem Iса contraceptivum. Eine Innovation bei der mechanischen Kontrazeption. Gynäkol. Praxis 22, 463–468 (1998)

Kämmerer, W.: Johanniskraut schwächt orale Kontrazeptiva. Pharm. Ztg. 149 (5), 28 (2004)

Knopf, D.: Pille schützt vor Krebs und Herzkrankheiten. Pharm. Ztg. 149 (46), 21 (2004)

Konrad, H.: Temperaturmethode – die natürliche Alternative zur Familienplanung. PTA heute 3 (7), 240–242 (1989)

Krüger, S.: Kontrazeption – Hormonelle Verhütungsmethode für den Mann. Dtsch. Apoth. Ztg. 143 (51/52), 60–61 (2003)

Kubisch, U.: Familienplanung. Natürliche Verhütungsmethoden sind gefragt. Dtsch. Apoth. Ztg. 141 (1), 28–31 (2001)

Lares, E.: Flexibles Hormonstäbchen: Drei Jahre Schutz vor Schwangerschaft. Dtsch. Apoth. Ztg. 140 (25), 40–44 (2000)

Lares, E.: Implanon. Die „Pille" unter der Haut. Dtsch. Apoth. Ztg. 140 (4), 26–28 (2000)

Meier, M.: Nuva®Ring – eine runde Sache. PTA heute 17 (4), 33 (2003)

Mutschler, E., Geisslinger, G., Kroemer, H. K., Schäfer-Korting, M.: Arzneimittelwirkungen. Lehrbuch der Pharmakologie und Toxikologie. 8. Aufl., Wissenschaftliche Verlagsgesellschaft, Stuttgart (2001)

Nieber, K. et al.: Hormone als Arzneimittel für Frauen. Dtsch. Apoth. Ztg. 145 (34), 61–64 (2005)

Rabe, T.: Kontrazeption. Heutiger Stand und Zukunftsperspektiven. Dtsch. Apoth. Ztg. 139 (44), 46–58 (1999)

Rall, B.: Transdermale Kontrazeption. Das erste Verhütungspflaster auf dem Markt. Dtsch. Apoth. Ztg. 143 (33), 36–38 (2003)

Sidhu, J. et al.: Pharmacokinetics & Hormonal Effects of Lamotrigine-Combined Oral Contraceptive Co-Administration. Epilepsia 45 (Suppl. 7), P 2.413 (2004)

Stegner, H. E.: Gynäkologie und Geburtshilfe. 4. Aufl., Enke, Stuttgart (1989)

Stiftung Warentest: Markenlose mangelhaft (Test Kondome). Test 26 (6) (1991)

Task Force on Postovulatory Methods of Fertility Regulation: Randomised controlled trial of levonorgestrel versus the Yuzpe regimen of combined oral contraceptives for emergency contraception. Lancet 352, 428–433 (1998)

Teichmann, A.T.: Kontrazeption. Ein Kompendium für Klinik und Praxis. Wissenschaftliche Verlagsgesellschaft, Stuttgart (1991)

Thews, G., Mutschler, E., Vaupel, P.: Anatomie, Physiologie, Pathophysiologie des Menschen. 5. Aufl., Wissenschaftliche Verlagsgesellschaft, Stuttgart (1999)

Uebe, R.: Natürliche Familienplanung. Ein Ratgeber für Frauen und Männer. Was Paare über Verhütung und Kinderwunsch wissen sollten. 1. Aufl., Rainer Uebe, Wertheim (1999)

Verspohl, E.J., Verspohl, J.: Interaktionen. Einführung mit 60 Rezept-Beispielen aus der Praxis. 4. Aufl., Deutscher Apotheker Verlag, Stuttgart (2001)

Wasielewski, S.: „Pille danach". Notfallkontrazeption – so wird's gemacht. Dtsch. Apoth. Ztg. 143 (19), 38–39 (2003)

Wasielewski, S.: Notfallkontrazeption. Drei wirksame Regime im Vergleich. Dtsch. Apoth. Ztg. 143 (19), 39–40 (2003)

Weber, C.: „Unbeschwert" mit neuer Pille. PTA heute 15 (2), 17–24 (2001)

Weber, C.: Was die „Pille" sonst noch kann. Hormonale Kontrazeptiva können auch für zahlreiche medizinische Zwecke eingesetzt werden. PTA heute 14 (9), 33–38 (2000)

Wide, L., Acta Endocrinologica 81 (Suppl. 70) (1962)

Wolf, E.: Verhütung. Pille ohne Blutung. Pharm. Ztg. 145 (26), 60–61 (2000)

Informationsmaterial von Firmen und Organisationen

Die Autorin dankt allen Firmen und Organisationen, die ihr Informationsmaterial zur Verfügung gestellt haben, auch den nicht hier aufgeführten. Die Rechtsnachfolgerin der Apotheke am Viktoriapark in Berlin, von der die Rezeptur für das Diaphragma-Gel stammt, war nicht mehr zu ermitteln. Die Rezeptur erhielt ich von der Brücken-Apotheke in Schwäbisch Hall.

Allendale Pharmaceuticals, Inc., 73 Franklin Turnpike, Allendale, NJ 07401, USA:
- Today Sponge – a clinical summary

Amcapharm Pharmaceutical GmbH, Industriestraße 10–12, D-61191 Rosbach:
- Gebrauchsinformation Contraceptivum Vaginalzäpfchen.

Asche AG, Postfach 50 01 32, D-22701 Hamburg:
- Broschüre „Rund um die Pille"

Bioself® AG, Postfach, CH-1226 Genf-Thonex:
- Bioself® Fruchtbarkeitsanzeiger. Technische Informationen
- Fachinformation Bioself® Fruchtbarkeitsanzeiger

Bundesverband der Pharmazeutischen Industrie e. V., Postfach 12 55, 88322 Aulendorf, Internet: www.fachinfo.de:
- Fachinformationen zu verschiedenen oralen Kontrazeptiva

Bundeszentrale für gesundheitliche Aufklärung (BzgA), 51101 Köln:
- Broschüre „Sichergehn. Verhütung für sie und ihn."
- Broschüre „Über den Umgang mit Liebe, Sexualität, Verhütung und Schwangerschaft"
- Broschüre „Alles ganz easy"
- Leporello „Kondome …"

Carefit GmbH, Xantener Straße 1, D-45479 Mülheim/Ruhr:
- Presseinformation und Fachinformation zu Lubrin Gel-Stixs

M.C.M. Klosterfrau/Condomi® Deutschland, Gereonsmühlengasse 1–11, D-50670 Köln:
- Informationsblatt „Die condomi Produktfamilie"
- Informationsblatt „Das Unternehmen condomi"

- Stellungnahme zu den am 28.05.2004 vom Chemischen und Veterinäruntersuchungsamt in Stuttgart veröffentlichten Ergebnissen (Fax vom 08.06.2004)

Contrel Research, Piers de Raveschootlaan 125, B-8301 Knokke-Heist:
- GyneFix® Prescribing Information

Deutsche Chefaro Pharma GmbH, Im Wirrigen 25, D-45731 Waltrop:
- Faltblatt „Femtest® Schwangerschaftstest"
- Abhandlung zum Thema Schwangerschaftstests am Beispiel von Femtest®
- Femtest® Heimschwangerschaftstest. Wissenschaftliche Grundlagen. (1999)
- Gebrauchsinformation a-gen 53 Vaginalzäpfchen

Deutsche Latex Forschungsgemeinschaft Kondome e.V., Zwischen den Wassern 12, D-27356 Rotenburg:
- Broschüre „Kondome? Aber sicher!"

GlaxoSmithKline, Industriestraße 32–36, D-23843 Bad Oldesloe:
- Broschüre „Frauen und Epilepsie. Eine Ärzte-Information."
- Stellungnahme zu Interaktionen von Lamictal® und oralen Kontrazeptiva (19.11.2004)

Hexal AG, Industriestraße 25. D-83607 Holzkirchen:
- Fachinformation duofem® 750 Mikrogramm Tablette (06/2004)
- Broschüre „Notfallkontrazeption mit duofem®. Informationen für Fachkreise" (06/2003)
- femena®/femena gold®. Hinweise für den Arzt (01/2003)
- Patienteninformation femena®/femena gold®

JANSSEN-CILAG INTERNATIONAL N. V., Turnhoutseweg 30, B-2340 Beerse:
- Fachinformation EVRA™ transdermales Pflaster (03/2003)

Jenapharm GmbH & Co. KG, Otto-Schott-Straße 15, D-07745 Jena:
- Gebrauchsinformation 28 mini® (12/2002)

Kessel Marketing & Vertriebs GmbH, Kelsterbacher Straße 28, D-64546 Moerfelden-Walldorf:
- Produktinformation Wide Seal Silikon Diaphragma
- Produktinformation FemCap™
- Produktübersicht RFSU Kondome
- Kundeninformation: „Nitrosamine in Kondomen" vom 14.06.2004

Laboklinika Vertrieb GmbH, Rappenberghalde 33, D-72108 Rottenburg:
- Bedienungsanleitung mini sophia
- Broschüre „42 Fragen und Antworten zu mini sophia"
- Broschüre „mini sophia. Natürliche Empfängnisregelung"

London International, Edisonstraße 5, D-63477 Maintal:
- Broschüre: „Durex – weltweit die Nummer 1!"

Malteser Werke gGmbH, Abteilung Gesundheitsförderung/Prävention, Kalker Hauptstraße 22–24, D-51103 Köln, E-Mail: nfp@t-online.de:
- Zyklusblatt

MAPA GmbH, Industriestraße 21–25, D-27404 Zeven:
- Faltblatt „Wissenswertes rund um das Condom"

Medesign, Partnachplatz 7, D-81373 München:
- Katalog Nr. 3 Medizin/Gynäkologie

Medisave GmbH, Merzhauser Straße 112, D-79100 Freiburg:
- Broschüre „lea®contraceptivum – eine neue Größe in der mechanischen Empfängnisverhütung – ganz sicher"
- Produktinformation lea®contraceptivum

Novarex Handelsgesellschaft mbH, Pettweilerstraße 45, D-60385 Frankfurt:
- Gebrauchsanleitung VA-Frauen-Kondom

Organon GmbH, Mittenheimer Straße 62, D-85764 Oberschleißheim:
- Cerazette® Info-Fax vom September 2004
- Fachinformation Cerazette® (06/2004)
- Fachinformation NuvaRing® Vaginalring (02/2002)

Pfizer Pharma GmbH, Pfizerstraße 1, D-76139 Karlsruhe:
- Fachinformation Depo-Clinovir® (02/2005)

pro familia Deutsche Gesellschaft für Familienplanung, Sexualpädagogik und Sexualberatung e.V., Bundesverband, Stresemannallee 3, D-60596 Frankfurt am Main:
- Broschüre „Menstruation"
- Broschüre „Die Pille"
- Broschüre „Hormonale Langzeitverhütung"
- Broschüre „Das Diaphragma"
- Broschüre „Die Portiokappe"
- Broschüre „Das Kondom"
- Broschüre „Chemische Verhütungsmittel"
- Broschüre „Die Spirale"
- Broschüre „Sterilisation"
- Broschüre „Körperzeichen weisen den Weg – Möglichkeiten der Fruchtbarkeitswahrnehmung"
- Broschüre „Sexualität und geistige Behinderung"
- Broschüre „Sexualität und körperliche Behinderung"
- Broschüre „Pille danach" und „Spirale danach"
- Zyklusblatt

Rentschler Arzneimittel GmbH, Mittelstraße 18, D-88471 Laupheim:
- Informationen zum Pré Test Schwangerschafts-Frühtest

Ritex Gummiwarenfabrik GmbH, Gustav-Winkler-Straße 50, Postfach 18 01 06, D-33691 Bielefeld:
- Broschüre „Gefühle pur!" (Produktkatalog Ritex®-Kondome.)
- Kundeninformation „Latex-Allergie – der medienrelevante anaphylaktische Schock" vom 03.05.1996

Schering Deutschland GmbH, Max-Dohm-Straße 10, D-10589 Berlin:
- Broschüre „Liebes Leben. Alles, was man über Pubertät, das andere Geschlecht und Verhütung wissen muss"
- Broschüre „Gut zu wissen, was Verhütung heute bedeutet"
- Broschüre „Junge Mädchen und Verhütung: Aber sicher!"
- Faltblatt „Mit Sicherheit verhüten. Die wichtigsten Verhütungsmittel im Überblick"
- Patientinnenbroschüre „Informationen zur Empfängnisverhütung mit der Hormonspirale"
- Fachinformation Mirena®, 6. Aufl. (05/2003)
- Levogynon®. Die neue Pille danach
- Gebrauchsinformation Tetragynon®. (08/1998)

STADA GmbH, Stadastraße 2–18, D-61118 Bad Vilbel:
- Kurzinformation Pregnatest® (Power Point Präsentation)
- Faltblatt „Pregnatest® Schwangerschaftstest"

Tomed Dr. Toussaint GmbH, Finkenweg 17, D-64625 Bensheim:
- Produktinformationen Standard-IUP-Modelle/Ancora-Modelle/Klassisches T-Modell/T 375 Gold-Modelle
- Intrauterinpessare für die Kontrazeption. Hinweise für den Arzt (03/2000)

Uebe Medical GmbH, Zum Ottersberg 9, D-97877 Wertheim:
- Gebrauchsanleitung ®Cyclotest Frauenthermometer
- Bedienungsanleitung ®Cyclotest 2 Plus
- Gebrauchsanleitung ®Cyclotest LH-Sticks
- Bedienungsanleitung mit Kurvenblättern ®Cyclotest Lady
- Broschüre „Natürliche Familien Planung mit ®Cyclotest"
- Broschüre „Natürliche Familienplanung mit ®Cyclotest 2 Plus" (1998)
- Broschüre „Kleines ®Cyclotest Lexikon" (1999)
- Broschüre „Natürlich und sicher verhüten"
- Broschüre „Vom Kinderwunsch ... zum Wunschkind. Schwangerschaft natürlich planen" (1999)
- Kompakt-Info für Berater/innen „Natürliche Familien Planung mit ®Cyclotest"
- Infoblatt „®Cyclotest Easy"

Unipath Diagnostics GmbH, An Lyskirchen 14, D-50676 Köln:
- Gebrauchsanleitung Persona®

- Produktinformation Persona®
- Persona® Schulungsheft
- Broschüre „Wissenschaftliche Grundlagen zu Clearblue® und Clearplan®"

VE Valley Electronics GmbH, Wengwies 2, D-82438 Eschenlohe:
- Broschüre „Lady-Comp® und Baby-Comp® – die sicheren Zykluscomputer"
- Bedienungsanleitung Lady-Comp® und Baby-Comp®
- Broschüre „pearly – der kleine Verhütungscomputer"
- Bedienungsanleitung pearly

Wyeth Pharma GmbH, Wienburgstraße 207, D-48159 Münster:
- Infoblatt „Orale Kontrazeptiva – Übersicht nach Präparaten bzw. Gestagenen"

Internet-Adressen

Die Erwähnung und Kommentierung der Websites ist subjektiv und erhebt keinen Anspruch auf Vollständigkeit.

Verhütung allgemein

www.bzga.de
Website der Bundeszentrale für gesundheitliche Aufklärung. Neben anderen Gesundheitsthemen Informationen über Sexualität und Verhütung. Broschürenbestellung und -Download möglich. Materialien für Multiplikatoren. Bundesweite Aufklärungskampagnen zu Gesundheitsrisiken wie Rauchen, AIDS usw.

www.profamilia.de
Website von pro familia, der Deutschen Gesellschaft für Familienplanung, Sexualpädagogik und Sexualberatung e. V. Bestellung von ausführlichen Broschüren zu verschiedenen Verhütungsmethoden, z. T. fremdsprachlich, sowie Download möglich. Adressen von Beratungsstellen in den einzelnen Bundesländern.

www.Medicine-Worldwide.de
Medizinportal, das u. a. Informationen zu den einzelnen Verhütungsmethoden bietet.

www.netdoktor.de
Medizinportal

www.gyn.de
Gesundheitsportal zu frauenspezifischen Themen

www.novafeel.de
Kommerzielle Website, bietet jedoch einen knappen, informativen Überblick über verschiedene Verhütungsmethoden sowie über Diäten, Entspannungstechniken u. a.

www.diefrauenarztpraxis.de
Website der Frauenärzte am Bethanien-Krankenhaus in Frankfurt/M., bietet neben den physiologischen Grundlagen einen Überblick über verschiedene Verhütungsmethoden, wobei hormonelle Methoden und IUPs bevorzugt werden.

www.ffgz.de
Website des Feministischen Frauen Gesundheits Zentrums e. V., Berlin, bietet eine knappe Übersicht über die verschiedenen Methoden samt kritischer Bewertung. Es werden insbesondere Methoden empfohlen, die nicht in das Körpergeschehen der Frau eingreifen, leicht reversibel sowie ohne Arztkonsultation anwendbar sind.

www.verhuetung-abc.de
Website des Medizinstudenten Wolf Döring. Ausführlichere Diskussion der einzelnen Methoden, z. T. Verwendung von Fachbegriffen, sozialkritisch.

Hormonelle Verhütung

www.schering.de
www.pille.com
Fa. Schering, Zielgruppe: Jugendliche
www.mirena.de
www.yasmin.de

www.jenapharm.de
Für Fachkreise mit DocCheck-Passwort Download von Fachinformationen und fremdsprachigen Gebrauchsinformationen.
www.langzyklus.de

www.pille.de
Fa. Organon, richtet sich an junge Frauen. Im offenen Bereich relativ dürftige Informationen.
www.nuvaring.de
www.evra.de

www.wyeth.de
www.wie-wirkt-die-pille.de
www.leios.de
Die letzten beiden Websites richten sich an junge Frauen. Als speziellen Service bieten sie die tägliche Erinnerung an die Pilleneinnahme bzw. die monatliche Erinnerung an den Nachkauf per SMS.

Barrieremethoden

www.kessel-marketing.de
Website der ehemaligen pro familia-Vertriebsgesellschaft

www.condome.de (MAPA-Kondome)
Animierte Website mit reichlich Informationen zu Kondomen: Geschichte, Herstellung, Materialprüfung, Anwendung usw.
www.fromms.de
www.deutsche-latex.de
www.ritex.de

Chemische Verhütung

www.contraceptivum.de
www.today.sponge.com

Intrauterinpessare

www.contrel.be
(Gynefix)
www.tomed.com

NFP

www.malteser.de → Gesundheit → Natürliche Familienplanung
Website des Malteserordens. Ausführliche Informationen über die Rötzer-Methode. Download von Zyklusblättern möglich, auch fremdsprachig. Liste von ausgebildeten NFP-Beratern/Beraterinnen.
www.nfp-online.de
Website der „Arbeitsgruppe Natürliche Familienplanung" der Malteser Werke, s. o.

www.Qualimedic.de
Medizinportal, bietet unter → Frauengesundheit Informationen zu einigen Verhütungsmethoden (unvollständig) und unter → 9monate Unterstützung bei der Planung eines Wunschkindes. Unter → Ovula Vertrieb von NFP-Hilfsmitteln.

www.ovula.qualimedic.de
Interaktive Auswertung von Basaltemperaturkurven. Expertenrat ist kostenpflichtig.

www.bioself.com
www.cyclotest.de
www.uebe.com
www.bc-lc.com
www.babycomp-ladycomp.com
www.unipath.de

Bildquellennachweis

Allendale Pharmaceuticals, Inc.: Abb. 6.3
Arbeitsgruppe NFP, Malteser Werke gGmbH: Abb. 9.4
Contrel Research: Abb. 7.6
Deutsche Latex Forschungsgemeinschaft Kondome e.V.: Abb. 5.8, 5.9
Globus/BZgA: Abb. 8.1, 8.2
ISI-TECH Vertriebsgesellschaft mbH: Abb. 9.12
Janssen-Cilag GmbH: Abb. 4.13
Kessel Marketing und Vertrieb: Abb. 5.3, 5.4
Laboklinika-Vertriebsgesellschaft mbH: Abb. 9.15
Medisave GmbH: Abb. 5.6
Meisenbacher: Abb. 2.4, 2.5, 4.5, 4.6, 4.7, 4.8, 4.9, 4.10, 4.11, 4.14, 4.15, 5.1, 5.2, 5.5, 5.7, 5.13, 6.2, 7.2, 9.3, 9.5, 9.6, 9.7, 9.8, 9.9
NOVAREX GmbH: Abb. 5.14, 5.15
Ritex Gummiwarenfabrik GmbH: Abb. 5.10, 5.11, 5.12
Teichmann: Abb. 7.1
Thews/Mutschler/Vaupel (1999): Abb. 2.1, 2.8, 2.10
Tomed Dr. Toussaint GmbH: Abb. 7.3, 7.4, 7.5
UEBE GmbH: Abb. 9.2, 9.14
Unipath Diagnostics GmbH: Abb. 9.10, 9.11, 13.2
Valley Electronics GmbH: Abb. 9.13

Glossar

Abk.	Abkürzung
engl.	englisch
i.e.S.	im engeren Sinn
lat.	lateinisch
Pl.	Plural
s.	siehe
syn.	synonym

A

abakteriell	nicht durch Bakterien verursacht
Abort	Fehlgeburt; *auch:* Schwangerschaftsabbruch
Abortivum	Abtreibungsmittel
Absorption	*hier:* Aufnahme von Stoffen über die Darmschleimhaut in den Blutkreislauf; *frühere Bezeichnung:* Resorption
Adenohypophyse	Hypophysenvorderlappen
Adnexe	Eierstöcke und Eileiter
Adnexitis	infektiöse Unterleibsentzündung
Affinität	Neigung zur Verbindung, z. B. zwischen Hormon und Rezeptor oder zwischen Antigen und Antikörper
Aflatoxine	*Abk.* für Aspergillus-flavus-Toxine. Von Schimmelpilzen abgesonderte Giftstoffe, die krebserregend wirken. Vorkommen v. a. auf Getreide und Nüssen
Agglutination	Zusammenballung; Verklumpung von Partikeln, v. a. Zellen
Akrosom	Kopfkappe eines Spermiums
Albumin	gut wasserlösliche Eiweißfraktion des Blutes
Alopezie	Glatzenbildung
Amenorrhö	Ausbleiben der Monatsblutung
Ampulle	*hier:* bauchige Erweiterung des Ei- bzw. Samenleiters
anabol	(eiweiß)aufbauend

anaerob	unter Sauerstoffausschluss oder -mangel wachsend
Anamnese	Krankengeschichte
androgenetisch	durch Androgene bedingt
Androsteron	Metabolit des Testosterons mit geringer androgener Wirkung
Anorexia nervosa	Magersucht
anovulatorisch	ohne Eisprung
Anteflexio	Biegung oder Knick nach vorne
Anteversio	Neigung nach vorne
Antigestagen	Gestagenantagonist; Stoff, der die Gestagenwirkungen aufhebt
Antikonvulsivum, *pl.* Antikonvulsiva	Mittel gegen Krampfanfälle
Antimineralokortikoid	mineralokortikoide Wirkungen aufhebend, also zur vermehrten Ausscheidung von Natrium und Wasser führend
Aromatase	Enzym, das aus Androgenen Estrogene synthetisiert durch Aromatisierung (Oxidation) von Ring A des Steroid-Grundgerüsts und Entfernung der Methylgruppe am C-19
Aszension	Aufsteigen, z. B. von Keimen aus der Blase in die Niere
Atrophie	Schwund
atrophieren	schrumpfen
Aura	abnorme Sinneswahrnehmung wie Flimmersehen, teilweise Erblindung als Vorbote eines epileptischen oder Migräneanfalls
Axonema	Achsenfaden eines Spermiums
Azoospermie	Fehlen von reifen Spermien im Ejakulat

B

Basaltemperatur	Körpertemperatur unmittelbar nach dem Aufwachen und vor jeder Tätigkeit
BfArM	Bundesinstitut für Arzneimittel und Medizinprodukte
Blastozyste	Zellansammlung in Form einer Hohlkugel etwa am 4. Tag nach der Befruchtung
Bulbus vestibuli, *pl.* Bulbi vestibuli	Vorhofschwellkörper
BzgA	Bundeszentrale für gesundheitliche Aufklärung

C

Cavum uteri	Gebärmutterhöhle
Cervix (uteri)	Gebärmutterhals
Chlamydien	kugelförmige bakterienähnliche Mikroben, häufige Erreger von Genitalinfektionen, können zur Unfruchtbarkeit führen
Chloasma	unregelmäßige gelblich-braune Flecken im Gesicht, ausgelöst durch eine Schwangerschaft, Medikamente (v. a. Estrogene) oder Kosmetika
Chorion	Zottenhaut, mittlere Eihaut während des 1. Trimenoms; aus ihr entsteht später die Plazenta
Claudicatio intermittens	intermittierendes, d. h. anfallsweise auftretendes Hinken, aufgrund einer pAVK („Schaufensterkrankheit")
CLI	Corpus-luteum-Insuffizienz = Gelbkörperschwäche, d. h. der Gelbkörper produziert nicht genügend Progesteron
Colliculus seminalis	Samenhügel
Corpus (uteri)	Gebärmutterkörper
Corpus cavernosum (penis), *pl.* Corpora cavernosa	Schwellkörper (des Penis) oberhalb der Harnröhre, schwammartige Hohlräume, die sich bei sexueller Erregung mit Blut füllen und zur Erektion führen
Corpus luteum	Gelbkörper, Überbleibsel der Eihülle nach dem Eisprung
Corpus penis	Penisschaft
Corpus spongiosum	unterer Schwellkörper, führt die Harn-Samen-Röhre und endigt mit der Eichel
CS, auch HCS	(humanes) Chorion(somato)mammotropin = HPL (*engl.* human placento lactogen), Plazentalaktogen; Peptidhormon, das in der Plazenta gebildet wird und bei der Versorgung des Fetus eine Rolle spielt

D

Desquamation	Abschuppung; *hier:* Ablösung der Gebärmutterschleimhaut
Destruktion	Zerstörung
dominant	vorherrschend
Dominanz	Vorwiegen, Vorherrschaft
Ductuli eferentes	Kanälchen zwischen dem Hodennetz und dem Nebenhodengang (im Nebenhodenkopf)
Ductus deferens	Samenleiter

Ductus ejaculatorius, *pl.* Ducti ejaculatorii	Spritzkanal, Ende des Samenleiters
Dysmenorrhö	schmerzhafte Regelblutung
Dyspareunie	Schmerzen beim Geschlechtsverkehr

E

E3G	Estron-3-Glucuronid
EEG	Elektroenzephalogramm
Ejakulat	Samenflüssigkeit, enthält die Sekrete von Prostata und Samenblasen und die Samenfäden
Ejakulation	Samenerguss
ektop	nicht an der normalen Stelle befindlich oder von ihr ausgehend
ektope Schwangerschaft	s. Extrauteringravidität
Elimination	Ausscheidung
Eliminationshalbwertszeit	Zeit, in der die Plasmakonzentration eines Wirkstoffes auf die Hälfte des ursprünglichen Wertes abgefallen ist
Embolie	Verlegung der Blutbahn durch Luft oder körpereigene und -fremde Substanzen. *I.e.S.* Verkeilung eines Blutpfropfs in einem Blutgefäß (Thromboembolie)
Embryo	Leibesfrucht während der Phase der Organentwicklung, d.h. der ersten zwei Monate nach der Empfängnis
endogen	von innen (kommend), vom eigenen Körper gebildet
Endokarditis	bakterielle Entzündung der Herzinnenhaut
endokrin	bezogen auf Drüsen mit innerer Sekretion; *hier:* hormonell
Endometriose	gutartige Wucherung der Gebärmutterschleimhaut, z.B. im Myometrium, Eileiter oder in der Bauchhöhle. Symptome sind starke Dysmenorrhö, verstärkte und verlängerte Blutung, da die Schleimhaut zyklisch abgestoßen wird, das Blut aber nicht abfließen kann.
Endometrium	Schleimhautschicht der Gebärmutter
Endometriumkarzinom	Gebärmutterkrebs, der von der Schleimhaut ausgeht, Korpuskarzinom
Endometriumproliferation	übermäßige Wucherung der Gebärmutterschleimhaut

enterohepatisch	zwischen dem Dünndarm und der Leber
Epididymis	Nebenhoden
Epididymitis	Nebenhodenentzündung
Epiphysenfuge	Wachstumszone der Röhrenknochen
Epithel, pl. Epithelien	Deckgewebe, äußere Zellschicht(en)
Erektion	Steifwerden des Penis
Erythropo(i)etin	Lipoprotein, das in der Niere gebildet wird und die Blutbildung stimuliert
exogen	von außen kommend oder zugeführt
Expression	*hier:* Ablesen der Information aktiver Gene und Synthese der entsprechenden Proteine
Expulsion	Ausstoßung
Extrauteringravidität	Schwangerschaft außerhalb der Gebärmutterhöhle. Am häufigsten nistet sich der Embryo im Eileiter, seltener in der Bauchhöhle ein. Lebensgefährlich!
exzitatorisch	erregend

F

Feminisierung	Verweiblichung
Fetus, *pl.* Feten	Leibesfrucht ab dem dritten (Lunar-)Monat bis zur Geburt
Fibrinolyse	Auflösung von Fibrinfäden (in Blutgerinnseln)
Fimbrien	Flimmerhärchen
Fistel	angeborener oder erworbener röhrenförmiger Gang zwischen verschiedenen Körperhöhlen oder der Körperoberfläche
fokal	herdförmig, von einem Herd ausgehend
Follikel	Eizelle plus der sie umgebenden Stütz- und Ernährungszellen
Follikelphase	erste Zyklusphase, in der die Follikel heranwachsen
FSH	Follikel-stimulierendes Hormon

G

GABA	γ-Aminobuttersäure, inhibitorischer Neurotransmitter im ZNS
Gestationswoche	Schwangerschaftswoche
Glandulae bulbourethrales *(pl.)*	Cowper-Drüsen
Glans penis	Eichel; das verdickte Ende des Penis
glutamaterg	durch den Neurotransmitter Glutamin vermittelt

Glykogen	Speicherform der Glucose im menschlichen und tierischen Körper
Glykoprotein	Protein, das einen kovalent gebundenen Kohlenhydratanteil enthält
GnRH	Gonadotropin-Releasing-Hormon
Gonokokken	Erreger der Gonorrhö (Tripper)
Graaf'scher Follikel	sprungreifer Follikel
Granulom	geschwulstähnliche Neubildung aus gefäßreichem Bindegewebe
Granulozyten	weiße Blutzellen, die durch ihre charakteristische Körnung des Zytoplasmas gekennzeichnet sind; Hauptaufgabe: unspezifische Abwehr von Mikroorganismen, Entzündungsreaktionen
Gynäkomastie	Wachstum der Brustdrüse beim Mann

H

Haarfollikel	Haarbalg im weiteren Sinn, Bildungsort des Haares
Hämatom	Bluterguss
haploid	mit dem einfachen Chromosomensatz ausgestattet
HCG	*engl.* human chorionic gonatotropin, menschliches Choriongonadotropin; Peptidhormon, das in der Plazenta gebildet wird und der Aufrechterhaltung der Schwangerschaft dient
HDL	*engl.* high density lipoproteins, Lipoproteine hoher Dichte, das „gute Cholesterin", transportieren Cholesterol aus den Blutgefäßen zur Leber
Hegar-Stifte	Metallstifte verschiedener Dicke zur Erweiterung des Zervikalkanals
hepatisch	Leber-, in der Leber oder von ihr ausgehend
Hepatitis	(meist infektiöse) Leberentzündung
Herpes gestationis	Bläschenausschlag, vermutlich durch Gestagene ausgelöster Hautausschlag, der v. a. in der 2. Hälfte der Schwangerschaft auftritt; Symptome: herpesähnliche, gerötete Bläschen, die brennen und jucken
Hirsutismus	männliches Behaarungsmuster bei Frauen
HI-Virus	Humanes Immundefizienz-Virus, AIDS-Erreger
HRT	*engl.* hormone replacement therapy, Hormonersatztherapie
HWZ	Halbwertszeit

hydrolytisch	Wasser abspaltend
Hypermenorrhö	übermäßig starke Regelblutung
Hyperpigmentierung	übermäßige Hautfärbung
Hyperpolarisation	Erhöhung des Ruhe-Membranpotentials, dadurch verringerte Erregbarkeit
Hypophyse	Hirnanhangdrüse
Hypothalamus	Teil des Zwischenhirns, enthält viele Zentren, welche Funktionen des vegetativen Nervensystems regeln
Hysteroskopie	Betrachtung der Innenwände der Gebärmutterhöhle mittels einer speziellen Optik

I

iatrogen	durch den Arzt verursacht
ICSH	Interstitial cell stimulating hormone *(engl.)*, Interstitialzellen(Zwischenzellen)-stimulierendes Hormon = LH
Ikterus	Gelbsucht
Immobilisation, Immobilisierung	Ruhigstellung; Unbeweglichmachung
Immunoassay	qualitativer oder quantitativer Nachweis eines Stoffes mittels Antigen-Antikörper-Reaktion
Implantation	Einpflanzung; *syn.* Nidation
in vitro	„im Reagenzglas", außerhalb eines lebenden Körpers
infertil	unfruchtbar
Infundibulum (tubae uterinae)	*lat.* Trichter; mit „Fransen" besetztes Ende des Eileiters, das dem Eierstock anliegt
Inhibin	Polypeptidhormon aus den Sertoli-Zellen bzw. dem dominanten Follikel, das die FSH-Freisetzung hemmt
inhibitorisch	hemmend
Insertion	Einfügen, Einführen, Einsetzen
Intention	Absicht
interindividuell	zwischen verschiedenen Individuen
intermittierend	zeitweise aussetzend, mit Unterbrechungen, stoßweise
intraindividuell	innerhalb eines Individuums
Inzidenz	Vorkommen, z.B. von Erkrankungsfällen, innerhalb einer Zeiteinheit
ischämisch	durch Minderdurchblutung bedingt

IUP	Intrauterinpessar, „Spirale"
IUS	Intrauterinsystem, „Hormonspirale"
IVF	In-vitro-Fertilisation, künstliche Befruchtung „im Reagenzglas"

K

Kapazitation	Aktivierung der Spermien durch Verschmelzung der Zellmembranen der Kopfkappe und des Zellplasmas
Kasuistik	(Einzel-)Fallbericht
katabol	abbauend, *i.e.S.* eiweißabbauend
katamenial	durch Hormonspiegelschwankungen bedingt
klimakterisch	Wechseljahres-, in Zusammenhang mit den Wechseljahren
Klimakterium	Wechseljahre
Klitoris	Kitzler
Klon	Gruppe von genetisch völlig identischen Zellen oder Organismen, die durch Zellteilung aus einer einzigen Zelle bzw. einem Organismus hervorgegangen sind
Koagulation	*hier:* Elektrokoagulation: Zerstörung von Gewebe durch hochfrequenten Strom
Koitus	Geschlechtsverkehr
KOK	kombiniertes orales Kontrazeptivum
Kolpozöliotomie	Eröffnung der Bauchhöhle von der Scheide aus
Konformation	*hier:* räumliche Anordnung, Form
Kontraktilität	Fähigkeit (eines Muskels), sich zusammenzuziehen
Kontraktion	Zusammenziehung
Kontrazeption	Empfängnisverhütung
Kontrazeptivum, *pl.* Kontrazeptiva	empfängnisverhütendes Mittel
Konzeption	Empfängnis

L

Labia majora	große Schamlippen
Labia minora	kleine Schamlippen
Labien	Schamlippen
Laparoskopie	Bauchspiegelung, Untersuchung oder Operation im Bauchraum mittels eines Endoskops
Laparotomie	Bauchschnitt, operative Eröffnung des Bauchraums

LDL	*engl.* low density lipoproteins, Lipoproteine niedriger Dichte, das „schlechte Cholesterin", transportieren Cholesterol von der Leber in die Peripherie und erhöhen somit das Arterioskleroserisiko
Leydig-Zellen	Zwischenzellen (zwischen den Hodenkanälchen gelegen)
LH	Luteinisierendes Hormon
Libido	Geschlechtstrieb, sexuelle Begierde
LNG	Levonorgestrel
Lobuli Testis	Hodenläppchen
Lokalisation	Ort (eines Geschehens)
Lubrikativum, pl. Lubrikativa	Gleit-, Schmiermittel
Lutealphaseninsuffizienz	Gelbkörperschwäche
Lutealphasenschwangerschaft	Frühstadium einer Schwangerschaft innerhalb der ersten 14 Tage nach der Befruchtung

M

Makrophagen	Fresszellen, die an der spezifischen Abwehr in Blut und Geweben beteiligt sind
Malabsorption	Verdauungsinsuffizienz, Störung der Absorption von Nahrungsbestandteilen aus dem Darmlumen in die Blut- und Lymphbahn
Malignom	bösartige Neubildung, Krebs
Mandrin	Führungsstab für weiche Katheter, Infusionsnadeln etc.
Mastodynie	gutartige Schwellung und Schmerzhaftigkeit der weiblichen Brust
Mediastinum testis	Verdickung der Tunica albuginea, die am Ursprung des Hodens in das Innere des Hodens hineinragt
Menarche	erste Monatsblutung
menopausal	Wechseljahres-, in Zusammenhang mit den Wechseljahren
Menorrhagie	verlängerte und verstärkte Monatsblutung
MFW	Methoden der Fruchtbarkeitswahrnehmung
monophasich	einphasisch, *hier:* ohne Temperaturanstieg
Mons Pubis	Schamberg
Morbidität	Krankheitshäufigkeit innerhalb einer bestimmten Bevölkerungsgruppe
Motilität	Beweglichkeit
MPA	Medroxyprogesteronacetat

multinational	viele Nationen oder Nationalitäten umfassend
Myom	gutartige Geschwulst aus Muskelgewebe, *i.e.S.* Muskelgeschwulst der Gebärmutter (Myoma uteri)
Myometrium	Muskelschicht der Gebärmutter

N

NETA	Norethisteronacetat
Neuralrohrdefekt	Missbildung aufgrund eines unvollständigen Verschlusses des Neuralrohrs, aus dem später Gehirn und Rückenmark hervorgehen, v. a. Spaltwirbel („offenes Rückenmark") mit Lähmungen und Inkontinenz
NFP	Natürliche Familienplanung
Nidation	Einnistung (eines befruchteten Eis in die Gebärmutterschleimhaut)
NMDA	N-Methyl-D-Aspartat, exzitatorischer Neurotransmitter im ZNS
Non-Profit-Organisation	Organisation, die keine Gewinne machen will
Normospermie	normale Anzahl und Beschaffenheit der Samenzellen
normoton	mit normalem (Blut-)Druck
Nullipara, *pl.* Nulliparae	Frau, die noch keine Kinder geboren hat

O

Oligospermie	*syn.* Oligozoospermie, Auftreten von <50 Millionen Spermien pro ml Ejakulat sowie von weniger als 80 % normal beweglicher und geformter Spermien
orales Kontrazeptivum, *pl.* orale Kontrazeptiva	„Pille" zur Empfängnisverhütung
Orchitis	Hodenentzündung
Otosklerose	Knochenum- und Neubildung der Hörknöchelchen im Innenohr. Symptome: Ohrensausen, zunehmende Schwerhörigkeit
Ovar, *pl.* Ovarien	Eierstock
Ovarialzyste	gutartige Schwellung des Eierstocks, die durch Vergrößerung bestehender Hohlräume (z. B. Gelbkörper) entsteht
Ovulation	Eisprung
Ovulationshemmung	Unterdrückung des Eisprungs
Ovum	befruchtetes Ei

P

PAP-Abstrich	Zytologischer Test nach Dr. Papanicolaou; Krebsabstrich
Papilloma-Viren	Warzenviren, Erreger der Feigwarzen, die sich an Vulva, Penis, Zervix oder Rektum befinden können und eine Krebsvorstufe darstellen.
Para, *pl.* Parae	Frau, die bereits ein oder mehrere Kinder geboren hat
Pars prostatica urethrae	Teil der Harnröhre, die von Prostatagewebe umgeben ist
Partialwirkung	Teilwirkung
pAVK	Periphere arterielle Verschlusskrankheit, arterielle Durchblutungsstörung der Beine
PCO-Syndrom	Syndrom der polyzystischen Ovarien; Symptome: Akne, Hirsutismus, Haarausfall, Zyklusstörungen, Infertilität aufgrund übermäßiger Androgensynthese, meist in Folge von Adipositas
Pearl-Index	Maß für die Zuverlässigkeit einer Verhütungsmethode
Pelviskopie	Untersuchung oder Operation im kleinen Becken durch Einführung eines Endoskops durch einen kleinen Schnitt im Unterbauch
Penis	männliches Glied
Perforation	Durchbohrung
Perimenopause	Zeitraum um die Wechseljahre, etwa vom 45. bis zum 55. Lebensjahr
perimenstruell	kurz vor bis kurz nach der Menstruationsblutung
Perimetrium	Bindegewebsschicht der Gebärmutter
peristaltisch	wellenförmig
Peritonitis	Bauchfellentzündung
phagozytieren	Aufnehmen von festen Teilchen in das Zellinnere; „Fressen" von Mikroorganismen, Zelltrümmern etc.
Plazenta	Mutterkuchen, dient der Ernährung des Ungeborenen
PMS	Prämenstruelles Syndrom, gekennzeichnet v. a. durch Brustspannen, Ödeme und einer Vielzahl von physischen und psychischen Symptomen, die regelmäßig kurz vor der Periode auftreten und mit Einsetzen der Blutung schlagartig wieder verschwinden
Portio (vaginalis)	Muttermund

Postkoitalpille	„Pille danach"
Praeputium	Vorhaut
Prämedikation	Arzneimittelgabe vor einer geplanten ärztlichen Maßnahme, z. B. zur Beruhigung vor einer Operation
pränatal	vor der Geburt, im Mutterleib
präovulatorisch	vor dem Eisprung
Prodrug	Arzneistoff, der erst im Körper zur wirksamen Form verstoffwechselt wird
prokonvulsiv	krampfauslösend
Proliferation	Wachstum, Wucherung
Proliferationsphase	erste Zyklushälfte, in der sich die Gebärmutterschleimhaut aufbaut
Promiskuität	Geschlechtsverkehr mit häufig wechselnden Partnern
Prostaglandine	Gewebshormone mit vielfältigen Wirkungen, die bei einer Verletzung oder Entzündung verstärkt gebildet werden
Prostata	Vorsteherdrüse
protektiv	schützend
Prothrombin-Umwandlungsfaktor	bei der Blutgerinnung Komplex aus aktiviertem Faktor X (Stuart-Prower-Faktor), aktiviertem Faktor V, Calciumionen und Phospholipiden, welcher Prothrombin in Thrombin umwandelt
Prozoneneffekt	Ausbleiben der Niederschlags- bzw. Farbreaktion bei Antigen-Antikörper-Reaktionen aufgrund hoher Antigen- oder Antikörperkonzentrationen
Pruritus gravidarum	Schwangerschaftsjuckreiz
PU	Polyurethan

R

radiär	strahlenförmig
Radix penis	Peniswurzel, Ursprungsstelle des Penis im Unterleib
Refertilisierung	„Wieder-Fruchtbar-Machen", Rückgängigmachen der Sterilisation
Regeneration	Wiederbildung zerstörter oder verlorengegangener Gewebe oder Körperteile
Rete testis	Hodennetz
Retention	Zurückhalten, Nichtausscheidung oder -stoßung
rezidivierend	immer wiederkehrend
Ruptur	Zerreißung

S

Salpingitis	Eileiterentzündung
Score	*engl.* Punktzahl, Maßzahl (zur Darstellung analoger Größen in digitaler Form)
Sebozyt	talgbildende Hautzelle
Sekretion	Absonderung von Molekülen, z. B. Hormonen, oder von Flüssigkeiten
Sekretionsphase	zweite Zyklushälfte, in der die Gebärmutterschleimhaut zunehmend von Drüsen durchzogen wird
selektiv	auswählend, abtrennend
sensitiv	empfindlich
Sepsis	Blutvergiftung
septischer Abort	Fehlgeburt aufgrund einer Infektion der inneren Geschlechtsorgane
Septum, pl. Septen	Scheidewand
Serotonin	*syn.* 5-Hydroxytryptamin, biogenes Amin, Neurotransmitter, beteiligt an der Regulation des Tonus der glatten Muskulatur und der Arteriolen, des Schlaf-Wach-Rhythmus, der Stimmung, Schmerzwahrnehmung u.v.a.
Sertoli-Zellen	Stützzellen des Samenepithels
sezernieren	ausscheiden
SHBG	Sexualhormon-bindendes Globulin
Skrotum	Hodensack
Sol	kolloidale Lösung: die gelösten Teilchen sind nur ultramikroskopisch, nicht aber makro- oder mikroskopisch sichtbar
Sonografie	Ultraschalluntersuchung
Sperma	Samenflüssigkeit, besteht aus Spermien und den Sekreten der männlichen Geschlechtsdrüsen
Spermatogenese, Spermiogenese	Bildung der männlichen Samenzellen
Spermatozoon, *pl.* Spermatozoen	Samenfaden, Spermium
Spermiogramm	Untersuchung des Ejakulats auf Menge, Form und Beweglichkeit der Spermien
Spermium	Samenfaden
spermizid	spermienabtötend
Spermizid	Spermienabtötendes Mittel
Spezies	(Tier-, Pflanzen-) Art

Spirochäten	Sammelbezeichnung für schraubenförmige Bakterien, *hier i.e.S. Treponema pallidum*, der Erreger der Syphilis (Lues)
Status epilepticus	Wiederholung von mindestens drei großen epileptischen Anfällen mit Bewusstlosigkeit innerhalb von Minuten bis zu wenigen Stunden
STD	*engl.* sexually transmitted diseases, sexuell übertragbare Krankheiten, *früher:* Geschlechtskrankheiten
steady state	(*engl.* gleichbleibender Zustand) Fließgleichgewicht
Sterilität	Unfruchtbarkeit (der Frau) bzw. Zeugungsunfähigkeit (des Mannes)
Steroidhormone	Hormone mit dem Steroid-Grundgerüst, z. B. Sexualhormone, Gluco- und Mineralocorticoide
Stroma	Stützgewebe eines Organs (aus Bindegewebe)
Symphyse	*hier:* Schambeinfuge, Verbindung der beiden Schambeinäste durch Faserknorpel

T

teratogen	fruchtschädigend, beim Ungeborenen zu Missbildungen führend
terminale Halbwertszeit	*syn.* terminale Eliminationshalbwertszeit, längste Eliminationshalbwertszeit, wenn sich der Wirkstoff in verschiedenen Verteilungsräumen befindet
Thromboembolie	Verlegung eines großen Blutgefäßes durch ein verschlepptes Blutgerinnsel
tPA	*engl.* tissue plasminogen activator, Enzym, das körpereigenes Plasminogen zu Plasmin umsetzt und dadurch Blutgerinnsel auflöst
transdermal	durch die Haut
Transkription	Überschreiben der Erbinformation auf der DNA in messenger-RNA
TRH	Thyreotropin-Releasing-Hormon, *syn.* Thyreoliberin
Trichomonaden	begeißelte birnenförmige Einzeller, Parasiten. Hier *i.e.S. Trichomonas urogenitalis*, der Erreger der Trichomoniasis, einer sexuell übertragbaren Krankheit, die Scheide und Blase betrifft. Hauptsymptom ist übelriechender Ausfluss.
Trimenon	Zeitraum von drei Monaten
trope Hormone	*syn.* glandotrope Hormone, Hormone des Hypophysenvorderlappens, stimulieren die Freisetzung von Hormonen aus den Endorganen

TSH	Thyr(e)oidea-stimulierendes Hormon, *syn.* Thyreotropin
TTS	Transdermales Therapeutisches System („Arzneipflaster")
Tuba (uterina), *pl.* Tubae (uterinae)	Eileiter
Tuben	Eileiter
Tuberkulostatikum, *pl.* Tuberkulostatika	Mittel gegen Tuberkulose
Tubuli contorti seminiferi	Hodenkanälchen
Tunica albuginea	derbe weißliche Bindegewebshülle aus straffen kollagenen Fasern, v. a. um die Hoden

U

Urethra	Harnröhre
Uterus	Gebärmutter

V

Vagina	Scheide
vaginal	Scheiden-, durch die Scheide
Vaginalmykose	Scheidenpilz
Vaginitis	Scheidenentzündung
Varizen	Krampfadern
Vasektomie	Sterilisation des Mannes, Durchtrennen der Samenleiter
Vesiculae seminales *(pl.)*	Samenblasen, Bläschendrüsen
Vestibulum vaginae	Scheidenvorhof
Virilisierung	Vermännlichung
Vulkanisation	technisches Verfahren, um dem Kautschuk die wertvollen Eigenschaften des Gummis, wie Elastizität, Reißfestigkeit und Beständigkeit gegen atmosphärische, chemische und mechanische Beanspruchung zu verleihen: Erhitzen und Kneten in Gegenwart von Luftsauerstoff, Vermengung mit Schwefel, Füllstoffen wie Ruß oder Zinkoxid und verschiedenen Vulkanisationshilfsmitteln, anschließend Pressung in Formen und Erhitzen auf ca. 120 °C (Heißvulkanisation). Dabei werden die lang gestreckten Kautschukmoleküle durch Schwefelbrücken vernetzt.
Vulva	äußere weibliche Geschlechtsorgane

W

WHI	Women's Health Initiative
WHO	*engl.* World Health Organization, Weltgesundheitsorganisation

Z

Zervikalsekret	Sekret des Gebärmutterhalses
Zervixdysplasie	Zellveränderungen des Gebärmutterhalses, Karzinomvorstufe
Zervixkarzinom	Gebärmutterhalskrebs
ZNS	Zentralnervensystem
Zöliakie	*syn.* gluteninduzierte Enteropathie, durch angeborene Unverträglichkeit auf das Klebereiweiß der gängigen Getreidesorten ausgelöste Magen-Darm-Beschwerden, v. a. starke Durchfälle und Bauchschmerzen
Zyste	sackartige Geschwulst mit flüssigem Inhalt, die von einer Gewebekapsel umschlossen ist

Sachregister

A

Abbruchblutung 38, 47, 62, 65, 193
Abort 56, 114f., 117, 208
Abortivum 176f., 202
Abtreibung 193, 197
Abtreibungsklinik 177
Adnexitis 32
A-gen® 53 96
Akne 32, 53, 56f., 60, 150, 161, 175, 179
Akrosom 21
Alopezie 32
–, androgenetische 20
Amenorrhö 53, 57, 182
γ-Aminobuttersäure 183
Ampulle 6
Androgene 174
– als Verhütungsmittel 174
–, Wirkungen 20
Anfälle, epileptische s. Epilepsie
Anovlar® 3
Antiandrogene 174
antiandrogene Wirkung 29, 31ff.
Antibabypille s. a. Kontrazeptiva, orale 27
Antibiotika 161
Antiepileptika 182, 184, 192
–, Blutspiegelkontrolle 186
–, Interaktionen 185f.
–, Pharmakokinetik in der Schwangerschaft 185
–, Schwangerschaftsregister 188
–, Teratogenität 185, 188
Antigen-Antikörper-Reaktion 159, 203, 206
Antigestagen 202
Antikonvulsiva s. a. Antiepileptika 184
Antikörper, α-HCG- 206
–, β-HCG- 206
–, monoklonale 159, 204, 206
–, Herstellung 206
Aromatase 8
Aufpassen s. a. Coitus interruptus 132
Ausatemluft, Kohlendioxidgehalt 177
Azoospermie 128, 173

B

Baby-Comp® Tafel VII, 164f., 168f.
–, Eigenschaften 165
–, Pearl-Index 169
Barbexaclon 185
Barbiturate 185, 188
Barrieremethoden 180ff., 187, 193
Basaltemperatur 9, 16, 133, 140, 146, 151, 153, 155, 166f., 181
–, Hochlage 9, 11
–, Stillzeit 181
–, Tieflage 11, 181
Bauchspiegelung 123
Befruchtung s. a. Empfängnis 16, 21f.
–, künstliche 126
Behinderte 190
Benzalkoniumchlorid 98
Berstdruck 85
Berstvolumen 85
Billings-Methode 132, 145, 151, 162
Billy Boy 85

Bioself-Sympto-Therm 164, 168f.
Bioverfügbarkeit, Estradiol 14
Biviol® 40, 45
Bläschendrüsen 18
Blausiegel 85
Blut-Hoden-Schranke 18, 129
Brustsymptom 150
B Test® 208
Bulbi vestibuli 5

C

Carbamazepin 188
Cerazette® 41f., 57
Cervix uteri 6
Chloasma 31
Chlormadinonacetat 31
Choriongonadotropin, humanes, s. a. HCG 16
Chorionmammotropin 17
Chorion-Somatomammotropin 17
Ciclosporin 196
Clearblue® 206, 208
–, Funktionsprinzip 207
Clearplan®-Fertilitätsmonitor 161
CLI s. a. Corpus-luteum-Insuffizienz 11
Coitus interruptus 132, 171
–, Pearl-Index 25, 171
Colliculus seminalis 18
Condomi 85
– supersafe® 84
Contracep® grün 99
Contraceptivum® 96
Contragel® grün 99

Corpus cavernosum penis 17, 19
– luteum 8, 204
– penis 17
– spongiosum penis 17
Corpus-luteum-Insuffizienz 11, 13, 165, 168, 183ff.
Cowper-Drüsen 18f.
CS 17
Cyclotest® Frauenthermometer Tafel VII, 136
– Kurvenblatt 136
– 2 Plus Tafel VIII
– Lady 168
– LH-Sticks 166
Cyclotest®-Geräte 166, 168f.
–, Eigenschaften 166
–, Pearl-Index 169
Cyproteronacetat 29, 31
Cytochrom-P-450 37, 64, 184, 186, 196

D

Depo-Clinovir® 51, 53f., 175, 187
Depot-Gestagene 45, 51, 56, 180ff., 192
–, Dosierungsschema 53
–, Kontraindikationen 54
–, Nebenwirkungen 53
–, Osteoporoserisiko 54
–, Pearl-Index 25
–, Pharmakokinetik 51
–, Reversibilität der Wirkung 54
–, Vorteile 53
–, Zielgruppe 51, 54
Depotinjektion 174
Depot-Medroxyprogesteronacetat s. Depot-MPA
Depot-MPA 51, 53f., 175, 187
–, Dosierungsschema 40
–, Interaktionen mit Antiepileptika 187
Desogestrel 29f., 38, 41, 175
Desquamations-Regenerations-Phase 8
5α-DHT 19
Diane® 35 51

Diaphragma Tafel II, 3, 69, 95, 181
–, Anpassung 70, 72
–, Anwendung 70
– aus Silikon 70
–, Desinfektion 71
–, Geschichte 69
–, Größen 70
–, Kontraindikationen 72
–, Nebenwirkungen 72
–, Neuanpassung nach Entbindung 72, 181
–, Pearl-Index 25
–, Pflege 71
–, Sicherheit 71ff.
–, Tragedauer 71
–, Zielgruppe 73
Diaphragma-Gel 99ff.
Dienogest 29
Digitalthermometer 168
5α-Dihydrotestosteron 19
dlf-Gütesiegel 85f.
Dreimonatsspritze s. Depot-Gestagene
Dreistufenpräparat s. a. Kontrazeptiva, orale
Drospirenon 178
Ductus deferens 18f., 126f.
Dumas-Kappe 74
duofem® 194
Durchbruchblutung 47
Durchbruchspermatogenese 174
Durchfall 64, 67, 196
– und orale Kontrazeptiva 47
Durchschnittstemperatur 166ff.
Durex 85
– Avanti® 86
Dysmenorrhö 32, 56, 60, 179

E

E3G 157, 159
Ei, befruchtet 7
Eichel 17, 19
Eierstöcke 5f.
Eileiter 5f., 123f.
Eileiterschwangerschaft s. Extrauteringravidität
Einnahmefehler, orale Kontrazeptiva 45f.

Einnahmepause 44
–, orale Kontrazeptiva 38
Eisprung s. a. Ovulation 8, 27, 134
Eizelle 6, 157, 174
–, Lebensdauer 16
Ejakulat 19ff., 128
Ejakulation 17
Eltern 179
Embryo 16, 177
Empfängnis 165, 170
– optimaler Zeitpunkt 16
Empfängniswahrscheinlichkeit 195
– in der Perimenopause 181
Endometriose 50, 54, 60
Endometrium 6, 113, 117
Endometriumproliferation 15f., 31
Enovid® 3
Entbindung, erste Menstruation nach 171
–, Verhütung nach 171
enterohepatischer Kreislauf, Estradiol 14
–, Estrogene 37
Entwicklungsland 170
Entzugsblutung 38, 47, 62, 65, 193
Enzyminduktion 186
Epididymis 18f.
Epilepsie, Anfallsprophylaxe in der Schwangerschaft 189
–, Familienplanung 188f.
–, katameniale 183f., 187
–, Missbildungsrisiko 188
–, Schwangerschaft 189
–, Triggerfaktoren für Anfälle 183, 185f.
–, Verhütungsmethoden, nichthormonelle 188
Erbrechen 64, 67, 196
– und orale Kontrazeptiva 47
Erektion 17
Ergebnisfenster 206
Erkältung 153, 168
Erziehungsberechtigte 179
Estradiol 11, 28, 157, 161, 183
–, pharmakokinetische Eigenschaften 14
–, prokonvulsive Wirkung 183

–, Rezeptoren 14
–, Sekretion 14
–, Strukturformel 14
Estrane 28f.
Estriol 11, 204
–, Strukturformel 14
Estrogenantagonismus 16
Estrogene 11
–, endogene 11
–, Endometriumproliferation 31
–, enterohepatischer Kreislauf 37
–, Gewichtszunahme 31
–, Nebenwirkungen 31
–, synthetische 28
–, Thrombembolierisiko 31
–, Wirkungen 15
Estron 11, 14
Estron-3-Glucuronid 157, 159
Estronsulfat 11
Ethinylestradiol 28, 61, 64, 185f., 199
Etonogestrel 38, 55, 64
EURAP 185, 188
Evra® s.a. Verhütungspflaster 61ff.
Extrauteringravidität 32, 42, 60, 114f., 118, 125f., 197

F

Familienplanung, Epilepsie 188
–, natürliche 131ff., 178, 180
–, Voraussetzungen 131
–, Zielgruppe 131
Familienplanungscomputer 164, 166
Farnkrautphänomen 145, 149, 162
Fehlgeburt s.a. Abort 114
Felbamat 185
female condom 89
FemCap® Tafel II, 74f.
femena® 109
Femidom® Tafel IV, 89ff.
Femigoa® 46
Femtest® 206, 208
– color 204

Fettdepot, subkutanes 15
Fetus 16
F-5 Gel® 98
Fibrinolyse 107
First-pass-Effekt 20, 28
Follikel, dominanter 8
Follikelreifung 8
Follikelsprung s.a. Ovulation 9
Follikel-stimulierendes Hormon 7, 20, 203
Folsäure 189
Frauengesundheitszentrum 74
Frauenkondom s.a. Femidom®, VA-Frauenkondom® Tafel IV, 89ff.
–, Pearl-Index 25
Frauenthermometer Tafel VII, 136
Fromms 85
Fruchtbarkeitswahrnehmung, Methoden 131f.
Frühgeburt 115
FSH 7, 20, 203
Fünf-Tage-Regel 156

G

GABA 183
Gabapentin 186
Gebärmutter 5f.
Gebärmutterhals 6
–, Selbstuntersuchung s.a. Muttermundbeobachtung 146
Geburt, Verhütung nach 171
Geburtenkontrollkette 170
Geburtstermin 165, 167f.
Gel, spermienlähmendes 99
Gelbkörper 8, 204
Gelbkörperphase 9
–, verkürzte 11
Gelbkörperschwäche s.a. Corpus-luteum-Insuffizienz 11
Geschlechtskrankheiten s.a. STD 77
Geschlechtsmerkmale, männliche 20
–, weibliche 15

Geschlechtsorgane, männliche 17, 19
–, weibliche 5f.
Geschlechtsprognose 165, 168
Gestagene 15, 174, 176, 185, 193
–, endogene 15
–, Nebenwirkungen 31
–, synthetische 28
–, Wirkungen 16
Gestagenimplantat s. Hormonimplantat
Gestagenregime 195
Gestoden 29f., 38
Gewichtszunahme 31, 44
Glandulae bulbourethrales 18
Glans penis 17, 19
Gleitmittel 80, 82, 84, 89f., 146, 182
Glied 17
GnRH 7, 175
–, Immunisierung gegenüber 175
–, pulsatile Freisetzung 7
GnRH-Superagonisten 174
Goldkonjugat 206
Gonadotropine 7
–, pulsatile Freisetzung 7, 19
Gonadotropin-Releasing-Hormon s.a. GnRH 7
Gonane 28ff.
Gonorrhö 110
Gossypol 173
Graaf'scher Follikel 8
Gummi 81
GyneFix® 116ff., 180, 182
Gynol® II 96

H

Halbwertszeit, Estradiol 14
–, Progesteron 15
Harnröhre 18
Harn-Samen-Röhre 17
HCG 16, 185, 203
–, Aufbau 205
–, α-Kette 205
–, β-Kette 205
–, Konzentration im Urin 205

–, Maximalkonzentration 204
–, Nachweis 204
–, Produktionsorte 204
–, Syntheserate 204
Herpes gestationis 34
Herz-Kreislauf-Erkrankungen, Risiko 34
Hilary® direkt 208
Hirsutismus 32
HIV 77, 90, 96, 115
Hoden 18f.
Hodenkanälchen 18
Hodennetz 18
Hodensack 17, 19, 127
Hormonersatztherapie 185
Hormonimplantat
  Tafel I, 45, 54, 121, 174, 181f., 192
–, Anwendung 55
–, Dosierungsschema 40
–, Entfernung 56
–, Insertion 55
–, Interaktionen mit Antiepileptika 187
–, Kontraindikationen 57
–, Nebenwirkungen 56
–, Pearl-Index 25, 55
–, Wirkdauer 55
–, Wirkungsmechanismus 55
–, Zeitpunkt des Einlegens 56
–, Zielgruppe 57
Hormonmessmethode s. a. Persona® 132, 157f.
Hormonmessung 157, 184
Hormonspirale Tafel I, 57, 182
–, Anwendung 58
–, Einlagezeitpunkt 58
–, Insertion 58f.
–, Interaktionen mit Antiepileptika 187
–, Kontraindikationen 61
–, Kontrolluntersuchungen 59
–, Nebenwirkungen 59
–, Pearl-Index 25, 58
–, Vorteile 59
–, Wirkungsmechanismus 58
Hormonspritze für den Mann 174
– für die Frau 51
Hypermenorrhö 32, 58, 60

Hypothalamus 7
Hypothalamus-Hypophysen-Achse 7, 19
Hysterektomie 25

I

ICSH 20
Implanon® s. a. Hormonimplantat Tafel I, 54ff., 187
Infektion 123
Infertilität 128
Infundibulum 6
Inhibin 8, 20
Interaktionen, orale Kontrazeptiva 36f.
Intrauterinpessar Tafel V, 56, 105ff., 121, 180ff., 188, 192
–, Anzahl Verwenderinnen 105
–, Arten 105, 106, 109
–, Ausstoßung 112
–, Blutungsmuster 112
–, Dislokation 113, 116
–, Einlagezeitpunkt 109, 116
–, Einlegen 108, 110ff.
–, Entfernung 113f.
–, Extrauteringravidität 114
–, Fremdkörperreiz 106, 108
–, Geschichte 105
–, Infektionen 113, 115
–, Insertion 108, 110ff.
–, Kontraindikationen 115
–, Kontrolluntersuchungen 111
–, Korrosionsbeständigkeit 108
–, kupferhaltiges 105ff.
–, Liegedauer 108f., 111
–, Medizinprodukt 105
–, Menstruationshygiene 112
–, Nebenwirkungen 111ff.
–, Pearl-Index 25, 112
–, Perforation 113f.
–, Reversibilität 112
–, Risiken 112, 114f.
–, Rückholfaden 110, 114, 116
–, Schwangerschaft 114

–, Selbstkontrolle der Lage 112f.
–, Sicherheit 108, 111
–, Vorteile 116
–, Wechsel 112
–, Wechselwirkungen 116
–, wirkstofffreies 105
–, Wirkungsmechanismus 106ff.
–, Zielgruppe 109, 116
Intrauterinsystem s. a. Hormonspirale Tafel I, 57ff.
In-vitro-Fertilisierung 126
IUP s. a. Hormonspirale, Intrauterinpessar 57ff., 105ff.

J

Johanniskraut 36, 196

K

Kalendermethode s. a. Knaus-Ogino-Methode 131f.
Kapazitation 22, 173
Keimaszension 54, 113
3-Keto-Desogestrel 29f.
Kinderwunsch 131, 133, 150, 161, 163ff., 169, 189
Kitzler 5f.
Klimakterium 185
Klitoris 5f.
Knaus-Ogino-Methode 131, 164
–, Pearl-Index 25, 133
–, Prämissen 132
–, Rechenformeln 132f.
–, Sicherheit 133
Knochenstoffwechsel 15
Kochsalzretention 15, 31
Kohlendioxidmessung 177f.
Koitus 151, 165, 167f.
KOK s. a. Kontrazeptiva, orale 27
kombiniertes orales Kontrazeptivum s. a. Kontrazeptiva, orale 27
Kondome Tafel III, 81ff., 95, 152, 182
–, Anwendung 82f.

–, Anwendungsfehler 84
–, Arten 86
–, Geschichte 81
–, Herstellung 87
–, Infektionen 84
–, Kompatibilität 84
–, Lagerung 86
–, latexfreie 86
– mit Lokalanästhetikum 86
–, Nebenwirkungen 85
–, Pearl-Index 25, 84
–, Qualität 85
–, Qualitätsprüfung Tafel III, 88ff.
–, Risiken 85
–, Sicherheit 84
–, spermizid beschichtete 82
–, Verkaufszahlen 82
–, Vorteile 84
Kontrazeptionspflaster s. Verhütungspflaster
Kontrazeptiva, orale 27, 151, 179, 193
–, Abbruchblutung 40
–, Abführmittel 47
–, als Therapeutika 29, 32f., 33
–, Altersgrenze 43
–, antiandrogene Wirkung 33
–, Antibiotika 36
–, Antiepileptika 35, 187
–, Anzahl Verwenderinnen 4
–, Behinderte 192
–, Dosierungsschemata 38, 40
–, Dreistufenpräparat 39
–, Durchfall 47
–, Einnahmefehler 45f.
–, Einnahmepause 38
–, Einphasenpräparat 39
–, Epilepsie 185ff.
–, Erbrechen 47
–, Fruchtbarkeit 43
–, Generationen 38
–, Geschichte 3
–, Gestagen-Monopräparat s.a. Minipille 41ff.
–, Gewichtszunahme 44
–, Herz-Kreislauf-Erkrankungen 33f.
–, Interaktionen 35ff., 50, 185

–, Johanniskraut 36
–, Kontraindikationen 34, 181ff.
–, Krebsrisiko 32ff., 50
–, Markteinführung 4
–, Mehrstufenpräparat 39
–, Mindestalter 42ff.
–, Missbildungsrisiko 44
–, monophasische 39
–, Nebenwirkungen 34
–, Operationen 35
–, Ovulationshemmung 27
–, Pearl-Index 25
–, Pillenpause 44
–, Rauchen 32, 34, 43
–, Reisen 48
–, Reservepackung 47f.
–, Reversibilität der Wirkung 43
–, Risiken 32
–, Sequenzpräparat 39
–, Stillzeit 180
–, Thromboembolierisiko 34, 38, 187
–, Tuberkulostatika 35
–, Vergessen der Einnahme 45
–, Verlieren 46
–, Verschlucken durch Kind 50
–, Vorteile 32
–, Warnzeichen 35
–, Wirkungseintritt 42
–, Wirkungsmechanismus 27
–, Zeitfenster 45
–, Zeitverschiebung 48
–, Zusammensetzung 28
–, Zweiphasenpräparat 39
–, Zweistufenpräparat 39
–, Zwischenpille 48f.
–, Zyklusstabilisierung 27, 32
Kontrollfenster 207
Konzeption s.a. Empfängnis 16, 21
Kopfkappe 21
Krebsrisiko 32ff., 50
künstliche Befruchtung 126
Kunststoff-Clip 123
Kupferkette 116ff., 180, 182
–, Ausstoßung 118
–, Blutungsmuster 118
–, Einlage-Zeitpunkt 117

–, Einlegen 117
–, Expulsionsrate 118
–, Infektionen 119
–, Kontraindikationen 118
–, Kontrolluntersuchungen 117
–, Liegedauer 117
–, Nebenwirkungen 118
–, Pearl-Index 117
–, Reversibilität 117
–, Sicherheit 117
–, Vorteile 119
–, Wirkungsmechanismus 117
–, Zielgruppe 119
Kupferspirale s.a. Intrauterinpessar 105ff.
Kurvenblatt s.a. Zyklusblatt 135f.

L

Labia 5
Lady-Comp® Tafel VII, 164f., 169
Lageveränderung, Spirale 113, 116
Lamotrigin 186
Längenwachstum 15, 20
Langzeitverhütung 116, 121, 201
Langzyklus 40, 49f., 64, 187
Laparoskopie 123
Laparotomie 123
Latexallergie 72, 84, 86, 91
Latex-Frauenkondom 90
Lea®contraceptivum Tafel II, 78, 181
–, Anwendung 78f.
–, Infektionen 80
–, Kompatibilität 80
–, Kontraindikationen 80
–, Pearl-Index 25, 78ff.
–, Tragedauer 80
Lebertumoren 51
Leios® 46
Levogynon® 194
Levonorgestrel 29f., 38, 41, 58, 186, 194f., 199, 201
–, Strukturformel 30
Levotiracetam 186
Leydig-Zellen 18, 20
LH 7, 18, 157, 159, 203

LH-Gipfel 8
LH-Spiegel 164, 166
Libido 20
LNG s. a. Levonorgestrel 29
Lobuli testis 18
Lochprüfung 89
Lubrikativum s. a. Gleitmittel 82
Lutealphase 9
Lutealphaseninsuffizienz s. a. Corpus-luteum-Insuffizienz 11
luteinisierendes Hormon s. a. LH 7
Lutropin s. a. LH 7
Lynestrenol 29
Lyn-ratiopharm® 40
– Sequenz 40, 45

M

Malteser Werke 136ff.
Mastodynie 31f.
Matrixpflaster 61
Maybe Baby® 162, 169
Mediastinum testis 18
Medroxyprogesteronacetat 51
Mehrstufenpräparat s. a. Kontrazeptiva, orale 39
Menarche 11, 185
Menopause 182
Menses s. Menstruation
Menstruation 9, 73, 77, 112, 115, 118, 124, 134, 142, 146f., 150, 153, 155, 157, 164, 167, 170, 184, 196, 201
Menstruationskalender 132, 155f., 170, 184
Menstruationszyklus 7, 124
–, anovulatorischer 11, 185
–, Beeinflussung durch Stress 10
–, Formen 10
–, Hormonspiegel 8
–, monophasischer 11f., 165, 168
–, Schleimhautveränderungen 9
–, Steuerung 7
–, typischer 10

Menstrutationsverschiebung 49
Mestranol 28
Methoden der Fruchbarkeitswahrnehmung s. a. Familienplanung, natürliche 131f.
N-Methyl-D-Aspartat-Rezeptoren 183
MFW s. a. Familienplanung, natürliche 131f.
Microlut® 40, 42
Mifegyne® s. a. Mifepriston 176
Mifepriston 176
– als Monatspille 176
– als Notfallkontrazeptivum 201
–, Dosierung 176
–, Pearl-Index 176
–, Pharmakologie 176f.
–, Strukturformel 177
–, Vertriebsweg 177
Mikropille s. a. Kontrazeptiva, orale 38, 43
Mikro-30® Wyeth 42
Milchsäuregel 99
Minderjährige 191
28 mini® 40, 42
Minimikroskop 132, 161f.
–, Zuverlässigkeit 169
Minipille 41, 43f., 49, 56, 180ff., 187
–, Einnahmefehler 45
–, Einnahmefenster 41
–, Einnahmeschema 40
–, Nebenwirkungen 42
–, Ovulationshemmung 41
–, Pearl-Index 25, 41
–, Sicherheit 41
–, Stillzeit 41, 180ff.
–, Wirkungseintritt 42
–, Wirkungsmechanismus 41
Mini sophia® Tafel VIII, 167ff.
Minus-8-Regel 155
Minus-20-Regel 156
Mirena® s. a. Hormonspirale Tafel I, 57ff.
Missbildungsrisiko 44
Missbrauch 176f.
Mittelschmerz 149
–, Ursache 149
–, Zyklusblatteintragung 150

Mons pubis 5
Morgentemperatur s. a. Basaltemperatur 134
MPA 51
Mucusmethode s. a. Billings-Methode 132
Multiload®Cu 106, 109
Mutterkuchen 16
Muttermund 6, 146
–, Beobachtung 146, 148
–, Festigkeit 147
–, Lage 147
–, Öffnung 147, 149
–, Tastbefund 147, 153ff.
–, Zyklusblatteintragung 147
Myom 115
Myometrium 113

N

Natriumcholat 98
Nebenhoden 18f.
Neo-Eunomin® 40, 48
Nestoron 176
NFP s. a. Familienplanung, natürliche 131ff.
Nidation 16, 27, 193, 204, 208
Nidationshemmung 107, 193
Nifedipin als Verhütungsmittel 173
Nitrosamine 85
NMDA 183
Nonoxinol-9 93ff.
Norelgestromin 61
Norethisteron 29, 38
Norethisteronacetat 29
Norethisteronenantat 175
Norgestimat 29f.
Noristerat® 53f.
Normospermie 21
No Scalpel Vasectomy 127
Notfallverhütung 119, 193
–, Indikationen 193
–, Kontrolluntersuchung 193
– mittels Intrauterinpessar 201
– mittels Kombinationspräparat s. a. Yuzpe-Regime 199ff.
– mittels Kupferkette 201

– mittels Mifepriston 201 ff.
– mittels Minipille 199
NovaStep® 40
Nova T® 109
Novial® 45
Nullipara 109f., 147
NuvaRing® s.a. Verhütungsring Tafel I, 64ff.

O

Okklusivpessar s.a. Portiokappe 73
Oligomenorrhö 57
Oligospermie 173
Operation 110
Orchis 18f.
Ortho® Diaphragma 69
Ortsveränderung, Spirale 113, 116
Osteoporose 54, 57
Ovarialzysten 32
Ovarien 5f.
Oviol® 22 40
Ovulation 8, 27, 134, 140, 146, 149ff., 157, 162, 165, 167, 174, 178, 183, 203
–, verzögerte 10
Ovulationshemmung 16, 27, 54f., 170, 193
Ovum 7
Oxcarbazepin 185

P

Para 147
Pariser 81
Patentex® 96
PC 2000 162, 169
Pearl-Index 24
–, Definition 24
–, praktische Zuverlässigkeit 24
–, theoretische Zuverlässigkeit 24
–, Übersicht 25
pearly® 168f.
Penis 17
Penisschaft 17
Peniswurzel 17
Perimenopause 156, 185
Periode s.a. Menstruation 9

Persona® Tafel VI, 132, 157f., 169
–, Anwendung 157
–, Anzahl „verbotener" Tage 159
–, Beginn der Anwendung 161
–, Kontraindikationen 161
–, Messprinzip 157, 159f.
–, Messzeitpunkt 159
–, Pearl-Index 161
–, Störfaktoren 161
–, Zielgruppe 161
Petibelle® 45
PG/53 Fertility Tester Tafel VII, 162ff., 169
–, Anwendung 162
–, Sicherheit 163
–, Störfaktoren 163
Pharmatex tampon® 98
Phenytoin 185, 188
Pille s.a. Kontrazeptiva, orale 3, 27
„Pille danach" s.a. Postkoitalpille 194
Pillenpause s.a. Einnahmepause 44
Pincus, Gregory G. 3
Plazenta 16f.
PMS 32, 150
Polymenorrhö 57
Polyurethan 86, 97
Polyurethan-Frauenkondom s.a. Femidom® 89f.
Portiokappe Tafel II, 73, 181
–, Anpassen 74
–, Anwendung 75ff.
–, Geschichte 73
–, Infektionen 77
–, Nachteile 76
–, Nebenwirkungen 76
–, Pearl-Index 25
–, Pflege 76
–, Sicherheit 76
–, Tragedauer 76
–, Typen 74
–, Wirkprinzip 73
–, Zielgruppe 77
Portio vaginalis s.a. Muttermund 6
postkoitale Interzeption s.a. Notfallverhütung 193

Postkoitalpille 194
–, Anwendungszahlen 198
–, Bedingungen für rezeptfreie Abgabe 198
–, Beratung bei Abgabe 198
–, Dosierungsschema 194
–, Effektivität 195
–, Einnahmezeitpunkt 194
–, Erbrechen 195
–, Erfahrungen 198
–, Kontraindikationen 196ff.
–, Missbildungsrisiko 195
–, Nebenwirkungen 195ff.
–, rezeptfreie Abgabe 197ff.
–, Sicherheit 195
–, Stillzeit 196
–, Versagen 195
–, Wechselwirkungen 196
–, Wirkstoff 194
–, Wirkungsoptimum 197
–, Zeitfenster 194
–, Zuverlässigkeit 194
Potenz 20
Praeputium 17
Prämedikation 59
Pramino® 40, 46, 48
Präparatewechsel 44ff., 56, 63, 65, 118
Präser 81
Predictor® 204
Pregnane 28f., 31
Pregnatest® 208
Prentif-Kappe 74
Pré Test® 208
Primidon 185
pro familia 70, 74, 99, 112, 126, 136, 145, 153
Progesteron 9, 15, 28, 177, 183, 204
–, antikonvulsive Wirkung 183
–, Einfluss auf Zervixschleim 9
–, pharmakologische Eigenschaften 15
–, Temperaturerhöhung 9
Progynon C® 3
Prolaktin 170
Proliferationsphase 9
Promiskuität 115, 119, 179
Prostaglandinderivat 177

Prostaglandine 9, 108
–, Bildung am Zyklusende 9
Prostata 18f.
Prostatakarzinom 128
Protectaid® Verhütungsschwamm 98
Prozoneneffekt 207
Pruritus gravidarum 34

R

Radix penis 17
Rauchen und orale Kontrazeptiva 32, 34, 43
Refertilisierung nach Sterilisation 126, 129, 191
Regelblutung s. a. Menstruation 9
Regelkreis, hormoneller 7
Reisen und orale Kontrazeptiva 48
Reservoir 81, 83, 86
Rete testis 18
Rezeptoren, Estradiol 14
RFSU 85
Risikoschwangerschaft 114
Ritex 85
Rötzer-Methode s. a. symptothermale Methode 132
Rovumeter 161, 163
RU 486 s. a. Mifepriston 176
Rückkopplung, negative 7ff., 20
Rückzieher s. a. Coitus interruputs 132
Ruhetemperatur s. a. Basaltemperatur 16

S

Samenblase 18f.
Samenerguss 17
Samenhügel 18
Samenleiter 18f., 126f.
Sandwich-Prinzip 159, 204, 206
Schamberg 5
Schamlippen 5
Schaumovula 94
Scheide 5f.
Scheidenpessar s. a. Diaphragma 69
Scheidenspülung 103
–, Pearl-Index 25, 103
Scheidenvorhof 5
Schleimhöhepunkt 146, 152f.
Schleimstrukturmethode s. a. Billings-Methode 132
Schleimsymptom 139, 145, 148
Schmierblutung 47, 59, 66, 112, 114
Schwangerschaft 16, 115, 124, 128, 142, 156, 165ff., 169, 185, 189f., 196
–, ektope s. a. Extrauteringravidität 42
–, HCG-Ausscheidung 205
–, HCG-Produktion 204
Schwangerschaftsabbruch 176, 181, 202
Schwangerschaftshormon 16
Schwangerschaftsplanung 165, 178
Schwangerschaftstest ratiopharm® 208
Schwangerschaftstests 48, 114, 116, 203ff.
–, Frühtests 208
–, Handelsnamen 208
–, immunologische 203
–, Medikamente 208
–, Prinzip 206ff.
–, Sensitivität 204
–, Störfaktoren 208
–, Zuverlässigkeit 207
Schwellkörper 17
Sekretion, Estradiol 14
–, Progesteron 15
Sekretionsphase 9
Sequentialpräparat s. a. Kontrazeptiva, orale 39
Sequenzpräparat s. a. Kontrazeptiva, orale 39
Sertoli-Zellen 18
Sexualhormon-bindendes Globulin 14, 20
Sexualhormone, Anfallshäufigkeit bei Epilepsie 182
sexually transmitted diseases s. a. STD 77
SHBG 14, 20
Skrotum 17, 19, 127
Speichel 162f.
Sperma 21
Spermagranulom 128
Spermatogenese 20, 174f.
Spermien 80, 89, 117, 128, 132, 147, 174
–, Aufbau 21
–, Autoantikörper 129
–, Ernährung 22
–, Geschwindigkeit 22
–, Menge im Ejakulat 21
Spermienbildung 20, 174f.
spermienlähmendes Gel 99
Spermienreifung 174
Spermiogenese 20, 174f.
Spermizide 70ff., 75, 78, 80, 90, 93, 146, 180f.
–, Anwendung 95
–, Infektionen 96
–, Kompatibilität 95f.
–, Kontraindikationen 96
–, Latenzzeit 95
–, Nebenwirkungen 95
–, Pearl-Index 25, 94
–, Platzierung 95
–, Schwangerschaft 96
–, Viskosität 94
–, Wirkungsdauer 95
SPIA-Technologie 206
Spirale s. a. Intrauterinpessar 105
–, Verrutschen 113, 116
„Spirale danach" 201
Spiralenschwangerschaft 114
Status epilepticus 185
STD 77, 84ff., 90f., 96, 119, 198
Sterilisation 119, 121ff.
– der Frau s. a. Tubensterilisation 123ff.
– des Mannes s. a. Vasektomie 126ff.
–, Entscheidungskriterien 121
–, geistig Behinderte 190f.
–, Gründe 122
–, Kostenübernahme 122ff.
–, Rechtslage 122
–, Richtlinien 122
Sterilität, weibliche 11

Stillen 170
- als Verhütungsmethode 170
-, Pearl-Index 25
Stillzeit 53, 57, 156, 196
Stoffwechselwirkungen, Androgene 20
-, Estrogene 15
Stress, Einfluss auf Menstruationszyklus 10
symptothermale Methode 132, 151, 167, 181, 188
-, Beratung 157
-, doppelte Kontrolle 151, 155
-, erweiterte Form 151
-, Hauptregel 152
-, Lebensphasen 156f.
-, Pearl-Index 25, 151f.
-, Prinzip 151
-, Rechenregeln 155f.
-, Regeln für den Zyklus 156
  - für den Zyklusanfang 155
-, Sicherheit 151
-, Sonderregeln in der Perimenopause 182
-, Stillzeit 156
-, strenge Form 151
-, Versagen 151f.
-, Wechseljahre 156
-, Zyklusblatt 153ff.

T

Temperaturerhöhung 16
Temperaturhochlage 11, 142, 155, 165, 167
Temperaturkurve 169, 184
-, Auswertung 140
  - im Internet 169
  - per Computer 169
Temperaturmethode 131, 133, 151, 164
-, Abweichungen 136
-, Ausnahmeregeln 140ff.
-, Ausreißer 136
-, Dauer der Nachtruhe 134f.
-, Erkältung 136
-, Grundregeln 134, 140f.
-, Klimawechsel 136
-, Krankheiten 136
-, Kurvenblatt 135

-, Medikamente 136
-, Messdauer 135
-, Messort 134f.
-, Messung, vergessene 135, 137
-, Messzeitpunkt 134f.
-, Pearl-Index 25
-, Reisen 136
-, Schichtarbeit 135
-, Sport 136
-, Störfaktoren 136f., 140
-, Temperaturkurve 134
-, treppenförmiger Verlauf 140
-, Thermometer 134f.
-, Thermometerwechsel 135
Testes 18f.
Testosteron 19f.
-, Halbwertszeit 20
-, Proteinbindung 20
-, Strukturformel 19
-, tägliche Sekretion 20
Testosteronester 174
Testosteron-Implantat 175
Testosteron-Undecanoat 174f.
Tetragynon® 199f.
Thromboembolierisiko 31f., 34, 38, 187
Tiagabin 186
Today Sponge® 97f.
-, Anwendung 97
-, Infektionen 97
-, Kontraindikationen 97f.
-, Nebenwirkungen 98
-, Pearl-Index 97
-, Tragedauer 97
Topiramat 185
Triette® 40
TriNovum® 40, 46, 48
Triquilar® 40
TTS 61
Tubae uterinae 5f.
Tubenligatur s. a. Tubensterilisation 25
Tubensterilisation 123f.
-, Abklemm-Methode 124
-, Komplikationen 124f.
-, Mortalität 125
-, Nebenwirkungen 125f.
-, Operationstechniken 123
-, Pearl-Index 25, 124
-, Versagen 124ff.

-, Zeitpunkt 125f.
-, Zuverlässigkeit 124
Tubuli contorti 20
- seminiferi 18
Tunica albuginea 18

U

Unterleibsinfektionen 113, 115
Urethra 19
Urintest 157
Uterus 5f.
Uterusschleimhaut 6, 113, 117
Utrogest® 185

V

VA®-Frauenkondom Tafel IV, 90ff.
Vagina 5f.
Vaginaldusche 103
Vaginalring s. Verhütungsring
Valproinsäure 186, 188
Vasektomie 126, 129
-, Dauer 126
-, Durchführung 127
-, Komplikationen 128
-, Nebenwirkungen 128
-, Operationstechniken 126f.
-, Pearl-Index 25, 128
-, Sicherheit 128
-, Wirkungseintritt 128
Vergewaltigung 194, 198
Verhütung, Geschichte 1
-, hormonelle, für den Mann 174ff.
Verhütungscomputer s. Zykluscomputer
Verhütungskette 170
Verhütungsmethoden, Epileptikerinnen 182
-, geistig Behinderte 189ff.
-, Perimenopause 181
-, Stillzeit 180ff.
-, Teenager 179ff.
-, Wahlkriterien 23
Verhütungsmittel, chemische s. a. Spermizide 93ff.

Verhütungspanne 197
Verhütungspflaster 61
–, Anwendung 62
–, Anwendungsfehler 62
–, Applikationsstellen 61f.
–, Dosierungsschema 40
–, Haftfähigkeit 62
–, Hautreizungen 62f.
–, Interaktionen 64
–, Kontraindikationen 63ff.
–, Nebenwirkungen 63
–, Pearl-Index 25, 63
–, Pflasterwechsel 62
–, Wechselwirkungen 63
–, Zielgruppe 64
–, Zusammensetzung 61
Verhütungsring 64
–, Anwendung 65f.
–, Anwendungsfehler 65
–, Dosierungsschema 40
–, Entsorgung 66
–, Hormonspiegel 64
–, Kontraindikationen 67
–, Lagerung 66
–, Nebenwirkungen 66
–, Pearl-Index 25, 65
–, Wirkungsmechanismus 65
–, Zielgruppe 67
–, Zusammensetzung 64
Verhütungsschwamm
Tafel IV, 97
Verhütungsspray 176
Verhütungsstäbchen s.
Hormonimplantat
Verrutschen der Spirale
113, 116
Vesicula seminalis 18f.
Vestibulum vaginae 5
Vigabatrin 186
Vimule-Kappe 74
Virilisierungserscheinungen 32
Vitamin K 189
Vorhaut 17
Vorhofschwellkörper 5
Vorsteherdrüse 18f.
Vulkanisation 85, 89

W

Wechseljahre 185
WHI-Studie 33
Wirkung, antiandrogene
29, 31ff.

Wunschkind s. Kinderwunsch

Y

Yasmin® 45, 49, 178
Yuzpe-Regime 199f.

Z

Zeitverschiebung 48f.
Zeitwahlmethoden s. a.
Familienplanung,
natürliche 131ff.
Zervix 147
Zervixdysplasien 51
Zervixfaktor 149
Zervixhöhepunkt 149
Zervixindex 149
Zervixkanal 110, 112
Zervixkarzinom 51, 85
Zervixschleim 9, 15f., 27,
108, 139, 145, 149ff.,
161, 163f., 166, 168,
181
–, Beurteilung 145f.
–, Konsistenz 9
–, Menge 149
–, Schleimqualität 145,
148, 153ff.
–, Spinnbarkeit 9, 145,
149
–, Störfaktoren 146
–, Viskosität 145
Zervixschleimbeobachtung, Geräte s. a. Minimikroskop 161f.
Zervixschleim-Methode,
Pearl-Index 25
Zitronensäureregel 99ff.
–, Gebrauchsinformation
101ff.
–, Haltbarkeit 101
–, Rezeptur 100
–, Wirkungsdauer 101
Zweiphasenpräparat s. a.
Kontrazeptiva, orale 39
Zwischenblutung 31, 45,
47, 50, 53, 66, 125,
150, 167f., 185ff., 196,
201
Zwischenpille 48f.
Zwischenzellen 18, 20

Zwischenzellen-stimulierendes Hormon 20
Zyklus s. a. Menstruationszyklus 7
–, monophasischer 11ff.,
165, 168
Zyklusblatt 138f., 145,
147, 150
– Malteser Werke 138
Zykluscomputer 164,
167ff., 182
–, Vergleich 168
–, Zuverlässigkeit 169
Zykluskurvenauswertung
Ovula 169
Zykluslänge 165, 167
Zyklusstatistik 165, 167
Zyklusstabilisierung 32
Zyklusstörungen 53, 56f.,
125, 167, 179, 197